膝关节周围截骨术

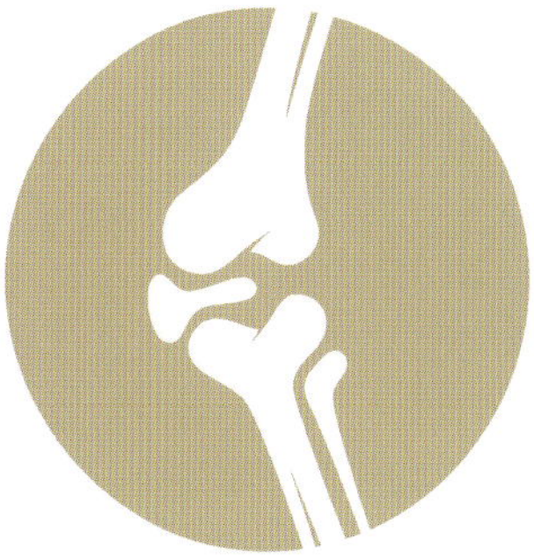

主　编　王　飞

副主编　康慧君　王　娟　牛映祯

编　委（以姓氏笔画为序）

马　晨　沧州市人民医院
王　飞　河北医科大学第三医院
王　娟　河北医科大学第三医院
王成海　河北工程大学附属医院
王胜杰　哈励逊国际和平医院
牛映祯　河北医科大学第三医院
牛竞辉　河北医科大学第三医院
卢江枫　河北医科大学第三医院
付琨朋　河北省第八人民医院
刘　磊　河北医科大学第三医院
刘长利　河北省沧州中西医结合医院
汤世宇　保定市第一中心医院
纪　刚　河北医科大学第一医院
李　铭　河北医科大学第三医院
李石伦　河北医科大学第三医院
李伟锋　保定市第一中心医院
杨广敏　首都医科大学附属北京积水潭医院
吴　羽　保定市第一中心医院
张　合　华北医疗健康集团峰峰总医院邯郸院区
张立康　邢台市人民医院
张宇峰　河北医科大学第二医院
陈晓波　河北医科大学第三医院
林　葳　河北医科大学第三医院
赵　超　浙江中医药大学基础医学院
郝　阔　河北医科大学第三医院
顾聚源　河北医科大学第三医院
徐晨悦　河北医科大学第三医院
康慧君　河北医科大学第三医院
彭永刚　河北医科大学第一医院
董振跃　河北医科大学第三医院
戴益科　首都医科大学附属北京友谊医院

图片整理

王晓猛　河北医科大学第三医院
董聪磊　河北医科大学第三医院
范重一　航天中心医院

人民卫生出版社

·北　京·

图书在版编目（CIP）数据

膝关节周围截骨术 / 王飞主编. -- 北京 : 人民卫生出版社, 2025. 5. -- ISBN 978-7-117-36419-5

Ⅰ. R687. 3

中国国家版本馆 CIP 数据核字第 20246A7G59 号

人卫智网	www.ipmph.com	医学教育、学术、考试、健康，购书智慧智能综合服务平台
人卫官网	www.pmph.com	人卫官方资讯发布平台

膝关节周围截骨术

Xiguanjie Zhouwei Jiegushu

主　　编：王　飞

出版发行：人民卫生出版社（中继线 010-59780011）

地　　址：北京市朝阳区潘家园南里 19 号

邮　　编：100021

E - mail：pmph @ pmph.com

购书热线：010-59787592　010-59787584　010-65264830

印　　刷：人卫印务（北京）有限公司

经　　销：新华书店

开　　本：889 × 1194　1/16　　印张：14

字　　数：320 千字

版　　次：2025 年 5 月第 1 版

印　　次：2025 年 6 月第 1 次印刷

标准书号：ISBN 978-7-117-36419-5

定　　价：149.00 元

打击盗版举报电话：010-59787491　E-mail：WQ @ pmph.com

质量问题联系电话：010-59787234　E-mail：zhiliang @ pmph.com

数字融合服务电话：4001118166　E-mail：zengzhi @ pmph.com

主 编 简 介

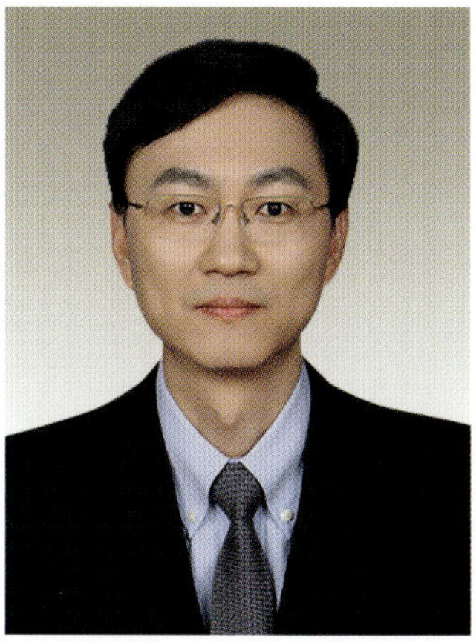

王 飞

主任医师，教授，博士研究生导师，河北医科大学第三医院副院长。中华医学会医疗鉴定专家库成员；中华医学会骨科学分会第十一届委员会关节外科学组委员；中华医学会骨科学分会第十一届委员会青年委员会关节学组副组长；中国医师协会骨科医师分会关节外科专家工作委员会委员；吴阶平医学基金会骨科青年医师联盟副主任委员；国际软骨修复学会中国部第一届常务委员会委员；河北省医学会运动医学分会第一届委员会候任主任委员；河北省第十届骨科学分会委员会青年学组候任组长等。享受国务院政府特殊津贴。为“国家百千万人才工程”人选、河北省“三三三人才工程”第一层次人选。获“国家有突出贡献中青年专家”、河北省省管优秀专家、“河北省有突出贡献中青年专家”、河北省优秀科技工作者等多项荣誉称号。

以第一作者和通信作者发表 SCI 收录论文百余篇，主编著作 1 部，副主编著作 1 部，参编著作 10 部。担任多个杂志审稿专家、编委，《中华骨科杂志》特约审稿专家，*Orthopedic Surgery* 编委，*Chinese Medical Journal* 同行评议专家，《中国矫形外科杂志》编委等。承担国家自然科学基金 3 项，河北省自然科学基金 3 项。获河北省科技进步奖一等奖 1 项、河北省科技进步奖二等奖 2 项、河北省科技进步奖三等奖 2 项、中华医学科技奖一等奖 2 项。

序

膝关节周围截骨术历久弥新，起源于希波克拉底时代，一直在传承与发展。1835 年，John Rhea Barton 报道了第一例成功的股骨髁上截骨术；1880 年，Macewen 出版了世界上第一部截骨术相关专著；1970 年，WR Harris 首先阐述了下肢解剖轴与机械轴的概念；1985 年，Mark B Coventry 详细介绍了胫骨高位截骨术（high tibial osteotomy,HTO）的术前规划；2005 年，Dominique Saragaglia 在胫骨高位截骨术中引进了计算机导航技术。历史实践已经验证了膝关节周围截骨术的有效性和安全性。

河北医科大学第三医院（后简称“河北三院”）骨科一直在国内骨科领域名列前茅，在最新的 2024 年“中国医院科技量值（STEM）”榜单中骨科 STEM 排名全国第五，在膝关节周围截骨方面有雄厚的理论基础和丰富的临床诊疗实践经验，每年完成膝关节周围截骨术超千例。我本人也非常推崇膝关节周围截骨术，率先在国内发起成立膝关节不均匀沉降学术联盟，在河北三院成立保膝中心，一直致力于截骨相关的基础和临床研究。为患者开展个体化的腓骨近段截骨术、更加微创的新型胫骨高位截骨术（即胫骨高位截骨六点支撑接骨板固定联合局部滑移骨瓣术、胫腓骨高位截骨联合可吸收垫片植入术）等术式。自主研发膝关节平衡支撑可吸收垫片、六点支撑接骨板、胫骨高位截骨术新型成套微创手术器械等器械，这些器械在临床被广泛应用，并取得了良好的临床效果。

大量的临床实践让膝关节周围截骨术的理念不断推陈出新、理论体系日臻完善，王飞教授主编的《膝关节周围截骨术》一书的出版恰逢其时，本书三维分析了下肢冠状位、矢状位和轴状位畸形，既立足传统的胫骨高位截骨术和股骨远端截骨术，又创新发展出了胫骨股骨双水平截骨术、股骨去旋转截骨术、胫骨高位下行截骨术等新术式；分别从适应证、手术技术、并发症和临床效果等方面全面叙述，并引入计算机导航、3D 打印技术等现代数字骨科技术应用于截骨术中。本书将文献总结和临床经验融为一体，内容全面新颖，技术实用有效，可以作为膝关节周围截骨术的专业参考书。

欣然为序，推荐本书给从事矫形骨科、关节外科等的专业人员。

张英泽

2025 年 2 月

前　言

随着我国人口老龄化程度的进一步加深，膝骨关节炎的发病率逐年升高，给社会和家庭带来了巨大的经济负担。《中国骨关节炎诊疗指南（2021 年版）》中提到：膝骨关节炎的治疗应遵循“阶梯化、个体化、规范化”的原则，伴有下肢力线异常的早、中期膝骨关节炎患者，膝关节周围截骨术是一种有效的治疗手段。

膝关节正常功能的维持和疾病的发生与下肢力线密切相关，下肢力线的改变会导致膝关节负荷的改变，从而引起膝骨关节炎的发生发展。膝关节周围截骨术的基本原理是纠正下肢力线异常，恢复膝关节生理负荷，延缓膝骨关节炎的进展。膝关节周围截骨术的历史最早可以追溯到 19 世纪末，但是由于早期手术技术不规范、力线控制不精确、内固定不牢靠，以及膝关节置换术的广泛应用，膝关节周围截骨术并未受到重视。21 世纪以来，随着临床医师对下肢力线理解的加深及手术技术、内固定材料的进步，膝关节周围截骨术逐渐受到重视，并逐渐迈入“精准化、微创化、标准化”时代。

现阶段，膝关节周围截骨术仍然存在诸多争议和挑战，如截骨术的适应证和禁忌证、截骨术式的选择和优化、截骨部位的愈合和并发症、截骨术对软骨再生的影响、截骨术后的康复和随访等。近年来，随着临床研究和基础研究的不断深入，国内外学者对膝关节周围截骨术的各个方面进行了广泛的探讨和总结，为指导临床实践提供了有价值的证据和经验。

然而，目前尚缺乏相关工具书详细、系统地介绍膝关节周围截骨术。本书在充分结合既往研究的基础上，融入了笔者多年的临床经验及思考，分章节对胫骨高位截骨术、股骨远端截骨术、股骨胫骨双水平截骨术及下肢去旋转截骨术进行了叙述。书中详细阐述了各类术式的历史、手术适应证和禁忌证、术前评估与规划、手术技术、术后康复及临床效果等，以期加深临床医师对膝关节周围截骨术的理解，从而帮助临床医师准确地选择及应用膝关节周围截骨术。

在本书即将出版之际，感谢我们团队成员对膝关节周围截骨术理论和实践的不懈追求和探索；感谢所有编者在繁忙的临床科研工作之余，为本书的出版牺牲了大量的时间；感谢我的家人对我事业的理解和支持，使我能够全身心投入工作和事业中。

鉴于编者水平有限，书中不足之处敬请各位读者提出宝贵意见，以便后期完善。

王　飞

2025 年 2 月

目 录

第一章 概 述

第一节 下肢生理轴线

膝关节是人体最复杂的关节，而膝关节正常功能的维持和疾病的发生与下肢力线密切相关。下肢力线的改变会导致膝关节负荷的改变，从而引起膝骨关节炎的发生发展，而膝骨关节炎的发生也会引起下肢力线的改变。因此，应充分理解立体的、多维的下肢力线，才能更加精确地指导临床。

一、冠状面生理轴线

研究下肢冠状面轴线时，需要区分解剖轴和机械轴。某一段骨的机械轴为此段骨形成的近端关节中心和远端关节中心的连线，而解剖轴则为此段骨的骨干中点的连线。机械轴一般为直线，而解剖轴可以是直线，也可以是曲线。负重位下肢全长前后位 X 线是评估下肢冠状面轴线的标准条件（图 1-1-1）。

正常情况下，胫骨的解剖轴和机械轴线平行，相距数毫米，在临床评估中应用同一条线表示。而股骨由于股骨颈的存在，其机械轴与股骨干解剖轴形成 6°±1°夹角，称为解剖机械股骨角（anatomical mechanical femoral angle，aMFA）（图 1-1-2）。股骨和胫骨的解剖轴线构成一个外侧张开的 173°~175°，称为解剖股骨胫骨角（anatomical femoro-tibial angle，aFTA）。

下肢力线（Mikulicz 线）是指股骨头中心和踝关节中心的连线（图 1-1-3）。生理情况下，下肢力线通常经过膝关节中心偏内侧 4mm±2mm 的点。如果下肢力线偏移这一点的内侧或外侧，提示内翻或外翻畸形可能。由于两侧髋关节中心的距离大于两侧膝关节中心及踝关节中心的距离，因此，下肢力线自头端向尾端略向内汇聚，与身体的垂直轴线约成 3°夹角（图 1-1-3）。

通常情况下，应用关节线来表示关节的空间位置。在冠状面上，髋关节的关节线为股骨头中心和大转子顶点的连线，踝关节的关节线为胫骨远端关节面内侧和外侧拐点的连线。而膝关节的关

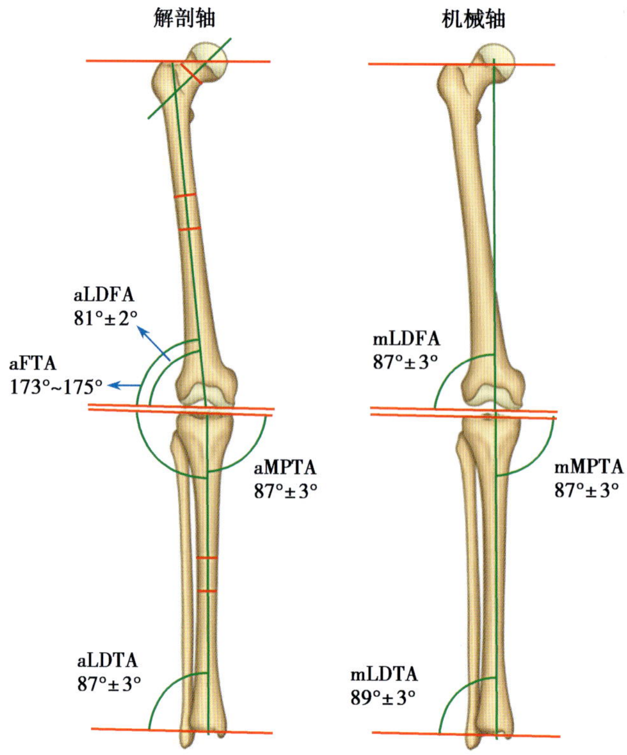

aLDFA：解剖股骨远端外侧角；aFTA：解剖股骨胫骨角；aLDTA：解剖胫骨远端外侧角；aMPTA：解剖胫骨近端内侧角；mLDFA：机械股骨远端外侧角；mLDTA：机械胫骨远端外侧角；mMPTA：机械胫骨近端内侧角。

图 1-1-1　股骨和胫骨的下肢轴线

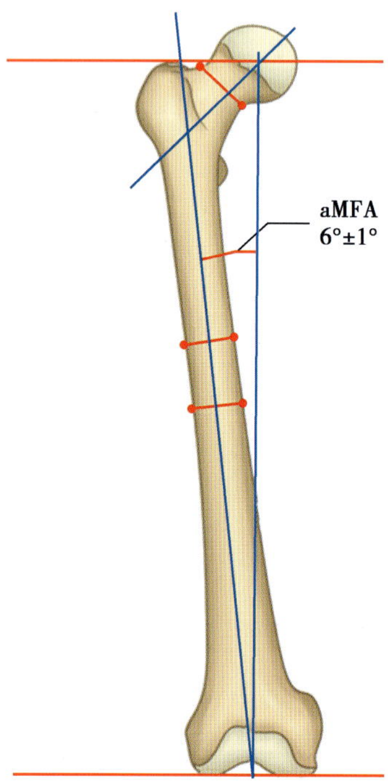

图 1-1-2　解剖机械股骨角（aMFA）

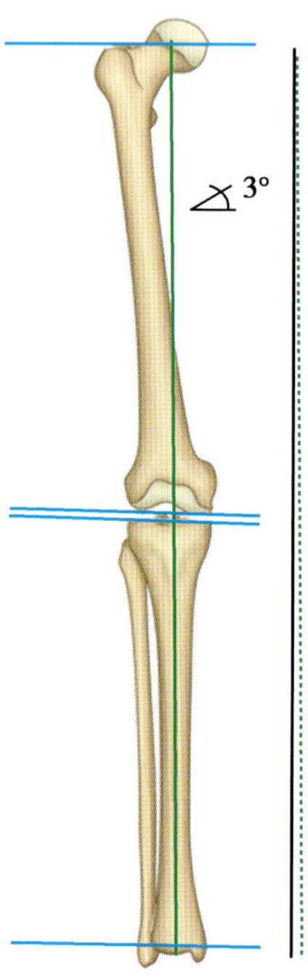

图 1-1-3　下肢的机械轴自上而下由外向内略呈斜行，与身体的垂直轴线约成 3°夹角

节线分为股骨远端和胫骨近端两条线。股骨远端关节线为连接股骨内侧髁和外侧髁远端突出点的连线，而与之相对应的胫骨近端关节线为连接胫骨内侧平台和外侧平台凹陷处的连线。在生理状态下，股骨远端关节线与胫骨近端关节线会形成向内侧会聚 0°~1°的夹角，称为关节线会聚角（joint line convergence angle，JLCA）。

机械轴或解剖轴与关节线相交叉就会形成关节角。在描述这些关节角时，采用一些特定的缩写字母，代表特定的意思。a 和 m，分别代表解剖轴（anatomic）和机械轴（mechanical）；M 或 L，分别代表内侧（medial）或外侧（lateral）；P 或 D，分别代表近端（proximal）或远端（distal）；F 或 T，分别代表股骨（femur）或胫骨（tibia）；A 代表角度（angle）。胫骨机械轴或解剖轴与胫骨近端关节线形成的内侧夹角即机械或解剖胫骨近端内侧角，平均为 87°±3°，踝关节线水平的胫骨远端外侧角为机械或解剖胫骨远端外侧角，其标准值为 89°±3°。股骨机械轴和股骨远端关节线相交的远端外侧角即机械股骨远端外侧角，标准值为 87°±3°。股骨解剖轴和股骨远端关节线相交的远端外侧角即解剖股骨远端外侧角，标准值为 81°±2°（见图 1-1-1，表 1-1-1）。

表 1-1-1 下肢冠状面生理关节角度

中文名称	英文全称	英文缩写	标准值
解剖股骨胫骨角	anatomical femoro-tibial angle	aFTA	173°~175°
解剖机械股骨角	anatomical mechanical femoral angle	aMFA	6°±1°
解剖股骨远端外侧角	anatomical lateral distal femoral angle	aLDFA	81°±2°
机械股骨远端外侧角	mechanical lateral distal femoral angle	mLDFA	87°±3°
解剖胫骨近端内侧角	anatomical medial proximal tibial angle	aMPTA	87°±3°
机械胫骨近端内侧角	mechanical medial proximal tibial angle	mMPTA	87°±3°
解剖胫骨远端外侧角	anatomical lateral distal tibial angle	aLDTA	89°±3°
机械胫骨远端外侧角	mechanical lateral distal tibial angle	mLDTA	89°±3°

下肢冠状面畸形是临床最常见的下肢畸形，常指膝内翻或膝外翻畸形（图 1-1-4）。冠状面的畸形常用机械轴的偏移（mechanical axis deviation，MAD）进行衡量。冠状面上若下肢力线轴经过膝关节中心内侧超过 15mm（内翻）或外侧超过 10mm（外翻）则为显著偏移。除需要判断内翻还是外翻性质外，需要进一步分析畸形来源于股骨侧还是胫骨侧，必须测量机械股骨远端外侧角（mechanical lateral distal femora，mLDFA，标准值 87°±3°）和机械胫骨近端内侧角（mechanical medial proximal tibial angle，mMPTA，标准值 87°±3°）。如果 mLDFA 小于标准值，外翻畸形来源于股骨侧；如果 mMPTA 大于标准值，外翻畸形则来源于胫骨侧。相反，如果 mLDFA 增大，内翻畸形来源于股骨侧；mMPTA 减小，则内翻畸形来源于胫骨侧。要特别注意软组织因素对畸形的影响。生理状态下，膝关节两关节线几乎平行，JLCA 为 0°~1°。在冠状面上，JLCA 内侧增加可能是因为内侧韧带关节囊的松弛，韧带不稳定或外侧间室的软骨丢失，而 JLCA 外侧增加可能是因为内侧间室软骨丢失，关节面破坏或外侧韧带关节囊结构松弛。

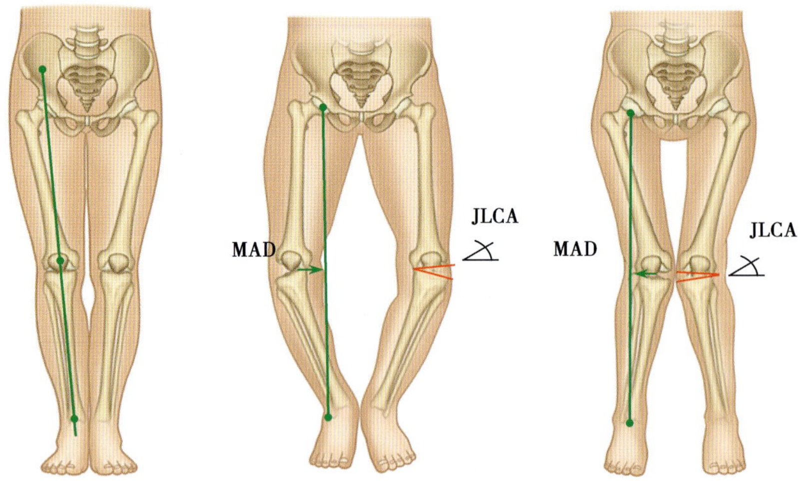

MAD:机械轴偏移;JLCA:关节线会聚角。

图 1-1-4 膝内翻及膝外翻畸形

二、矢状面生理轴线

和冠状面生理轴线分析类似,矢状面的生理轴线分析需要保持膝关节最大程度伸直状态下的负重位下肢全长侧位 X 线片。矢状面的下肢机械轴线同样是指股骨头中心到踝关节中心的连线,在生理状态下,矢状面下肢力线应该经过膝关节铰链点的稍前方(图 1-1-5)。在骨骺未闭之前,膝关节的铰链点应该为骨骺与股骨后皮质线的交点,而在成人,膝关节的铰链点应该为 Blumensaat 线与股骨后皮质线的交点。通常情况下,矢状面下肢机械轴线经过膝关节铰链点与股骨远端前髁点之间的区域均属于正常状态。当其落在膝关节铰链点之后或股骨远端前髁点之前属于病理状态。

在临床实践中,通常应用“改良的”机械轴线进行矢状面的力线分析,首先需要确定矢状面上的关节线。在儿童,股骨远端的关节线为骨骺前后点连线,而在成人则为股骨远端骨骺线的前后点连线。而此关节线的前中 1/3 交点与股骨头中心的连线则为股骨矢状面的机械轴线。胫骨近端的关节线为胫骨平台前后点的连线,而胫骨远端关节线前后凸点的连线为胫骨远端的关节线,胫骨近端关节线的前中 1/5 点与胫骨远端关节线的中点的连线则为胫骨矢状面的机械轴线(图 1-1-6)。

在描述矢状面的关节角时,也采用一些特定的缩写字母,代表特定的意思。P 或 A,指后侧(posterior)或前侧(anterior);P 或 D,指近端(proximal)或远端(distal);F 或 T,指股骨(femur)或胫骨(tibia);A 指角度(angle)。股骨矢状面的机械轴线与股骨远端关节线相交的后方角称为股骨远端后侧角(posterior distal femoral angle,PDFA),胫骨矢状面的机械轴线与胫骨近端关节线相交的后方角称为胫骨近端后侧角(posterior proximal tibial angle,PPTA),与胫骨远端关节线相交的前方角称为胫骨远端前侧角(anterior distal tibial angle,ADTA)。股骨和胫骨矢状面的机械轴线相交形成的角称为矢状面机械轴角(sagittal mechanical axes angle,SMAA),股骨远端关节线与胫骨近端关节线相交形成的角称为矢状面关节线角(sagittal joint line angle,SJLA)(图 1-1-7、表 1-1-2)。

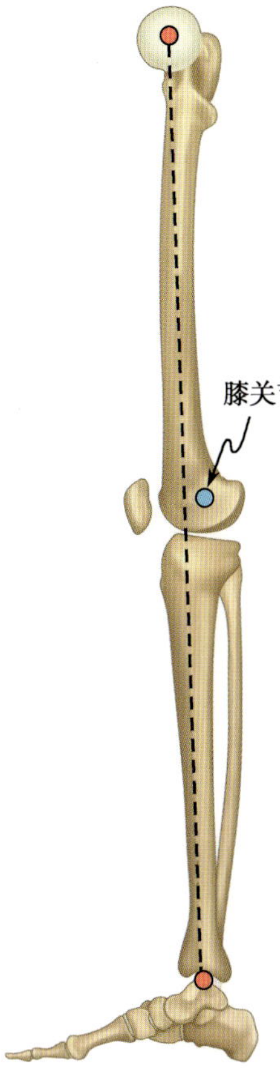

图 1-1-5 生理状态下矢状面下肢力线
在生理状态下，矢状面下肢力线应该经过膝关节铰链点的稍前方。

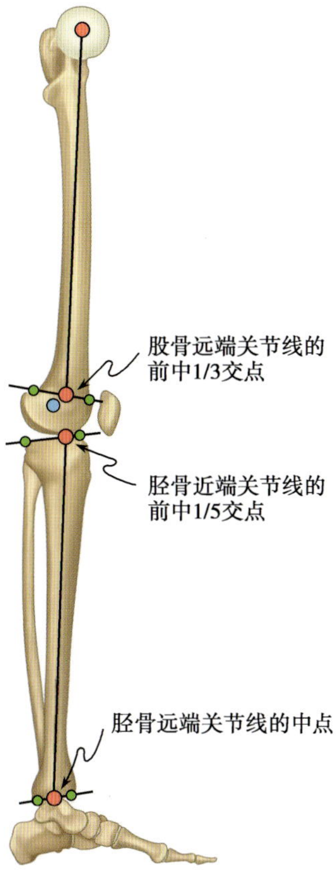

图 1-1-6 下肢矢状面力线示意

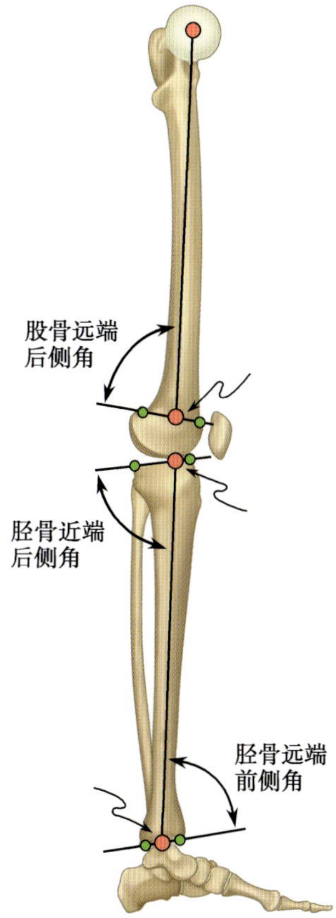

图 1-1-7 下肢矢状面生理角度示意

表 1-1-2 下肢矢状面生理关节角度

中文名称	英文全称	英文缩写	标准值
股骨远端后侧角	posterior distal femoral angle	PDFA	83°（79°~87°）
胫骨近端后侧角	posterior proximal tibial angle	PPTA	81°（77°~84°）
胫骨远端前侧角	anterior distal tibial angle	ADTA	80°（78°~82°）
矢状面机械轴角	sagittal mechanical axes angle	SMAA	0°±2°
矢状面关节线角	sagittal joint line angle	SJLA	16°±3°

在矢状面力线分析中，胫骨平台后倾角（图 1-1-8）越来越得到学术界的重视，对膝关节的稳定性和韧带的力学特性具有重要的影响，与胫骨近端后侧角（PPTA）互为余角。生物力学研究表明后倾角增大会导致胫骨前移，增加前交叉韧带的张力，容易引起韧带损伤。因此，在膝关节的手术中，如前交叉韧带重建术、胫骨高位截骨术、单髁关节置换术等需要关注胫骨平台后倾角。

下肢矢状面畸形常指膝关节屈曲挛缩或膝关节过伸畸形。生理状态下，股骨矢状位的机械轴线和胫骨矢状位的机械轴线是平行共线的，其形成的矢状面机械轴角（SMAA）为 0°，从而可以用来判断屈曲挛缩或过伸畸形。然后进一步分析骨性畸形和软组织畸形。骨性畸形的程度可以根据股

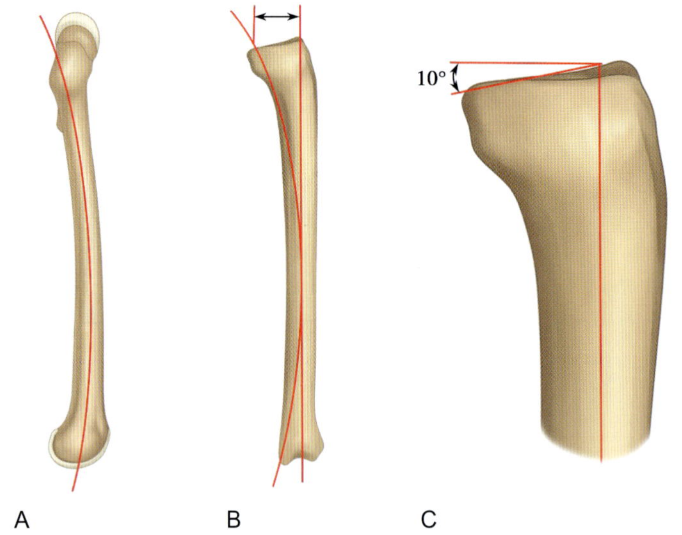

图 1-1-8 胫骨平台后倾角

A. 矢状面上股骨干生理前弓；B. 矢状面上胫骨干生理前弓；C. 在矢状面上，胫骨平台与胫骨干轴线相比稍向后移，且与水平线成 10°后倾（胫骨后倾）。

骨远端后侧角（PDFA，83°）和胫骨近端后侧角（PPTA，81°）的数值进行测定和判断。如果 PDFA 小于标准值，股骨存在屈曲畸形；相反，PDFA 大于标准值，股骨则存在过伸畸形。如果 PPTA 小于标准值，胫骨存在屈曲畸形；相反地，PPTA 大于标准值，胫骨则存在过伸畸形。正常情况下，膝关节在矢状面进行伸屈活动，正常的软组织保证了膝关节正常灵活运动。因此，软组织因素在矢状面畸形中的影响较大。矢状面关节线角（SJLA，标准值 16°±3°）可以间接反映软组织的畸形。如果 SJLA 小于标准值，软组织存在屈曲挛缩；SJLA 大于标准值，软组织存在松弛过伸。

三、轴状面生理轴线

相比冠状面和矢状面力线，对轴状面力线的认识逐步深入，得到了学术界的广泛重视，主要包括股骨前倾和胫骨扭转。轴状面力线的评估需要连续扫描的双下肢全长或者包括髋关节、膝关节和踝关节等特定区域的 CT 进行评估。

股骨前倾角的测量需要标记股骨头和股骨颈中点的连线，与在股骨髁“罗马拱门”的扫描平面上标记股骨内外侧髁最后端两点的连线，两者叠加形成的夹角，正常人群测量值为 15.6°±6.7°。胫骨扭转角的测量需要标记胫骨内侧和外侧平台最后缘的连线，与标记内踝和外踝中点的连线，两者叠加形成的夹角。正常人群测量值为 23.5°±5.1°。

下肢轴状面力线是髌股关节生物力学的基础。股骨前倾角和胫骨扭转角增大是髌股关节疼痛和髌骨不稳定的高危因素。同时，越来越多的研究证据发现病理性股骨前倾和胫骨扭转同样会引起胫股关节炎的发生和发展。

四、膝关节周围截骨术与下肢力线

下肢力线是三维立体的，虽然本节内容分开叙述下肢冠状面、矢状面和轴状面的力线分析，但在临床上患者大部分是复合畸形。例如膝骨关节炎患者，大部分是冠状面上的内翻畸形，同时可以合并矢状面的屈曲挛缩畸形，并且会出现轴状面的膝关节外旋畸形；髌骨脱位的患者可以同时出现冠状面的外翻畸形及轴状面的旋转畸形；前交叉韧带损伤患者会出现内翻畸形合并矢状面的胫骨后倾畸形等，因此，对于临床上各不相同的畸形类型及畸形程度，需要详细全面分析患者的下肢力线，制订具体的术前计划及选择合适的手术方案。

下肢力线异常会引起膝关节力学负荷的异常，单一关节间室的过度机械负荷导致软骨破坏，引起关节退行性疾病的发生和发展。而膝关节周围截骨术，主要通过截骨矫形，恢复正常的下肢力线，从而达到关节负荷再平衡。因此，在临床实践中要遵循“三维截骨”理念，如胫骨高位截骨术，在矫正冠状面主要畸形的同时，要注意矢状面胫骨后倾的改变，也要注意截骨引起轴状面胫骨旋转的改变。

（康慧君　王　飞）

参考文献

[1] 冯华，张辉. 膝关节运动损伤与下肢力线不良[M]. 北京：人民卫生出版社，2021.

第二节　膝骨关节炎的力线改变与分型

膝骨关节炎作为临床上常见的关节退行性疾病，主要表现为膝关节疼痛、活动受限，严重时可导致关节畸形甚至残疾（图 1-2-1、图 1-2-2）。目前，我国 40 岁以上人群原发性膝骨关节炎的总体患病率已高达 46.3%。膝骨关节炎的病因可能包括多种因素，其中下肢力线改变是重要因素之一。

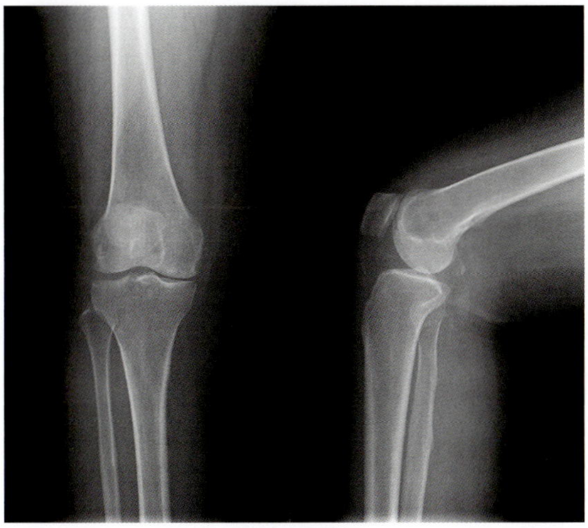

图 1-2-1　早期膝骨关节炎

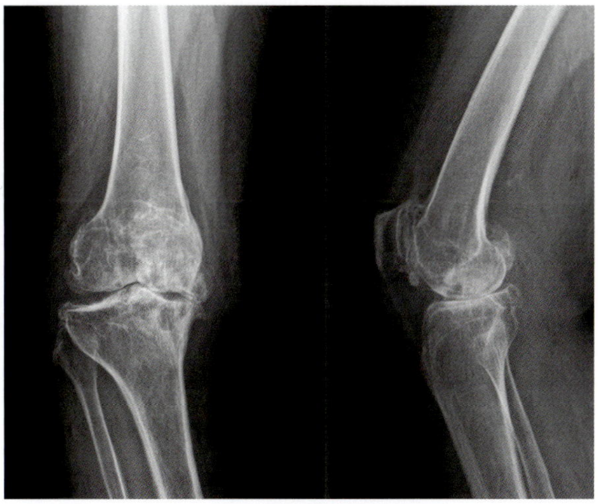

图 1-2-2　晚期膝骨关节炎

膝骨关节炎患者常伴有下肢力线异常，至今有大量生物力学研究证实，对患者下肢力线的精准校正，是截骨术成功的基石。因此，对于骨科医师而言，在膝关节截骨术前、术后评估下肢力线状况尤为重要。

本章旨在介绍骨关节炎的力线评估与分型，为骨科医师的临床实践提供参考。

一、下肢力线评估

评估下肢力线时，首先应该区分下肢机械轴和下肢解剖轴。由于股骨颈方向的影响，股骨干解剖轴与胫骨解剖轴并不在一条直线上，而是形成了一个向外张开的173°~175°的胫股解剖角。下肢的机械轴为自股骨头中心至膝关节中心的连线，与股骨干的解剖轴形成6°±1°夹角（详见本章第一节）。

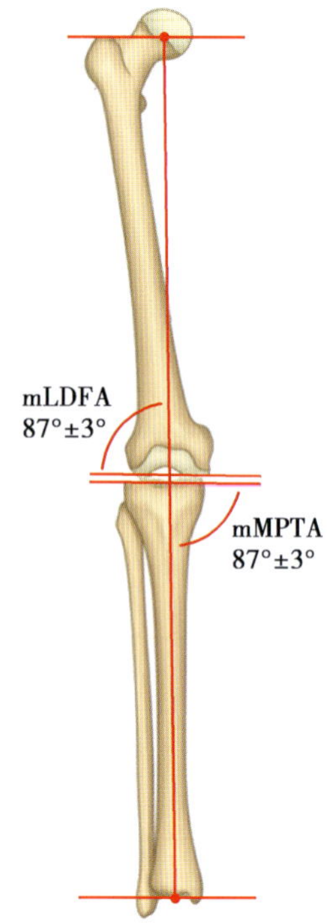

mLDFA：机械股骨远端外侧角；mMPTA：机械胫骨近端内侧角。

图 1-2-3 下肢力线

下肢力线，可以通过下肢全长片进行评估，这条线在冠状面通过膝关节中心偏内侧4mm±2mm的点（髋-膝-踝力线，图1-2-3）。因此，膝关节的内侧间室承受了人体负荷的60%~70%。当下肢力线经过该点的内侧或外侧时，提示膝内翻或膝外翻畸形。这种生理状态下应力负荷不平衡分配可能是加重胫股骨关节炎一个诱发因素。膝骨关节炎的病理进程中，下肢内翻畸形会加速内侧间室的结构退变，而外翻畸形则加速了外侧间室结构的退变。异常的力线除了直接影响软骨外，还可以引起膝关节相关组织的改变，如骨髓病变、软骨下骨硬化、滑膜炎等。软骨和其他局部组织的变化则会进一步加重力线异常，这种恶性循环导致骨关节炎病情快速进展。

（一）静态评估

评估下肢力线异常的方法较多。最简单的方法是标准X线照相，如下肢全长负重X线片（图1-2-4）。力线异常的严重程度与影像学关节间隙变窄程度及MRI上所表现的软骨损伤程度相关。需要注意的是股骨、胫骨旋转状态对下肢力线正确测量的影响。研究显示，股骨外旋位置会增加股骨远端外侧角（加重股骨内翻畸形），而内旋则会减小股骨远端外侧角（加重股骨外翻畸形）。而胫骨内旋位置会减小胫骨近端内侧角（加重胫骨内翻畸形），每内旋10°，内翻畸形的角度增加0.84°。因此，在行X线检查时，应尽量保持患者下肢呈中立位。

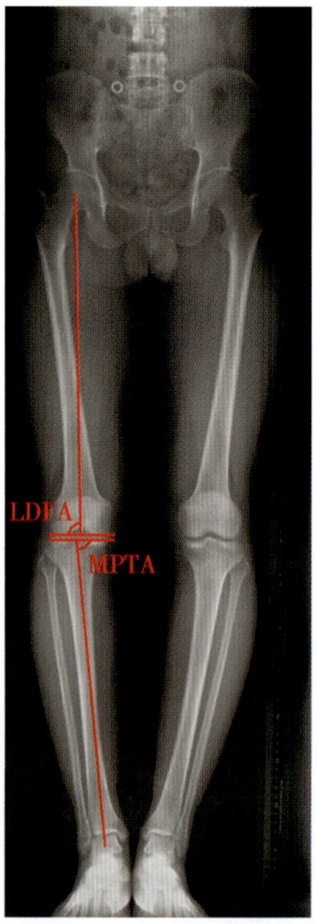

LDFA：股骨远端外侧角；MPTA：胫骨近端内侧角。

图 1-2-4 利用双下肢负重全长X线片评估下肢力线

（二）动态评估

评估下肢动态负荷的最直接方法是将传感器放置于关节内。这种方法通常只应用于关节置换术中，而对于正常和轻度关节炎的患者则无法提供有关动态负荷变化的信息。因此，步态分析则成为可靠的间接评估方法。在步态分析期间，患者在记录地面反应的测力板上行走，通过多维拍摄跟踪记录膝关节周围的骨性标志，然后对数据进行转换以确定外部“力矩”或旋转扭矩。

（三）膝关节相关角度评估

1. 冠状面 关节线会聚角、胫骨近端内侧角、机械股骨远端外侧角、解剖股骨远端外侧角等角度评估（详见本章第一节）。

2. 矢状面 股骨干和胫骨干具有前凸的曲率，矢状面上胫骨轻度后移，以匹配股骨，这样可以使膝关节获得最大的活动度，并在屈曲时避免骨性及后方软组织撞击。

胫骨平台后倾角又称胫骨后倾度，用来衡量胫骨平台与地面之间的倾斜程度，是胫骨平台于矢状面的切线与胫骨轴线的垂线所成夹角，其正常范围是 0°~18°。

3. 轴状面（详细评估方法及图示详见第五章第二节）

（1）股骨前倾角：CT 为测量的“金标准”。参照平面为“股骨髁罗马拱门”扫描平面，描记股骨内外侧髁最后端两点连线与股骨头和股骨颈中点连线的夹角。

（2）胫骨外旋角：第一个扫描平面位于胫骨关节面下方，第二个扫面平面需要通过踝关节，将两个平面重叠，以胫骨平台后缘切线为参考，内外髁连线与其的夹角，称为胫骨外旋角。

（3）胫骨结节-股骨滑车（tibial tubercle-trochlear groove distance，TT-TG）间距：标记股骨滑车最低点和胫骨结节中点，利用 CT 软件叠加技术，这两点在股骨内外侧髁最后端两点连线的投影距离即为 TT-TG 值。股骨滑车发育不良的患者，无法标记股骨滑车最低点，可使用“罗马拱门”的中点替代。TT-TG 间距在正常人群的参考值 <12mm。目前把 TT-TG 间距 >20mm 作为胫骨结节内移截骨的参考值。通过胫骨结节内移截骨，将 TT-TG 间距控制在 10~15mm。

二、力线不良分型

上述关节夹角和轴线在冠状面、矢状面和轴状面都可能产生病理性改变，从而造成整个下肢的力线异常。如果多个指标同时出现异常，则会造成复杂的下肢畸形。

（一）冠状面畸形

最常见的下肢畸形发生于冠状面，即膝内、外翻畸形。

1. 膝内翻 下肢力线通过膝关节中心点内侧，在中点内侧 4mm±2mm 以上，严重内翻时可超过 15mm。股骨解剖轴和胫骨干轴线外侧夹角，即胫股解剖角 >173°~175°（见图 1-1-4B）。

2. 膝外翻 下肢力线通过膝关节中心点外侧，在中点外侧 4mm 以上，严重膝外翻时可超过 10mm。胫股解剖角 <173°~175°（见图 1-1-4C）。

畸形的来源可以通过股骨远端外侧角（lateral distal femoral angle，LDFA）、关节线会聚角（joint line convergence angle, JLCA)、胫骨近端内侧角(medial proximal tibial angle, MPTA)进行评估,例如,内翻畸形可能来源于 MPTA 减少(胫骨侧)、LDFA 增大(股骨侧)、JLCA 改变(关节内异常),畸形可单独存在或同时存在。

Q 角又称股四头肌角(quadriceps angle),是指股四头肌力线与髌韧带力线在髌骨中点所形成的夹角。临床所测为髂前上棘到髌骨中心点的连线和髌骨中心点到胫骨结节的连线所形成的夹角。其正常值在女性为 15°~20°,男性为 10°~15°。Q 角增大会增加髌骨向外的矢力,进而增加髌骨不稳定的风险(图 1-2-5)。

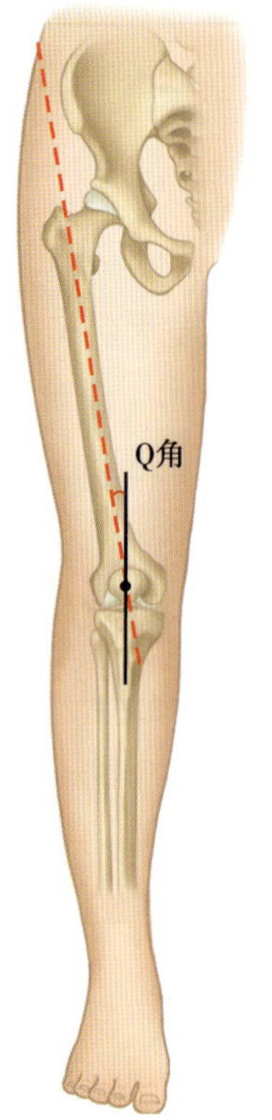

图 1-2-5 Q 角示意

(二)矢状面畸形

髌骨高度在膝关节屈曲 30°的纯侧位 X 线片上进行测量。评估髌骨高度的常用方法包括 Caton 指数、Insall-Salvati 指数及 Blackburne-Peel 指数。①Caton 指数是指髌骨关节面最低点到胫骨平台轮廓前上角最短的距离(*AB*)与髌骨关节面的长度(*AC*)之间的比值(图 1-2-6);②Insall-Salvati 指数是指髌韧带长度(*AB*)与髌骨纵轴长度(*AC*)的比值(图 1-2-7);③Blackburne-Peel 指数是指髌骨关节面最低点到胫骨平台延长线的垂直距离(*AB*)与髌骨关节面的长度(*AC*)之间的比值(图 1-2-8)。

1. 高位髌骨 是指髌骨在矢状面的垂直高度增加,Caton 指数 >1.2,Insall-Salvati 指数 >1.2,Blackburne-Peel 指数 >1.0。

2. 低位髌骨 是指髌骨在矢状面的垂直高度减少,Caton 指数 <0.8,Insall-Salvati 指数 <0.8,Blackburne-Peel 指数 <0.5。

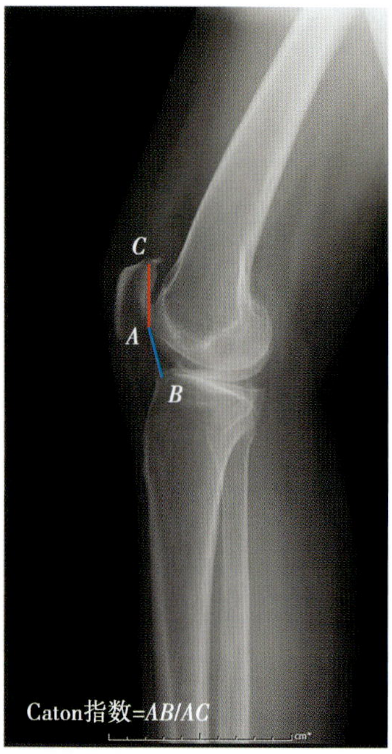

图 1-2-6 Caton 指数

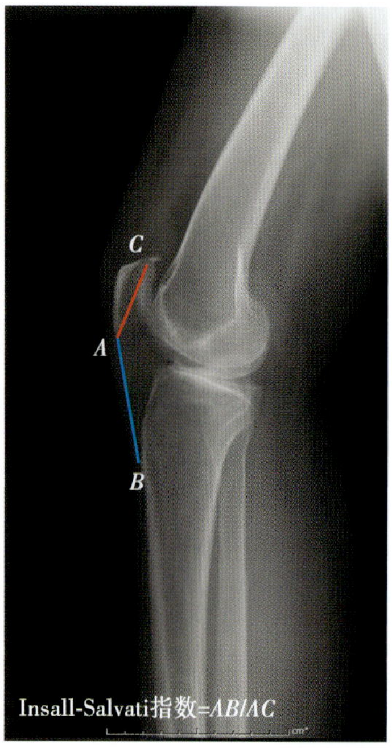

图 1-2-7 Insall-Salvati 指数

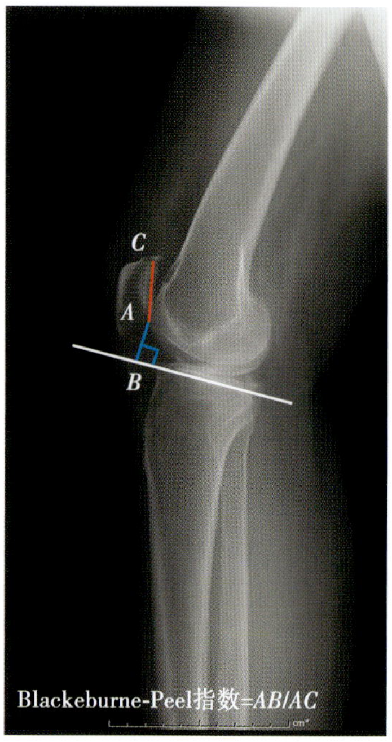

图 1-2-8 Blackburne-Peel 指数

（三）轴状面畸形

下肢轴状面的力线主要包括股骨前倾和胫骨外旋，其测量方法主要依靠 CT 检测作为金标准。股骨颈前倾角是指股骨颈的中轴线与股骨内外髁中点间的连线形成的夹角。其测量平面为股骨头和股骨颈中点连线，参照平面为股骨髁“罗马拱门”平面，两股骨内外侧髁最后端两点连线。两平面叠加所得夹角即为股骨颈前倾角。婴儿期较大，为 20°~30°，成年期为 12°~15°，“内、外八字”步态者前倾角过大或过小。胫骨外旋角的参照平面为胫骨内外侧平台最后缘连线，测量平面为内外踝中点连线，两者叠加所得夹角定义为胫骨外旋角，其正常值为 23.5°±5.1°。

股骨前倾角及胫骨外旋异常增大是髌骨不稳定的危险因素。股骨前倾角异常增大导致患肢在负重期间出现代偿性股骨内旋，将大转子由后方旋转至侧方，髌骨承受向外的拉力增大而出现不稳定。随着胫骨近端外旋角度的增大，髌骨倾斜度与髌骨外侧移位距离也增加。一项回顾性分析报道 41 例髌骨不稳定的儿童患者患膝 MRI 影像，结果显示髌骨不稳定患者膝关节扭转（胫骨相对于股骨外旋 >5°）风险要明显高于对照组。研究认为，胫骨近端外旋可能引起胫骨结节外偏、外侧倾斜增加、内侧软组织减弱，从而导致髌骨外移。

（纪 刚）

参考文献

[1] BIJLSMA J W, BERENBAUM F, LAFEBER F P. Osteoarthritis: an update with relevance for clinical practice [J]. Lancet, 2011, 377 (9783): 2115-2126.

[2] 薛庆云，王坤正，裴福兴，等. 中国40岁以上人群原发性骨关节炎患病状况调查[J]. 中华骨科杂志，2015，35(12)：1206-1212.

[3] SHARMA L, SONG J, FELSON D T, et al. The role of knee alignment in disease progression and functional decline in knee osteoarthritis [J]. JAMA, 2001, 286 (2): 188-195.

[4] DEJOUR H, WALCH G, NOVE-JOSSERAND L, et al. Factors of patellar instability: an anatomic radiographic study [J]. Knee Surg Sports Traumatol Arthrosc, 1994, 2 (1): 19-26.

[5] STRECKER W, KEPPLER P, GEBHARD F, et al. Length and torsion of the lower limb [J]. J Bone Joint Surg Br, 1997, 79 (6): 1019-1023.

[6] SCHIPPLEIN O D, ANDRIACCHI T P. Interaction between active and passive knee stabilizers during level walking [J]. J Orthop Res, 1991, 9 (1): 113-119.

[7] ANDRIACCHI T P. Dynamics of knee malalignment [J]. Orthop Clin North Am, 1994, 25 (3): 395-403.

[8] TORZILLI P A, GRIGIENE R, HUANG C, et al. Characterization of cartilage metabolic response to static and dynamic stress using a mechanical explant test system [J]. J Biomech, 1997, 30 (1): 1-9.

[9] COOKE T D, SLED E A, SCUDAMORE R A. Frontal plane knee alignment: a call for standardized measurement [J]. J Rheumatol, 2007, 34 (9): 1796-1801.

[10] TANAMAS S, HANNA F S, CICUTTINI F M, et al. Does knee malalignment increase the risk of development and progression of knee osteoarthritis? A systematic review [J]. Arthritis Rheum, 2009, 61 (4): 459-467.

[11] WADA M, MAEZAWA Y, BABA H, et al. Relationships among bone mineral densities, static alignment and dynamic load in patients with medial compartment knee osteoarthritis [J]. Rheumatology, 2001, 40 (5): 499-505.

[12] MIYAZAKI T, WADA M, KAWAHARA H, et al. Dynamic load at baseline can predict radiographic disease progression in medial compartment knee osteoarthritis [J]. Ann Rheum Dis, 2002, 61(7): 617-622.

[13] HURWITZ D E, RYALS A B, CASE J P, et al. The knee adduction moment during gait in subjects with knee osteoarthritis is more closely correlated with static alignment than radiographic disease severity, toe out angle and pain [J]. J Orthop Res, 2002, 20(1): 101-107.

[14] ANDREWS M, NOYES F R, HEWETT T E, et al. Lower limb alignment and foot angle are related to stance phase knee adduction in normal subjects: a critical analysis of the reliability of gait analysis data [J]. J Orthop Res, 1996, 14(2): 289-295.

[15] BALIUNAS A J, HURWITZ D E, RYALS A B, et al. Increased knee joint loads during walking are present in subjects with knee osteoarthritis [J]. Osteoarthritis Cartilage, 2002, 10(7): 573-579.

[16] SHAKOOR N, HURWITZ D E, BLOCK J A, et al. Asymmetric knee loading in advanced unilateral hip osteoarthritis [J]. Arthritis Rheum, 2003, 48(6): 1556-1561.

[17] FEUCHT M J, WINKLER P W, MEHL J, et al. Isolated high tibial osteotomy is appropriate in less than two-thirds of varus knees if excessive overcorrection of the medial proximal tibial angle should be avoided [J]. Knee Surg Sports Traumatol Arthrosc, 2021, 29(10): 3299-3309.

[18] HURWITZ D E, RYALS A R, BLOCK J A, et al. Knee pain and joint loading in subjects with osteoarthritis of the knee [J]. J Orthop Res, 2000, 18(4): 572-579.

[19] HARRINGTON I J. Static and dynamic loading patterns in knee joints with deformities [J]. J Bone Joint Surg Am, 1983, 65(2): 247-259.

[20] DICKENS A J, MORRELL N T, DOERING A, et al. Tibial tubercle-trochlear groove distance: defining normal in a pediatric population [J]. J Bone Joint Surg Am, 2014, 96(4): 318-324.

[21] VERHULST F V, VAN SAMBEECK J D P, OLTHUIS G S, et al. Patellar height measurements: Insall-Salvati ratio is the most reliable method [J]. Knee Surg Sports Traumatol Arthrosc, 2020, 28(3): 869-875.

第三节　生理性膝内翻与膝骨关节炎

一、生理性膝内翻的概念

生理性膝内翻是指健康人群中下肢生理机械轴内翻 3°或以上的现象。早期的流行病学调查报告提供的数据显示，一般人群的整体机械轴为 1.0°~1.3°内翻，但最近 Bellemans 等发现，在一般健康年轻人群中，32% 的男性和 17% 的女性存在内翻：他们通过测量 250 个 20~29 岁的正常、健康、白种人的下肢力线得出内翻 >3°的比例为 24.6%，并将这种 >3°的内翻定义为生理性膝内翻。Gautam 等对 198 例 20~40 岁健康亚洲人下肢力线进行测量得出平均内翻为 2.8°±2.2°，并且 34.5% 的人存在生理性膝内翻（内翻 >3°）。Tang 等在对 50 例正常中国成年人下肢力线的分析中报道了下肢力线为 177.8°（2.2°内翻）。从上述文献中可以看出生理性膝内翻存在于不同族群的健康人（图 1-3-1）。但是这一流行病学调查报告还未被广泛承认，仍需要更加可靠的大数据调查来证明。

研究指出生理性膝内翻主要来源于股骨远端和胫骨近端的变化，其中 MPTA 和 mLDFA 的贡献分别占 40.8% 和 29.4%，并且有研究指出 MPTA 与下肢力线明显相关。有学者指出生理性膝内翻与生长周期第二个 10 年体育活动的增加有关。在很早以前其他学者也曾提出过下肢内翻与生长过程中体力活动的增加有关：Witvrouw 等注意到在生长过程中剧烈的运动活动会导致膝内翻的发生，这种现象在生长突增末期尤为明显。这可能是 Hueter-Volkmann 定律的结果，该定律表明，骨骺所受压力增加，骨的生长会受到抑制；骨骺所受压力减小，骨的生长就会加速。因此，在步行和身体活动时，膝关节内收力矩改变所引起的负荷增加，可能导致下肢内翻的发展，其继发原因是内侧骨骺生长延迟和外侧骨骺生长加速。Cook 等在一项儿科胫骨内翻病因的生物力学研究中提到了这一理论。

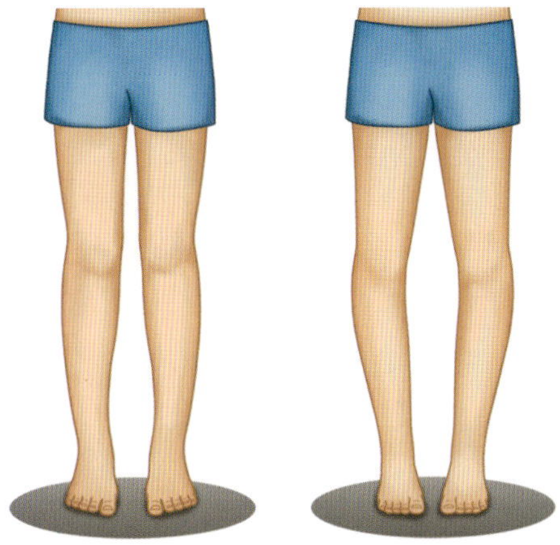

图 1-3-1 生理性膝内翻示意

大部分人群的力线为中立位，部分人群存在生理性膝内翻。

二、生理性膝内翻与膝骨关节炎的关系

尽管生理性膝内翻和膝骨关节炎的关系仍存在争议，但是更多的学者将膝内翻定为膝骨关节炎的一个独立病因。多项研究指出下肢力线内翻人群的骨关节炎发病率高于一般人群。在一项系统性回顾研究中，共纳入 14 项研究并经过分析得出下肢力线异常是膝骨关节炎进展的独立危险因素。学者们很早就发现下肢力线异常对整个胫股关节间室的负荷分布有负面影响。Tetsworth 等观察到，膝内翻畸形增加 4°~6°，可使膝关节内侧间室负荷增加 20%。类似地，Shultz 等报道，膝内翻畸形导致内侧间室过度负荷，由此引起膝关节疼痛和不适等症状的风险更高。有研究指出膝内翻畸形患者的内侧间室长期处于高应力状态，更容易出现内侧半月板和软骨损伤，继而进展为膝关节内侧间室骨关节炎。Brouwer 等在随访 1 501 例 55 岁以上人群 6.6 年后发现下肢力线内翻的患者更容易发生膝骨关节炎。

膝外翻是常见的膝关节周围畸形，主要发生于冠状面，根据病因可分为特发性膝外翻和继发性膝外翻畸形。特发性膝外翻畸形最常见的病因是股骨外侧髁发育不良；继发性膝外翻畸形常见病因有骨折畸形愈合、外侧半月板损伤/缺失、内侧副韧带功能不全，以及影响骨骼生长发育过程的代谢性疾病（如佝偻病）等。膝外翻畸形导致下肢机械力线外移，膝关节内外侧间室负荷失衡，外侧间室承受的负荷增加，加速外侧关节软骨的磨损与破坏，进而导致膝关节外侧间室骨关节炎的发生和发展。

髌股关节解剖结构改变，力线异常导致的关节软骨损伤是造成髌股关节炎的主要原因，如髌股关节软组织受损、髌骨不稳定、高位髌骨、滑膜皱襞挤压、髌髁骨赘的形成、髌骨股骨滑车发育不良、Q 角改变、下肢力线异常（下肢扭转）、创伤等诸多因素均可诱发髌股关节炎。

三、膝骨关节炎的分型

研究指出膝骨关节炎根据发病机制、特征分为关节病轻型、慢性疼痛型、炎症反应型、代谢综合

征型、骨与软骨代谢型和力线不良型。

1. 关节病轻型 轻度临床症状，病情进展缓慢（2~10 年），可通过改变生活方式保护关节。

2. 慢性疼痛型 中枢神经系统和疼痛神经生理学的改变是慢性疼痛型骨关节炎的主要发病机制。患者表现为较低的疼痛压力阈值、较强的疼痛反应强度，常合并心理痛苦，如应对方式差、睡眠障碍等。该型在常规治疗的基础上，要引入和强调个体化心理干预、整体护理、认知行为干预等心理护理和治疗措施。

3. 炎症反应型 疼痛表现剧烈，影像学显示关节炎进展较快；该型存在炎性指标［C-反应蛋白（C-reactive protein，CRP）、肿瘤坏死因子Ⅰ（tumor necrosis factor Ⅰ，TNFⅠ）、肿瘤坏死因子Ⅱ（tumor necrosis factor Ⅱ，TNFⅡ）、嗜酸性粒细胞阳离子蛋白（eosinophil cationic protein，ECP）、Ⅲ型前胶原 N 端肽（procollagen type Ⅲ N-terminal peptide，sPⅢNP）、滑膜液透明质酸（synovial fluid hyaluronic acid，sHA）等］出现异常升高，同时有炎症因子基因［白介素-1β（interleukin-1 beta，IL-1β）、环氧化酶-2（cyclooxygenase-2，COX-2）、巨噬细胞炎性蛋白-1α（macrophage inflammatory protein-1 alpha，MIP-1α）和巨噬细胞炎性蛋白-1α（macrophage inflammatory protein-1 beta，MIP-1β）等］的高表达。该型根据滑膜炎患者的病情，可对其进行药物治疗、关节腔注射与冲洗治疗和关节镜手术治疗。

4. 代谢综合型 膝骨关节炎患者血清中瘦素、骨桥蛋白（osteopontin，OPN）、硬骨素蛋白（sclerostin，SOST）等均与正常对照组存在统计学差异，并且与膝骨关节炎的严重程度呈正相关，肥胖是膝骨关节炎重要的独立危险因素。通过改善饮食和适当运动调节机体内脂代谢水平并改善体重是治疗代谢综合征型膝骨关节炎的主要措施。

5. 骨与软骨代谢型 主要表现为关节软骨退变、软骨下骨硬化和骨赘形成、退行性骨代谢异常；还会伴随一系列与骨与软骨代谢相关的生物标志物［如尿中Ⅰ型胶原 C 末端肽（rinary C-terminal telopeptide of type Ⅰ collagen，uCTX-Ⅰ）、尿中Ⅱ型胶原 C 末端肽（urinary C-terminal telopeptide of type Ⅱ collagen，uCTX-Ⅱ）、尿中Ⅰ型胶原 N 末端肽（urinary N-terminal telopeptide of type Ⅰ collagen，uNTX-Ⅰ）、血清Ⅰ型前胶原 N 末端前体肽（serum procollagen type Ⅰ N-terminal propeptide，sPINP）、血清骨钙素（serum osteocalcin，sOC）、血清软骨寡聚基质蛋白（serum cartilage oligomeric matrix protein，sCOMP）、骨唾液蛋白（bone sialoprotein，BSP）、羟脯氨酸（hydroxyproline，HP）、赖氨酸吡啶啉（lysyl pyridinoline，LP）、Ⅱ型胶原羧基端前体肽（carboxyterminal propeptide of type Ⅱ collagen，CPⅡ）、透明质酸（hyaluronic acid，HA）、Ⅱ型胶原 846 表位（type Ⅱ collagen epitope 846，epitope 846）、软骨寡聚基质蛋白（cartilage oligomeric matrix protein，COP）等］发生相应的变化。该型通过调节骨代谢的药物可分为骨吸收抑制剂和骨形成促进剂两大类，前者包括双磷酸盐、雌激素类药物及受体调节剂、降钙素；后者主要为甲状旁腺激素类似物、活性维生素 D、锶盐等。

6. 力线不良型 主要表现为异常的应力引起关节内特定区域的软骨损伤，该型通过膝关节周围截骨术可获得较好的临床效果。骨关节炎是力学压力与生物耐受性失衡的结果，很多动物模型都证实了过大的压力对关节软骨的损害。学者通过尸体解剖使用压力感应器械证实压力与膝关节畸形位置及程度密切相关。该型手术的目的是将关节内的应力减小到可以耐受的范围。

四、总结

生理性膝内翻主要出现在儿童和青少年中。因其是一个生理性过程,绝大部分患者不需要干预,临床中出现下肢力线异常的儿童或青少年可以根据体格检查、定期 X 线检查确定是否为生理性。

研究指出并不是所有生理性膝内翻患者都会出现膝骨关节炎,这可能与膝关节周围的肌肉影响下肢力学平衡有关系。有学者描述了对抗内翻力量肌肉的作用,他们通过影像学和电生理学的研究,发现阔筋膜张肌及股二头肌是维持膝关节冠状位平衡的主要外侧稳定结构。但是有关膝骨关节炎生理性膝内翻与膝关节肌肉在动态情况下互相作用的研究很少,两者之间的关系及作用机制尚未明确,仍然需要人们进一步探索。

(牛映祯　王成海)

参考文献

[1] BELLEMANS J, COLYN W, VANDENNEUCKER H, et al. The Chitranjan Ranawat Award: Is neutral mechanical alignment normal for all patients? The concept of constitutional varus [J]. Clin Orthop Relat Res, 2012, 470(1): 45-53.

[2] ORELAND J R, BASSETT L W, HANKER G J. Radiographic analysis of the axial alignment of the lower extremity [J]. J Bone Joint Surg Am, 1987, 69(5): 745-749.

[3] MATZIOLIS G, ADAM J, PERKA C. Varus malalignment has no influence on clinical outcome in midterm follow-up after total knee replacement [J]. Arch Orthop Trauma Surg, 2010, 130(12): 1487-1491.

[4] MILLER E J, PAGNANO M W, KAUFMAN K R. Tibiofemoral alignment in posterior stabilized total knee arthroplasty: static alignment does not predict dynamic tibial plateau loading [J]. J Orthop Res, 2014, 32(8): 1068-1074.

[5] LIM B W, HINMAN R S, WRIGLEY T V, et al. Varus malalignment and its association with impairments and functional limitations in medial knee osteoarthritis [J]. Arthritis Rheum, 2008, 59(7): 935-942.

[6] TANAMAS S, HANNA F S, CICUTTINI F M, et al. Does knee malalignment increase the risk of development and progression of knee osteoarthritis? A systematic review [J]. Arthritis Rheum, 2009, 61(4): 459-467.

[7] RODRIGUEZ-MERCHAN E C. Does a previous high tibial osteotomy (HTO) influence the long-term function or survival of a total knee arthroplasty (TKA)? [J]. Arch Bone Jt Surg, 2018, 6(1): 19-22.

[8] KIM S B, BREDLAW M, ROUSSELLE H, et al. Determination of the baseline tritium concentrations (HTO, TFWT and OBT) in soil and plants in Ontario, Canada [J]. J Environ Radioact, 2022, 243: 106810.

[9] BELSEY J, YASEN S K, JOBSON S, et al. Return to physical activity after high tibial osteotomy or unicompartmental knee arthroplasty: a systematic review and pooling data analysis [J]. Am J Sports Med, 2021, 49(5): 1372-1380.

[10] LIU X Y, CHEN Z X, GAO Y C, et al. High tibial osteotomy: review of techniques and biomechanics [J]. J Healthc Eng, 2019, 2019: 8363128.

[11] VANDEKERCKHOVE P T K, MATLOVICH N, TEETER M G, et al. The relationship between constitutional alignment and varus osteoarthritis of the knee [J]. Knee Surg Sports Traumatol Arthrosc, 2017, 25(9): 2873-2879.

[12] TANG W M, ZHU Y H, CHIU K Y. Axial alignment of the lower extremity in Chinese adults [J]. J Bone Joint Surg Am, 2000, 82(11): 1603-1608.

[13] PING H Y, WEN J X, LIU Y B, et al. Unicompartmental knee arthroplasty is associated with lower pain levels but inferior range of motion, compared with high tibial osteotomy: a systematic overview of meta-analyses [J]. J Orthop Surg Res, 2022, 17(1): 425.

[14] SHEN G B, SHEN D H, FANG Y A, et al. Clinical outcomes of revision total knee arthroplasty after high tibial osteotomy and unicompartmental knee arthroplasty: a systematic review and meta-analysis [J]. Orthop Surg, 2022, 14(8): 1549-1557.

[15] HAN S B, KYUNG H S, SEO I W, et al. Better clinical outcomes after unicompartmental knee arthroplasty when comparing with high tibial osteotomy [J]. Medicine (Baltimore), 2017, 96(50): e9268.

[16] SONG S J, BAE D K, KIM K I, et al. Long-term survival is similar between closed-wedge high tibial osteotomy and unicompartmental knee arthroplasty in patients with similar demographics [J]. Knee Surg Sports Traumatol Arthrosc, 2019, 27(4): 1310-1319.

[17] ISHIBASHI K, SASAKI E, WIJAYA E, et al. A novel quantitative evaluation of bone formation after opening wedge high tibial osteotomy using tomosynthesis [J]. J Digit Imaging, 2022, 35(5): 1373-1381.

[18] LEE O S, AHN S, LEE Y S. Changes of sagittal and axial alignments of patella after open- and closed-wedge high-tibial osteotomy: a systematic review and meta-analysis [J]. J Knee Surg, 2018, 31(7): 625-634.

[19] SUZUKI Y, IIJIMA H, TASHIRO Y, et al. Home exercise therapy to improve muscle strength and joint flexibility effectively treats pre-radiographic knee OA in community-dwelling elderly: a randomized controlled trial [J]. Clin Rheumatol, 2019, 38(1): 133-141.

第四节 发育性髌股关节发育不良

一、发育性髌股关节发育不良的定义和临床意义

髌股关节不稳定是一种多因素疾病，包括一系列不同的疾病病理和临床状况，Dejour 将其分为 3 类，包括客观的髌骨不稳定/脱位，可能的髌骨不稳定/脱位及髌骨疼痛综合征。而目前在学术界描述髌股关节疾病的疾病名称比较混乱，如髌骨不稳定、髌骨半脱位、髌骨脱位、髌股关节不稳定、髌骨外侧高压综合征、髌骨疼痛综合征、髌骨倾斜挤压综合征及髌骨紊乱综合征等。因此，建立统一规范的疾病名称，用来客观、全面地反映髌股关节不稳定，对促进疾病的学术研究和临床治疗有重要意义。

髌股关节不稳定具有发育性的特点。髌股关节不稳定多发生在青少年儿童，在 10~17 岁儿童中的发病率为(5.8~29.0)/100 000。儿童在出生后至成年之前，股骨滑车随年龄增长而逐步发育成形，股骨和胫骨逐步发生旋转，一般认为 14 岁时，下肢的旋转发育基本停止。基础研究也证实在髌骨不稳定的动物模型中，可出现股骨滑车发育不良、髌骨形态改变，以及下肢股骨扭转的相应改变。因此，在临床中应重视髌股关节的发育性，预期未来可应用 B 超对髌股关节疾病进行早期筛查。

髌股关节不稳定以髌股关节形态异常发育为主要病理特征。股骨滑车发育不良是髌骨脱位的主要病理特征，占髌骨脱位患者的 85%~96%，股骨滑车发育不良会引起髌股生物力学改变，导致髌股关节炎的发生。而临床随访发现在髌骨不稳定手术治疗后，患儿的股骨滑车形态更接近正常状态，股骨滑车形态发生良好的重塑现象。因此，重视髌股关节不稳定中的髌股关节形态，重视髌股关节的生物力学匹配和生物学重塑，可以降低髌股关节炎的发生率。

髌股关节不稳定发病因素具有复杂性和整体性的特点。诸多文献已经对髌股关节不稳定的发病因素进行了广泛研究，在常见的滑车发育不良、髌骨倾斜、胫骨结节滑车沟间距增大及髌骨高位等发病因素中，96% 的患者至少具有 1 种发病因素：其中 17% 的患者具有 4 种发病因素，27% 的患者具有 3 种发病因素，35% 的患者具有 2 种发病因素，仅有 17% 的患者仅具有 1 种发病因素。并且不同的发病因素如股骨扭转、胫骨结节滑车沟间距增大、髌股倾斜等之间会互相关联和影响。因此，需要综合评估髌股关节不稳定发病因素的复杂性和整体性，个体化选择手术方案，才能提高临床治疗效果。

根据髌股关节不稳定的上述临床特点，笔者提出了发育性髌股关节发育不良（developmental dysplasia of the patellofemoral joint，DDPF）的概念。发育性髌股关节发育不良是以髌骨轨迹不良为主要临床表现，以髌股关节形态学发育异常为主要病理改变，伴随下肢三维力线以及相应的肌肉韧带整体改变的综合病理过程，主要包括骨性病理和软组织病理因素。骨性病理因素主要包括下肢力线不良和旋转畸形，如膝外翻、股骨扭转、胫骨扭转、胫骨结节外置、髌骨高位等；而软组织病理因素主要包括内侧髌股韧带损伤和股内侧肌/股外侧肌功能失衡等。发育性髌股关节发育不良概念的提出对于深入理解髌股关节疾病的病理机制，建立骨骼发育期的早期筛查机制，提出下肢肌骨一体化的治疗理念，完善软组织平衡到截骨矫形的阶梯化治疗体系，从而预防髌股关节炎的发生，提高髌股关节疾病的临床疗效，都有重要的指导意义。

二、发育性髌股关节发育不良的阶梯化治疗体系

发育性髌股关节发育不良是一种发育性疾病，高发于 10~18 岁青少年儿童，青少年的髌股关节不稳定，由于骨骼尚未发育成熟，多采用内侧支持带成形或/和外侧支持带松解的软组织平衡手术，或者避开骨骺的内侧髌股韧带重建术进行治疗；成年髌股关节不稳定患者，大部分患者均存在一种或多种骨性畸形，需要遵守“整体力线调整、关节面形态匹配以及髌内外侧软组织平衡”的治疗原则，对每位患者的发病因素进行分析，从而选择内侧髌股韧带重建术、股骨截骨术、胫骨截骨术、胫骨结节转移术、滑车沟成形术及上述手术的联合术式，做到个体化手术治疗；Sanders 等报道青少年的髌股关节不稳定 15 年后髌股关节炎的发生率高达 30%~50%，而在一项 3 446 例人群的调查发现，我国单独髌股关节炎的发生率为 23.9%。单独的髌股关节炎患者，髌股关节置换术作为一种相比全膝关节置换术（total knee arthroplasty，TKA）侵袭性更小的手术，具有创伤小、康复快、效果确切的临床优势；髌股关节炎合并轻中度胫股内侧间室骨关节炎的患者，可选择胫骨高位截骨术合并髌股关节置换术；髌股关节炎合并重度胫股内侧间室骨关节炎的患者，可选择单髁置换合并髌股关节置换的双间室置换术，该术式也是临床有效的保膝治疗选择；晚期严重的全关节病变，TKA 是终极的治疗手段。

（一）青少年髌骨不稳定的软组织手术

青少年处于生长发育高峰期，股骨远端的骨骺线未闭，且在进行传统的内侧髌股韧带（medial patellofemoral ligament，MPFL）重建术时，股骨侧的骨隧道位点恰在骨骺线附近，术中钻取骨隧道时损伤骨骺的风险较高，因此，青少年骨骺未闭的患者尽量避免进行内侧髌股韧带重建术，或者在股

骨骨隧道的钻取等方面应用特殊的方法。基于此，笔者设计了内外侧支持带成形术，取得了良好的临床效果。

1. 避开骨骺的 MPFL 重建术 在行 MPFL 重建术时，股骨的定位点大多采用透视方法中的 Schottle 点，Bishop 利用 MRI 影像测量 Schottle 点在骨骺以远，距离分别为 7.71mm±1.36mm（男性）和 6.51mm±1.73mm（女性）；Featherall 在 CT 影像学上测量发现 Schottle 点在骨骺以远距离为 9.9mm±3.0mm；在股骨侧钻取 6mm 的骨隧道时 6%（3/49）会损伤股骨骨骺，而在 Schottle 点以远 3mm 处钻取骨隧道可避免骨骺损伤。

Shamrock 对 7 项研究共计 126 例（132 例膝）骨骺未闭的青少年患者的内侧髌股韧带重建手术进行了综述，平均年龄为 13.2 岁（6~17 岁），术后平均随访 4.8 年（1.4~10 年），股骨侧固定方法采用界面螺钉（39.4%）、锚钉（38.6%）及围绕大收肌腱或内侧副韧带止点的软组织"轮滑"固定技术；术后 Kujala 评分从 59.1 上升到 84.6 分。术后的复发性脱位率和半脱位率分别为 3.8% 和 11.4%，没有发生骨骺提前闭合的并发症。

2. 内侧成形、外侧成形等软组织平衡手术 基于髌内外侧支持带的解剖学特点，笔者设计了髌内侧支持带成形术，将内侧支持带进行 T 形或工字形切开，在内侧错位加强缝合，既加强了髌骨内侧的稳定性，又避免了韧带重建对于骨骺损伤的担忧（图 1-4-1A）；而对于髌外侧支持带，文献已证明外侧支持带松解治疗髌骨不稳定的缺陷，笔者设计了髌外侧支持带成形术（图 1-4-1B），以调节髌骨内外侧软组织的张力，保留髌骨周围软组织环的完整性，取得了良好的临床效果（图 1-4-2）。

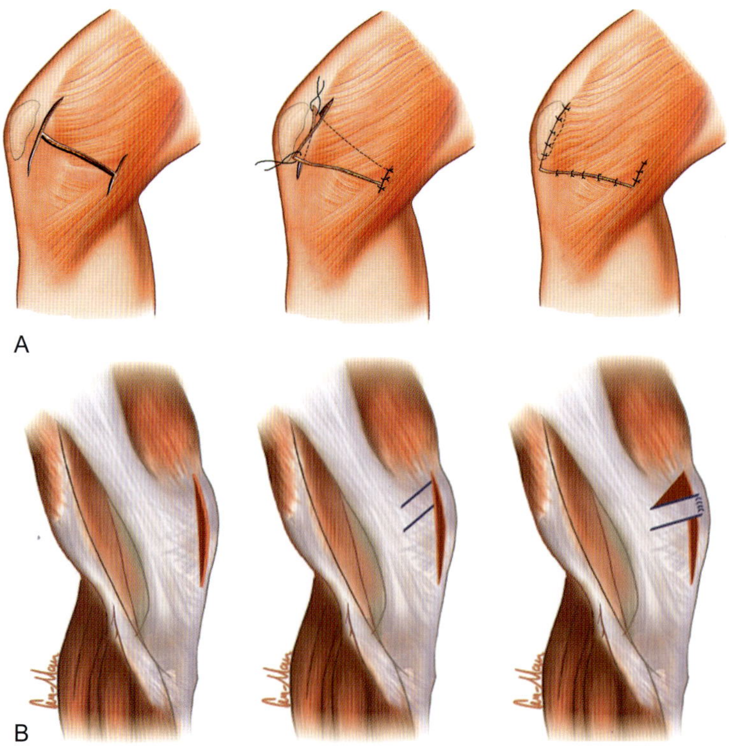

图 1-4-1 髌内侧支持带成形术及髌外侧支持带成形术示意

A. 髌内侧支持带成形术；B. 髌外侧支持带成形术。

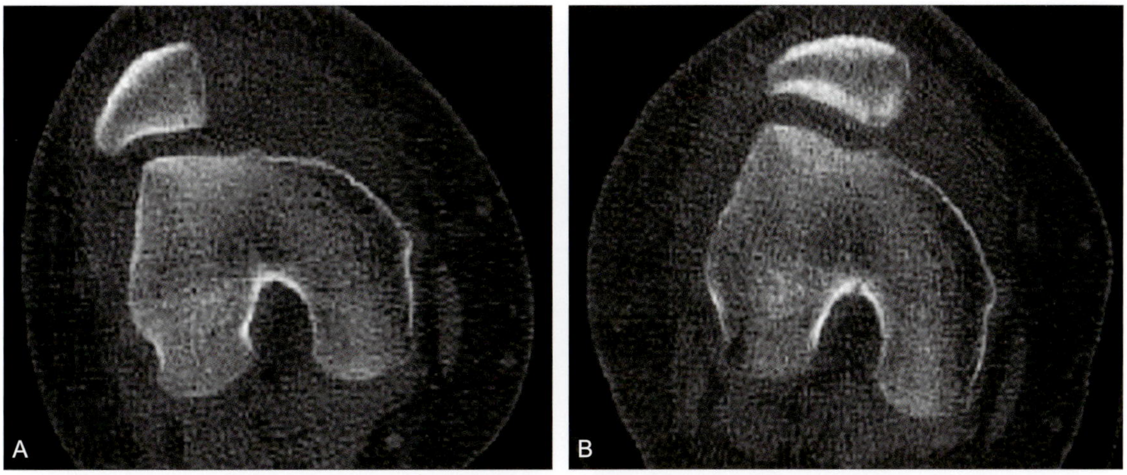

图 1-4-2 髌内、外侧支持带加强缝合术后 4 年髌骨轴位 CT 表现

A. 术前;B. 术后。

(二)成人期髌骨不稳定的个体化手术治疗

1. 单纯的 MPFL 重建术 MPFL 重建术目前是治疗成人髌骨不稳定的常规手术方式,目前基本都为双束重建,在股骨侧采用骨隧道界面螺钉固定的方式(图 1-4-3),而在髌骨侧大部分采用锚钉或骨隧道的固定方式。大量文献证实不伴有或伴有轻度骨性畸形的髌骨不稳定的患者,单独的 MPFL 重建术均可取得良好的临床效果。Shatrov 报道对 54 例复发性髌骨脱位患者行 MPFL 重建术,平均随访 12.3 年(10~14 年)的长期临床结果,手术时患者平均年龄为 25 岁。术前 TT-TG 值为 15.1mm(7~20mm),均伴有滑车发育不良(Dejour 分型:A 型 40 例,B 型 8 例,C 型 6 例)。术后国际膝关节文献委员会(International Knee Documentation Committee,IKDC)评分为 78.4 分 ±18.5 分,Tegner 评分为 4.0 分 ±1.7 分,Kujala 评分为 82.9 分 ±15.3 分。34% 的患者出现髌股关节炎,其中 30% 为 Iwano 分级 1 级,4% 为 Iwano 分级 2 级,移植物的失败率为 7.4%。

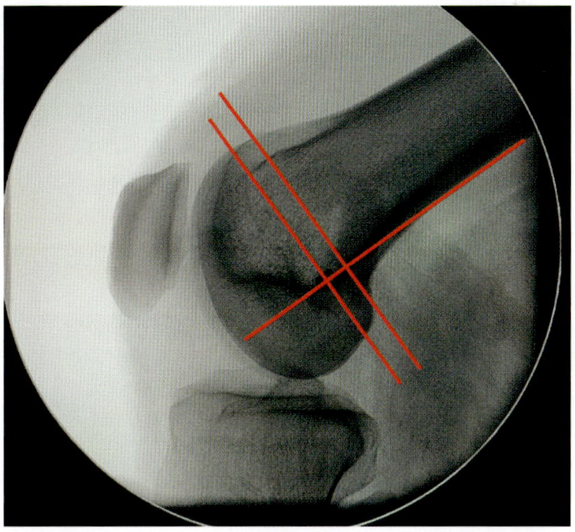

图 1-4-3 内侧髌股韧带重建术中股骨隧道定位

2. 股骨髁上去旋转截骨术 近年来,下肢旋转畸形作为重要的骨性畸形,在髌骨不稳定中的影响逐渐被认识,包括股骨内旋增加和胫骨外旋增加。相应的,去旋转截骨术在临床应用越来越多,尤其是股骨去旋转截骨术(图 1-4-4)。髌骨脱位的患者,文献报道大多采用股骨髁上截骨术,术前的股骨前倾角一般为 31°~39°,而术后的前倾角减少到 10°~16°,术后没有复发性脱位的报道,术后的患者满意度为 72%~100%。股骨髁上去旋转截骨术作为一种侵入性较大的手术,术后并发症的发生率为 4.7%,主要为术后膝屈曲受限(1.8%),可通过加强术后康复缓解。

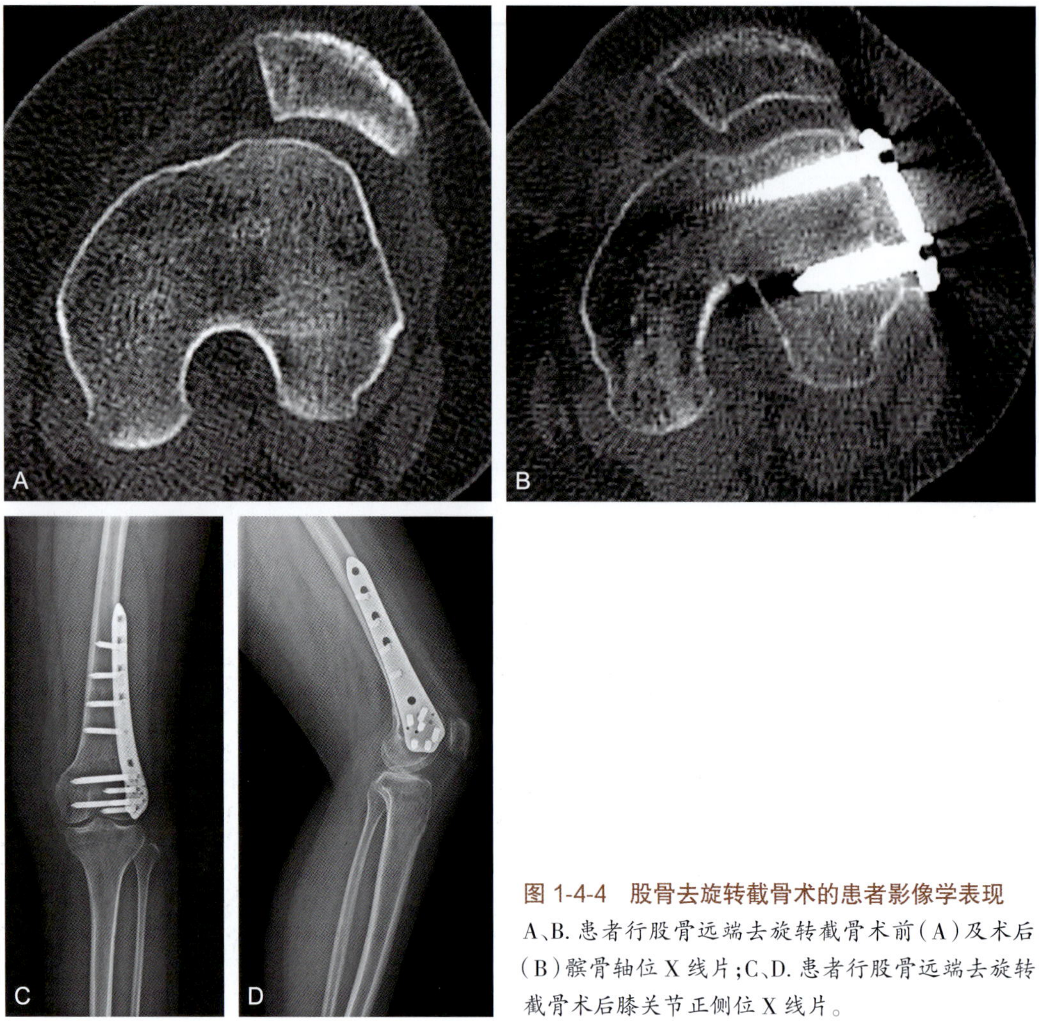

图 1-4-4 股骨去旋转截骨术的患者影像学表现
A、B. 患者行股骨远端去旋转截骨术前(A)及术后(B)髌骨轴位 X 线片;C、D. 患者行股骨远端去旋转截骨术后膝关节正侧位 X 线片。

3. 胫骨近端去旋转截骨术 胫骨外旋或单独出现,或与股骨前倾增大同时出现,可以通过影像学进行鉴别。多数学者认为,因胫骨扭转角度超过 30°而导致髌骨不稳定、膝前痛等症状的患者,可进行胫骨去旋转截骨术;而也有学者将胫骨去旋转截骨术的临界值设定为 40°或 45°。目前,胫骨去旋截骨术多在胫骨结节上方实施,称为胫骨高位去旋转截骨术,同时可行胫骨结节转移术,用来纠正胫骨结节位置和髌骨的相对位置,但胫骨去旋转截骨术的并发症(9%)要高于股骨截骨术(1%),并且可发生腓总神经损伤(1.8%)、骨筋膜隔室综合征(0.4%)等比较严重的并发症,需要特别关注。

4. 滑车成形术 滑车成形术的目的是纠正滑车异常形态,重塑滑车沟位置,加深滑车沟深度,消除突起征等,从而恢复髌骨相对滑车的正常运动轨迹(图 1-4-5)。目前滑车成形术已发展成熟,主要包括 Dejour 成形术及 Bereiter 成形术等。文献报道滑车成形术后的复发性脱位率为 2.4%,其中 Dejour 成形术后为 0.3%,Bereiter 术后约为 3.2%;术后不稳定的发生率约为 8.0%,而 Dejour 和 Bereiter 成形术后的残余不稳定率分别为 17.3% 和 8.7%,因此,滑车成形术一般不单独应用,常联合胫骨结节转移术或软组织手术治疗髌骨脱位。滑车成形术后髌股关节炎的发生率需要临床进行关注。

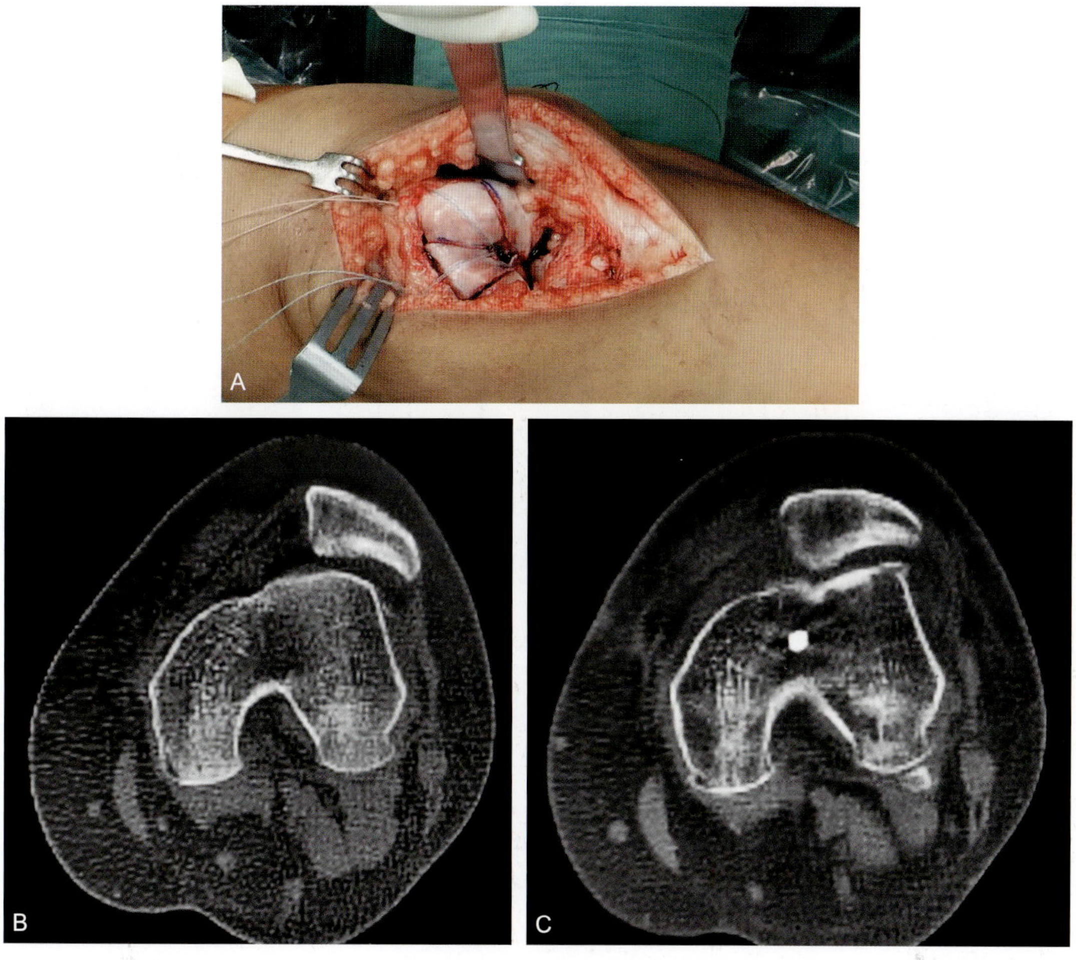

图 1-4-5 行滑车成形术患者的术中照片及影像学表现

A. 滑车成形术中；滑车成形术术前（B）及术后（C）患者髌骨轴位 X 线片。

5. 胫骨结节转移术 1888 年，Roux 首次报道通过胫骨结节转移术治疗髌骨不稳定；1938 年，Hauser 描述了胫骨结节内移加远端移位截骨术；1964 年，Elmslie 和 Trillat 发明了保留截骨远端合页的胫骨结节内移截骨技术；20 世纪 80 年代，Fulkerson 设计了前内侧胫骨结节移位术；目前，胫骨结节截骨术的移位方向可以分为向内、近端、远端、前方及外侧（较少）等，手术技术也略有不同（图 1-4-6）。文献报道胫骨结节转移术治疗髌骨脱位的术后的复发性脱位/半脱位率为 7%，5 年内的复发率为 5.3%，5 年以上的复发率为 8.3%。术后的并发症的发生率约为 6.2%。

6. 联合术式的选择 髌股关节不稳定的病因呈多样化，而临床常用的软组织手术，单独的 MPFL 重建术适用于不伴有或伴有轻度骨性畸形的髌骨不稳定的患者；应对每一个髌骨脱位的患者进行个体化分析，对每一骨性畸形进行定量化分析，从而进行合适的手术方式选择，大多数需要进行联合手术。文献报道在股骨去旋转截骨术中，约 62.4% 的患者同时进行了 MPFL 重建术，28.2% 的患者同时进行了内侧的软组织重叠缝合等软组织加强手术；29.4% 的患者同时进行了胫骨结节转移术，15.9% 同时进行了股骨内翻或外翻的矫正术，8.8% 的患者同时进行了滑车成形术。

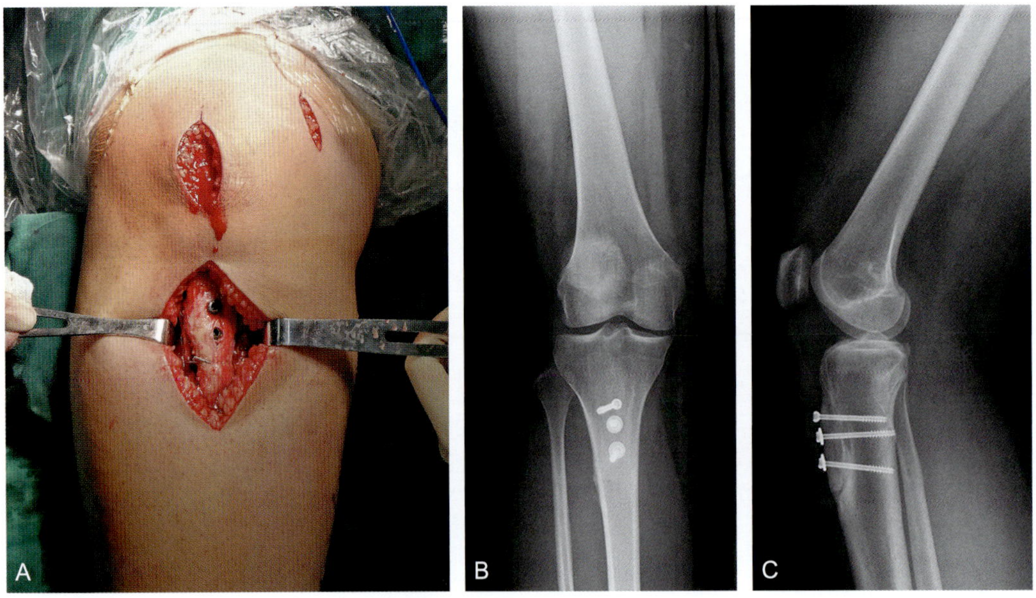

图 1-4-6 行胫骨结节转移术患者的术中照片及影像学表现

A. 胫骨结节转移术中；B、C. 患者行滑车成形术联合胫骨结节转移术后正侧位 X 线片。

(三) 中老年髌股关节炎的置换手术

1. 单纯的髌股关节置换术（图 1-4-7） 从理论上讲，髌股关节置换的区域仅限于髌股关节，保留了胫股关节、半月板、交叉韧带等大部分的膝关节生理结构，最大限度保留了膝关节自身动力学机制，尤其是髌股关节置换术后矢状面动力学，这是髌股关节置换术的优势，也是选择该术式的前提，术前严格把握手术适应证是保证手术疗效的关键。髌股关节置换术的主要适应证为单纯髌股关节炎、创伤后的髌股关节炎及继发于滑车发育不良的髌股关节炎患者；大量研究证实，弥漫性进展的膝骨关节炎，尤其是进展性胫股关节炎，是髌股关节置换术的禁忌证。

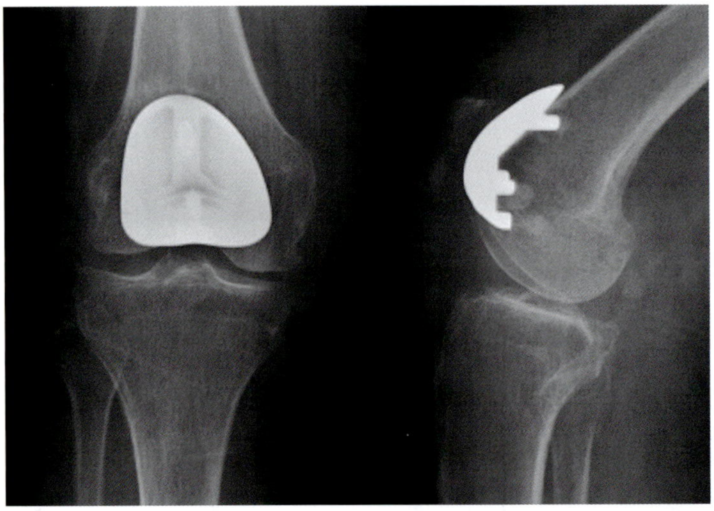

图 1-4-7 髌股关节置换术后影像学表现

2. 髌股关节置换结合胫骨高位截骨术（图 1-4-8） 临床上，若为髌股关节炎合并内侧间室的关节炎，应该根据内侧间室与髌股关节炎的轻重选择合适的手术方案。若为非重度内侧胫股关节炎合并非重度髌股关节炎，可选择胫骨近端下行截骨术治疗内侧胫股关节炎的同时避免髌股关节炎的进一步加重；若为重度内侧胫股关节炎，单髁置换术可能是主要的选择，文献报道非重度髌股关节炎并不是单髁置换术或胫骨高位截骨术的禁忌证。若为重度髌股关节炎合并非重度内侧间室的骨关节炎，可选择髌股关节置换与胫骨高位截骨相结合的手术方式，临床随访证明其是一种疗效可靠的选择。

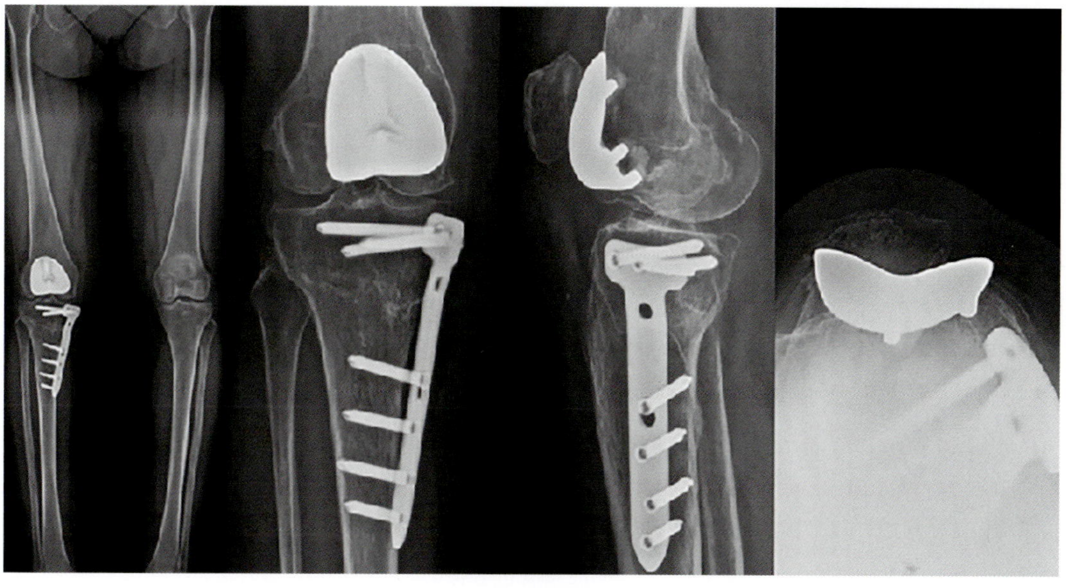

图 1-4-8 髌股关节置换结合胫骨高位截骨术后影像学表现

3. 髌股关节置换结合单髁置换术（图 1-4-9） 膝骨关节炎对于关节软骨影响的区域是不等同的，常见的区域磨损是内侧间室、髌股间室及内侧/髌股间室结合模式。大部分重度骨关节炎患者，

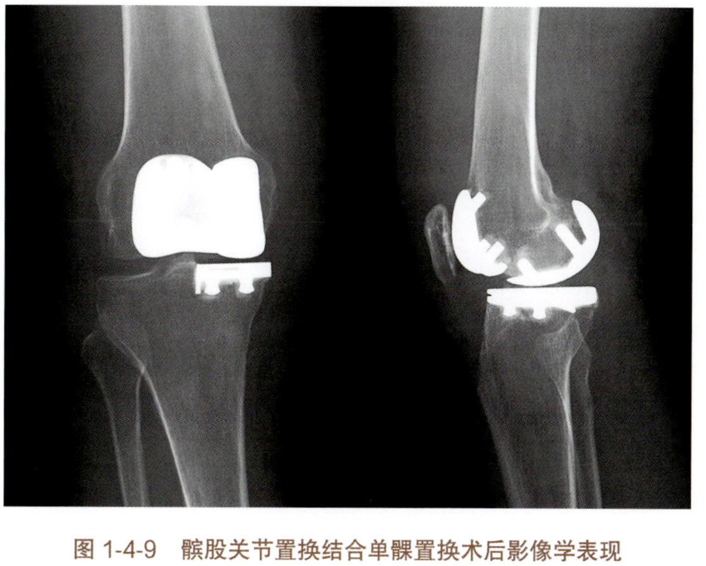

图 1-4-9 髌股关节置换结合单髁置换术后影像学表现

外侧间室关节软骨仍然是全层软骨，因此，髌股关节置换术结合内侧单髁置换术的双间室置换术填补了单髁置换术和全膝关节置换术之间的空白。相比全膝关节置换术，双间室置换保留了前后交叉韧带，增加了关节稳定性，降低了假体骨界面的剪切力，维持了更加生理性的膝关节运动学和本体感觉。越来越多的长期随访已证明其临床疗效良好。双间室更多地保留骨量，即使将来由于假体松动、磨损等失败，初次的全膝关节置换术也是其良好的补救措施，不会增加过多的手术困难。

（康慧君　徐晨悦）

参考文献

[1] DEJOUR H, WALCH G, NOVE-JOSSERAND L, et al. Factors of patellar instability: an anatomic radiographic study [J]. Knee Surg Sports Traumatol Arthrosc, 1994, 2(1): 19-26.

[2] DEJOUR D H, MESNARD G, GIOVANNETTI DE SANCTIS E. Updated treatment guidelines for patellar instability: "un menu à la carte" [J]. J Exp Orthop, 2021, 8(1): 109.

[3] SCORCELLETTI M, REEVES ND, RITTWEGER J, et al. Femoral anteversion: significance and measurement [J]. J Anat, 2020, 237(5): 811-826.

[4] SHEA K G, STYHL A C, JACOBS J C Jr, et al. The relationship of the femoral physis and the medial patellofemoral ligament in children: a cadaveric study [J]. Am J Sports Med, 2016, 44(11): 2833-2837.

[5] SHAMROCK A G, DAY M A, DUCHMAN K R, et al. Medial patellofemoral ligament reconstruction in skeletally immature patients: a systematic review and meta-analysis [J]. Orthop J Sports Med, 2019, 7(7): 2325967119855023.

[6] SCHNEIDER D K, GRAWE B, MAGNUSSEN R A, et al. Outcomes after isolated medial patellofemoral ligament reconstruction for the treatment of recurrent lateral patellar dislocations: a systematic review and meta-analysis [J]. Am J Sports Med, 2016, 44(11): 2993-3005.

[7] HAO K, NIU Y Z, FENG A, et al. Outcomes after derotational distal femoral osteotomy for recurrent patellar dislocations with increased femoral anteversion: a systematic review and meta-analysis [J]. Orthop J Sports Med, 2023, 11(7): 23259671231181601.

[8] HINZ M, COTIC M, DIERMEIER T, et al. Derotational distal femoral osteotomy for patients with recurrent patellar instability and increased femoral antetorsion improves knee function and adequately treats both torsional and valgus malalignment [J]. Knee Surg Sports Traumatol Arthrosc, 2023, 31(8): 3091-3097.

[9] SNOW M. Tibial Torsion and patellofemoral pain and instability in the adult population: current concept review [J]. Curr Rev Musculoskelet Med, 2021, 14(1): 67-75.

[10] WALTON D M, LIU R W, FARROW L D, et al. Proximal tibial derotation osteotomy for torsion of the tibia: a review of 43 cases [J]. J Child Orthop, 2012, 6(1): 81-85.

[11] LEVY B J, TANAKA M J, FULKERSON J P. Current concepts regarding patellofemoral trochlear dysplasia [J]. Am J Sports Med, 2021, 49(6): 1642-1650.

[12] TARCHALA M, KERSLAKE S, HIEMSTRA L A. Sulcus-deepening trochleoplasty for high-grade trochlear dysplasia: demystifying the procedure-a review of the current literature [J]. Curr Rev Musculoskelet Med, 2023, 16(11): 538-549.

[13] RHEE S J, PAVLOU G, OAKLEY J, et al. Modern management of patellar instability [J]. Int Orthop, 2012, 36(12): 2447-2456.

[14] ENNIS H E, PHILLIPS J L H, JENNINGS J M, et al. Patellofemoral arthroplasty [J]. J Am Acad Orthop Surg, 2023, 31 (19): 1009-1017.

[15] PENG Y G, LIN W, ZHANG Y F, et al. Patellofemoral arthroplasty in combination with high tibial osteotomy can achieve good outcome for patients with medial-patellofemoral osteoarthritis [J]. Front Surg, 2022, 9: 999208.

[16] ROMAGNOLI S, MARULLO M. Mid-term clinical, functional, and radiographic outcomes of 105 gender-specific patellofemoral arthroplasties, with or without the association of medial unicompartmental knee arthroplasty [J]. J Arthroplasty, 2018, 33(3): 688-695.

第二章　胫骨高位截骨术

第一节　胫骨高位截骨术的类型与选择

近年来，胫骨高位截骨术（high tibial osteotomy，HTO）已成为治疗膝内翻骨关节炎的主要手术方式之一。1958 年 Jackson 首先提出使用胫骨近端截骨术（upper tibial osteotomy）和股骨髁上截骨术治疗膝内翻或膝外翻骨关节炎；1961 年 Jackson 和 Waugh 报道了胫骨结节下行截骨术治疗膝内翻骨关节炎；1962 年 Wardle 则进一步报道了胫骨结节下 1~2cm 截骨；1963 年 Conventry 提出胫骨结节以上水平截骨，即胫骨高位截骨术。HTO 的治疗原理是通过截骨矫形将下肢力线从发生炎症和磨损的膝关节内侧间室转移到相对正常的外侧间室，以减轻内侧间室负荷，进而达到缓解疼痛、延缓膝关节置换时间以及恢复患者高水平活动的目的。HTO 的手术方式包括内侧开放胫骨高位截骨术（opening wedge high tibial osteotomy，OWHTO）、外侧闭合胫骨高位截骨术（closing wedge high tibial osteotomy，CWHTO），其中内侧开放胫骨高位截骨术又分为胫骨结节上行截骨术和胫骨结节下行截骨术。

一、概述

HTO 是治疗膝关节内侧单间室骨关节炎的常见手术方式之一，其目的主要是将下肢的力线从内侧转移到外侧，从而减少内侧的负重和接触面积。研究表明 HTO 具有理想的短期和中期疗效，有文献报道了 106 例胫骨高位截骨术的病例，5 年和 7 年生存率分别为 97% 和 91%；另一篇文献报道了 111 例患者（134 膝）胫骨高位截骨术 10 年生存率为 79.9%，15 年生存率为 65.5%，18 年生存率 54.1%。HTO 成功的因素主要包括严格选择患者、全面的病史采集和体格检查、精确的术前计划及熟练的手术技术。

关节镜、胫骨高位截骨术、单髁关节置换术均是治疗膝关节内侧间室骨关节炎的方法，适应证也有所交叉。膝骨关节炎患者是否适合接受 HTO 治疗，应考虑以下因素。

1. 是否存在内翻畸形，畸形的部位和严重程度　截骨术的目的是矫正畸形，通过矫正畸形改变关节内受力。多数膝内翻畸形患者，骨性畸形来源于胫骨近端，更适合行 HTO。如果患者内翻畸形来自股骨，应行股骨截骨术。研究指出胫骨近端的内翻角度与 HTO 的术后满意度高度相关，是 HTO 适应证的重要指标。由于临床上胫骨近端内侧角（medial proximal tibial angle，MPTA）较易测量，因此，目前普遍把 MPTA<85°作为 HTO 的适应证。

2. 骨关节炎所处阶段　既往研究发现，软骨磨损程度不影响截骨的术后效果。但软骨下骨严重磨损、胫骨呈塔尖样改变的患者，HTO 的效果会受限。

3. 患者的年龄和活跃程度需求　理论上患者越年轻，越应该保护自然关节，对因治疗就越有意义。而且年龄与患者的活跃程度、劳动需求和骨质条件等因素密切相关。有些年轻患者在骨骺闭合之后就可以接受截骨治疗，矫正下肢畸形，提高运动能力，降低损伤和磨损的风险，预防骨关节炎过早发生。40~50 岁的患者，运动非常活跃，人工关节在年轻患者使用中磨损快，长期生存率低，应尽量选择非置换的截骨术。早期认为年龄 >65 岁患者的软骨退变是影响临床医师选择 HTO 的一个重要因素，Holden 和 Odenbring 等学者的研究指出年龄 <50 岁行 HTO 效果明显好于高年龄组。Trieb 等指出年龄 >65 岁行 HTO 失败率明显高于低年龄组。2005 年国际关节镜、膝关节外科和骨科运动医学会（International Society of Arthroscopy，Knee Surgery and Orthopaedic Sports Medicine，ISAKOS）将 40~60 岁定义为 HTO 的最佳年龄。然而随着 HTO 技术的改良、固定器械的改进，越来越多的研究证实年龄并不是影响 HTO 效果的因素。Kenichi Goshimane 等随访不同年龄段患者行 HTO 的临床效果，得出年龄并不影响 HTO 术后效果，目前这一观点越来越被学者们接受。因此高龄并不是 HTO 的禁忌证。

4. 体重、性别、骨质情况、关节活动度等其他因素　超重的患者有较高的患膝骨关节炎的风险。相比正常体重的人，体重指数（body mass index，BMI）>30kg/m^2，膝骨关节炎的患病率超过 4 倍。超重产生的关节慢性超负荷会导致进行性退化，退化关节的持续超负荷会加重骨关节炎的症状。超重是 HTO 术后临床效果差的危险因素，但不是 HTO 的禁忌证。老年男性患者相较于女性运动需求更高，骨质条件更好，骨质疏松少见，更倾向于选择保留自然关节的截骨术。膝关节的活动范围，在一定程度上反映了膝关节的整体状态。单纯由疼痛导致的活动受限，在麻醉状态下可自行恢复，对 HTO 术后的活动度影响不大。但如果膝关节存在固定的屈曲畸形，通常需要在截骨术前行关节镜下关节内的骨赘清理，或在截骨时，有意减小胫骨平台的后倾，以达到膝关节伸直的目的，通常，当膝关节的固定屈曲畸形超过 10°时，不建议进行 HTO。

（一）胫骨高位截骨术的适应证和禁忌证

1. 适应证　基于相关文献和临床经验，笔者推荐的 HTO 的适应证包括以下几种。

（1）膝关节活动度基本正常。

（2）屈曲畸形 <10°。

（3）胫骨内翻畸形 >5°。

（4）MPTA<85°。

的精确度,有助于避免矫正过度或不足(图 2-1-2)。

四、胫骨结节下行截骨术

内侧胫骨结节下行截骨术与胫骨结节上行截骨术同属于内侧开放胫骨高位截骨术,两者的适应证和禁忌证相似。若所需的矫正角度超过 20°,可能需要胫骨结节下行截骨术。Gaasbeek 等于 2003 年提出了胫骨结节远端截骨术(distal tuberosity osteotomy,DTO),这是一种新的双平面截骨技术。经典的胫骨结节近端截骨术(proximal tuberosity osteotomy,PTO)在水平面完成第一刀截骨后,在胫骨结节后方,平行于胫骨前皮质的冠状面上,行第二刀上行截骨,将胫骨结节留在胫骨远端部分,造成髌骨低位。远端结节截骨术在水平面的截骨方法不变,只是第二刀截骨选在胫骨结节后方 1cm,平行于胫骨前皮质的冠状面,以下行朝向胫骨远端前皮质的方法完成,从而将胫骨结节保留在胫骨近端部分,防止了髌骨低位及随之发生的髌股关节病变。但这种下行的截骨产生的平面更大,涉及大量骨皮质,使胫骨结节远端缺乏支撑,并受髌韧带牵拉,可导致局部愈合延缓和结节撕脱骨折,因此,从结节到胫骨需要双皮质螺钉进行固定。

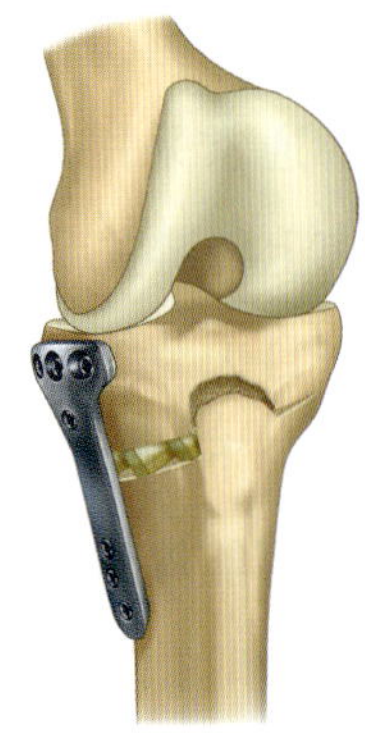

图 2-1-2　内侧开放胫骨高位截骨术示意

此手术的优点是保持了髌骨的高度、允许胫骨结节向前平移、减小了髌股关节的压力,即使截骨角度大时也不会增加关节面的倾斜。理论上,胫骨结节下行截骨的力线矫正角度是不受限的。此外,该术式在矫正力线的同时增加了内侧副韧带的张力,且保持胫骨结节与关节面之间的相对关系不变。其主要缺点是一部分患者初始固定较为困难,由于开放角度过大,骨不愈合、皮肤张力大及感染风险相对升高。Chiang 等认为胫骨结节下行截骨术虽然可以避免髌骨低位,但会增加将来 TKA 翻修术的术中困难及术后感染率(图 2-1-3)。

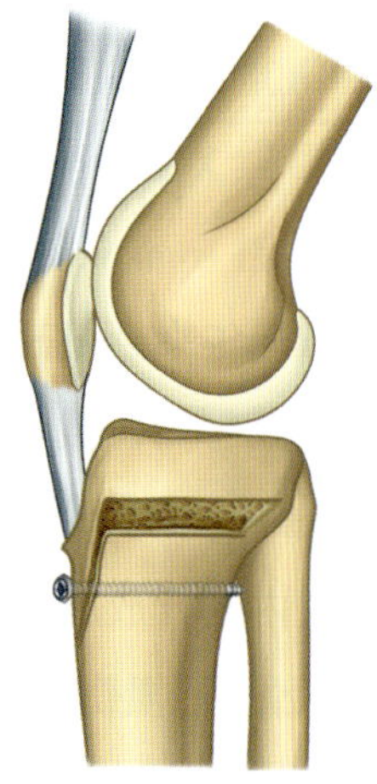

图 2-1-3　胫骨结节下行截骨术示意

五、新技术在胫骨高位截骨术中的应用

(一)计算机导航辅助技术在胫骨高位截骨术中的应用

通过在股骨和胫骨安装导航追踪器,计算机辅助外科技术可以帮助术者在手术的每个步骤监测下肢力线变化(髋-膝-踝角),从而使手术更加准确。计算机导航可以有效减少术中透视次数,缩短患者和医护人员的术中放射线暴露时间。导航系统可以实时监测膝关节内外翻角度和屈伸膝关节角度,具有较高的准确性和可信度。但目前导航系统并不能直接测量胫骨平台的后倾角度,而是根据术中在膝关节完全伸直或最大过伸位置测量膝关节伸直角度,与术前过伸角度比较,这种估计存在误差较大,因此还需要进行术中透视评估。

(二)三维打印技术在胫骨高位截骨术中的应用

临床医师通常依据 X 线、CT、MRI 等影像信息和手术经验进行手术方案的制订,但由于解剖部位的复杂性,图像数据缺乏三维立体感,容易造成术中截骨量过多、胫骨平台后倾角改变、矫正不足或过度等情况的发生。通过三维打印技术创建个性化截骨或通过自身解剖模型实现术前规划,是目前三维打印技术在 HTO 手术方案制订中最主要的应用方式。利用此模型,一方面可以模拟患者术后髋膝踝角(hip-knee-ankle angle,HKA)情况,确定截骨位置、大小、角度等,制订精确、个性化截骨方案,为之后的术中精准截骨奠定基础;另一方面可以将术后实际效果与术前规划的理想力线进行比较,评估手术效果;同时,术者还能在三维模型上进行模拟截骨,提高手术操作熟练度和准确性。除此之外,可基于截骨模型向患者解释病情,交代手术过程及术中存在的风险。

三维打印技术可以实现个性化手术方案及术中应用个体化截骨导板做到精准截骨,在实现 HTO 的个体化、精准化治疗中具有重要作用。个体化截骨导向器(patient-specific instrumentation,PSI)通常是以术前下肢 CT 数据为基础,通过三维打印技术制作与患者日标骨靶向区域紧密结合、进行定位引导截骨的辅助器具。它不仅提高了操作的准确性,缩短了手术时间,同时实现了个体化截骨。Jones 等应用三维打印技术,将尼龙材料构成的个体化截骨板固定在内、外踝和腓骨头处辅助原始定位,缩小胫骨近端截骨器占用面积,达到标准微创皮肤切口。Chaouche 等通过对 100 例内侧间室膝骨关节炎患者进行个体化截骨板辅助下的内侧开放 HTO,比较了 HKA、MPTA、PTA 术前所需矫正角度与术后 CT 测量的实际矫正值的差值,结果显示三者差值均在 1°以内,认为手术具有较高的精确度。Fucentese 等以聚酰胺为原料,应用三维打印技术制作了 23 例患者胫骨三维模型及 PSI,术后平均 HKA 矫正精度可达 0.8°±1.5°平均胫骨平台后倾角变化为 1.7°±2.2°,认为个体化截骨板辅助下的 HTO 可以精准矫正 HKA,同时保持术前的胫骨平台后倾角。

三维打印技术为需要进行 HTO 翻修手术的患者提供了新的选择。Jones 等对 4 例患者进行翻修手术,通过创建虚拟的三维下肢模型,在空间坐标系中模拟反转楔形截骨,利用新型材料进行三维打印制作个体化截骨导板,术中配合单髁置换确认截骨角度并进行矫正,术后患者 MPTA、HKA 均得到有效改善,且无并发症发生,这是首例截骨术联合单髁置换术治疗翻修 HTO 的报道。

六、总结

笔者提倡关节镜联合 HTO:HTO 通过矫正对线不良,将下肢力学轴线转移到中央或外侧,而增加外侧间室的负荷,因此外侧间室要求没有明显的关节软骨退变。关节镜可评价关节内病变的程度,尤其是外侧间室关节软骨退变情况,作为 HTO 手术适应证的评价标准具有重要的临床意义。膝骨关节炎的患者其病变关节存在不同程度的关节软骨退变或软骨瓣剥脱、半月板损伤、滑膜炎,应用关节镜可取出关节游离体,清除关节内的致痛因子,清除明显有炎症反应或增厚的滑膜,修整切除或缝合损伤、病变的半月板,软骨下硬化骨钻孔,促进软骨再生。许多学者应用关节镜联合截骨术都取得了满意的疗效。

HTO 是一个保留原有膝关节功能理念的手术，相对于关节置换具有固有的优势。并且文献证实 HTO 可以实现在保留原有关节结构的基础上不影响进一步的膝关节置换。临床上应根据患者膝骨关节炎发展的不同阶段、畸形程度、年龄和功能需求等多方面因素应用不同的手术方式，从而实现为患者行个体化手术、真正做到“精准医疗”的目的。随着数字骨科技术的发展及医工结合的深入，计算机辅助设计及个体化导板和内置物的应用，使 HTO 更加微创、简便及精准。

（牛映祯）

参考文献

[1] CANTIN O, MAGNUSSEN R A, CORBI F, et al. The role of high tibial osteotomy in the treatment of knee laxity: a comprehensive review [J]. Knee Surg Sports Traumatol Arthrosc, 2015, 23(10): 3026-3037.

[2] VAN WULFFTEN PALTHE A F Y, CLEMENT N D, TEMMERMAN O P P, et al. Survival and functional outcome of high tibial osteotomy for medial knee osteoarthritis: a 10-20-year cohort study [J]. Eur J Orthop Surg Traumatol, 2018, 28(7): 1381-1389.

[3] KHOSHBIN A, SHETH U, OGILVIE-HARRIS D, et al. The effect of patient, provider and surgical factors on survivorship of high tibial osteotomy to total knee arthroplasty: a population-based study [J]. Knee Surg Sports Traumatol Arthrosc, 2017, 25(3): 887-894.

[4] HINTERWIMMER S. Positive and negative predictors of long-term results after an osteotomy around the knee joint [J]. Orthopade, 2017, 46(7): 563-568.

[5] BONASIA D E, DETTONI F, SITO G, et al. Medial opening wedge high tibial osteotomy for medial compartment overload arthritis in the varus knee: prognostic factors [J]. Am J Sports Med, 2014, 42(3): 690-698.

[6] LEE S H, LEE O S, TEO S H, et al. Change in gait after high tibial osteotomy: a systematic review and meta-analysis [J]. Gait Posture, 2017, 57: 57-68.

[7] PHILLIPS C L, SILVER D A, SCHRANZ P J, et al. The measurement of patellar height: a review of the methods of imaging [J]. J Bone Joint Surg Br, 2010, 92(8): 1045-1053.

[8] DUGDALE T W, NOYES F R, STYER D. Preoperative planning for high tibial osteotomy. The effect of lateral tibiofemoral separation and tibiofemoral length [J]. Clin Orthop Relat Res, 1992(274): 248-264.

[9] HANTES M E, NATSARIDIS P, KOUTALOS A A, et al. Satisfactory functional and radiological outcomes can be expected in young patients under 45 years old after open wedge high tibial osteotomy in a long-term follow-up [J]. Knee Surg Sports Traumatol Arthrosc, 2018, 26(11): 3199-3205.

[10] JUNG W H, TAKEUCHI R, CHUN C W, et al. Second-look arthroscopic assessment of cartilage regen-eration after medial opening-wedge high tibial osteotomy [J]. Ar throscopy, 2014, 30(1): 72-79.

[11] BASTARD C, MIROUSE G, POTAGE D, et al. Return to sports and quality of life after high tibial osteotomy in patients under 60 years of age [J]. Orthop Traumatol Surg Res, 2017, 103(8): 1189-1191.

[12] HOHLOCH L, KIM S, MEHL J, et al. Customized post-operative alignment improves clinical outcome following medial open-wedge osteotomy [J]. Knee Surg Sports Traumatol Arthrosc, 2018, 26(9): 2766-2773.

[13] LEE O S, AHN S, AHN J H, et al. Effectiveness of concurrent procedures during high tibial osteotomy for medial compartment osteoarthritis: a systematic review and meta-analysis [J]. Arch Orthop Trauma Surg, 2018, 138(2): 227-236.

[14] GOSHIMA K, SAWAGUCHI T, SAKAGOSHI D, et al. Age does not affect the clinical and radiological outcomes after open-wedge high tibial osteotomy [J]. Knee Surg Sports Traumatol Arthrosc, 2017, 25(3): 918-923.

[15] LIU X Y,CHEN Z X,GAO Y C,et al. High tibial osteotomy:review of techniques and biomechanics [J]. J Healthc Eng,2019,2019:8363128.
[16] SANTOSO M B,WU L D. Unicompartmental knee arthroplasty,is it superior to high tibial osteotomy in treating unicompartmental osteoarthritis? A meta-analysis and systemic review [J]. J Orthop Surg Res,2017,12(1):50.
[17] BELSEY J,YASEN S K,JOBSON S,et al. Return to physical activity after high tibial osteotomy or unicompartmental knee arthroplasty:a systematic review and pooling data analysis [J]. Am J Sports Med,2021,49(5):1372-1380.
[18] JÖRGENS M,KEPPLER A M,DEGEN N,et al. Reliability of 3D planning and simulations of medial open wedge high tibial osteotomies [J]. J Orthop Surg(Hong Kong),2022,30(2):10225536221101699.
[19] JONES G G,JAERE M,CLARKE S,et al. 3D printing and high tibial osteotomy [J]. EFORT Open Rev,2018,3(5):254-259.
[20] JEONG S H,SAMUEL L T,ACUÑA A J,et al. Patient-specific high tibial osteotomy for varus malalignment:3D-printed plating technique and review of the literature [J]. Eur J Orthop Surg Traumatol,2022,32(5):845-855.
[21] LAU L C M,CHUI E C S,FAN J C H,et al. Patient-specific instrumentation(PSI) referencing high tibial osteotomy technological transfer and education:protocol for a double-blind,randomised controlled trial(PROTECTED HTO Trial) [J]. BMJ Open,2021,11(2):e041129.
[22] SARAGAGLIA D,CHEDAL-BORNU B,ROUCHY R C,et al. Role of computer-assisted surgery in osteotomies around the knee [J]. Knee Surg Sports Traumatol Arthrosc,2016,24(11):3387-3395.
[23] IORIO R,PAGNOTTELLI M,VADALÀ A,et al. Open-wedge high tibial osteotomy:comparison between manual and computer-assisted techniques [J]. Knee Surg Sports Traumatol Arthrosc,2013,21(1):113-119.
[24] SARDANA V,BURZYNSKI J M,STONE N,et al. Short-term functional outcomes of computer assisted navigated high tibial osteotomy [J]. J Orthop,2019,16(2):166-170.
[25] FUCENTESE S F,MEIER P,JUD L,et al. Accuracy of 3D-planned patient specific instrumentation in high tibial open wedge valgisation osteotomy [J]. J Exp Orthop,2020,7(1):7.

第二节 内侧开放胫骨高位截骨术

一、概述

胫骨高位截骨术(HTO)是一种治疗膝骨关节炎合并内翻畸形的保膝手术方式。HTO 主要通过矫正患者下肢机械轴线异常缓解膝关节内侧疼痛的症状,将力线从磨损的内侧间室转移至相对正常的外侧间室,从而改善膝关节内的生物力学环境,延长膝关节的使用寿命,保留膝关节的正常活动功能并延迟或避免行膝关节置换术。因此,HTO 特别适用于年轻和活动需求较高的患者。然而如果力线矫正不足,内侧间室骨关节炎仍会继续进展;如果矫正过度,会导致外侧间室软骨磨损退变,引起外侧间室骨关节炎,导致手术失败。

HTO 正式出现于 20 世纪 60 年代,于 1958 年首先由 Jackson 报道。直到 1965 年,Coventry 开始倡导并推广,认为 HTO 安全有效,可以缓解膝关节疼痛。但由于早期 HTO 的手术技术不规范,力线控制不精确,加之内固定不牢靠,导致远期疗效并不确切。并且随着膝关节置换术的广泛应用,HTO 逐渐没落。21 世纪以后,随着技术水平的提高、内固定材料的稳定性增强,特别是胫骨高位内侧双平面开放截骨术和锁定钢板固定技术的应用(图 2-2-1),使 HTO 越来越得到骨科医师及患者的青睐,常被用于早中期膝骨关节炎的治疗。同时,个体化截骨导向器和计算机导航技术的应用,引领 HTO 逐渐迈入了精准化、微创化和标准化时代,不仅获得了满意的长期疗效,其适应证也在不断拓展,成为一项成熟的保膝治疗手术。

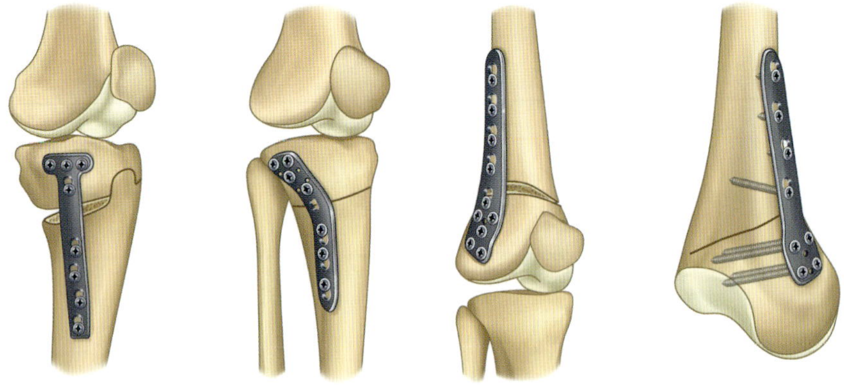

图 2-2-1 锁定钢板固定技术的应用

HTO 有多种手术方式,最常用的有内侧开放胫骨高位截骨术(opening wedge high tibial osteotomy)(图 2-2-2)、外侧闭合胫骨高位截骨术(closing wedge high tibial osteotomy)(图 2-2-3)和穹顶样胫骨高位截骨术(dome-shaped high tibial osteotomy)(图 2-2-4)。内侧开放 HTO 由 Hernigou 提出,其创伤小,无须截断腓骨和松解外侧伸肌群,无损伤腓总神经和下肢短缩的风险,在术中可以灵活调整矫正度数,获得更准确的矫正,也可以保留更多的骨量。因此,内侧开放 HTO 是最常用的 HTO,适用于大部分需要行 HTO 的患者。内侧开放截骨的常规操作方法为胫骨结节上双平面截骨,水平方向截开胫骨并保留 10mm 合页,垂直方向自上而下 110°截开胫骨结节。然后缓慢撑开截骨间隙至适合角度,同时确保合页完整保护胫骨平台。最后采用钢板固定撑开后的胫骨近段,必要时可向截骨间隙中填充骨块促进骨愈合。外侧闭合 HTO 的优点是矫正的程度大、初始稳定性较好、允许立即

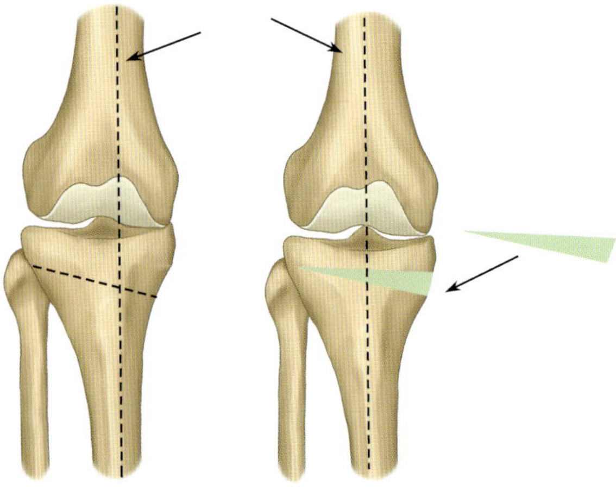

图 2-2-2 内侧开放胫骨高位截骨术示意

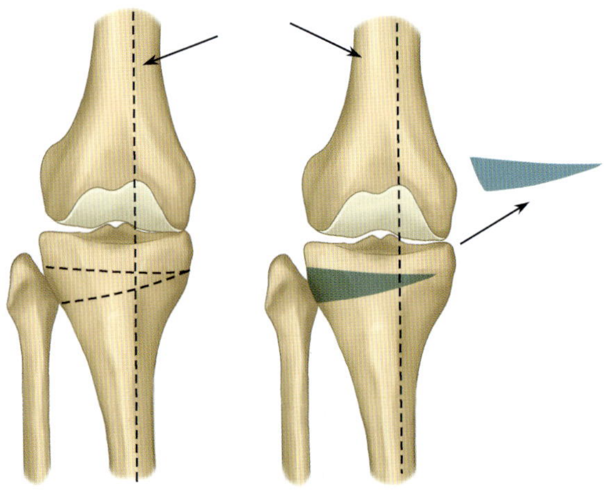

图 2-2-3 外侧闭合胫骨高位截骨术示意

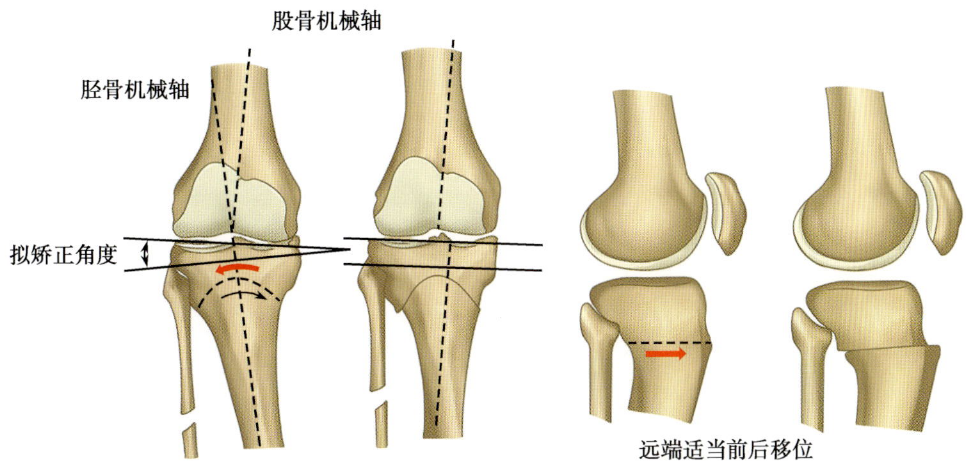

图 2-2-4　穹顶样胫骨高位截骨术示意

承重、较低的畸形愈合率和不愈合率、胫骨平台后倾角增大和髌骨低位的风险较低，但其需要同时进行腓骨截骨或上胫腓关节分离，导致截骨后解剖结构的改变，且发生腓总神经损伤的风险较高。穹顶样 HTO 的优势是平台骨折的发生率较低，可自发收紧内侧副韧带张力，术后可通过辅助石膏固定进一步调整下肢力线，但是其操作难度大，不能矫正扭转，维持正常力线也较为困难。

二、内侧开放胫骨高位截骨术的适应证

HTO 能有效延缓甚至避免患者接受膝关节置换术，特别适用于从事体力劳动，或具有较高运动需求、年龄较小的中老年患者。内侧开放 HTO 是治疗内侧间室骨关节炎的常规术式，预后良好。膝骨关节炎患者是否适合行 HTO，应该考虑以下几方面因素。

（一）骨关节炎分期

HTO 的选择需要考虑软骨磨损程度和骨关节炎进展。如果内侧软骨磨损较轻，仅有半月板损伤或者部分软骨磨损，单纯行关节镜治疗效果欠佳，则 HTO 是最佳的选择，可以获得最好的治疗效果。如果内侧间室骨关节炎较重，软骨磨损较多，HTO 缓解疼痛的能力有限，可能达不到患者的预期疗效。此外，在有软骨下骨严重磨损或“宝塔形”胫骨平台的情况下，HTO 很难达到预期矫正，属于手术禁忌证。“宝塔形”胫骨平台指的是内侧间室严重骨缺损导致内侧间室存在斜坡，形如“宝塔尖”（图 2-2-5），这类患者适合采用膝关节置换术治疗。外侧半月板损伤和外侧间室严重骨关节炎的患者也是 HTO 的禁忌证。冠状位应力位 X 线片对于指导患者的选择有重要意义，内外翻应力下如果内侧关节间隙消失（内侧关节软骨全层磨损）、外侧间室间隙明显狭窄，均不适合行 HTO（图 2-2-6）。

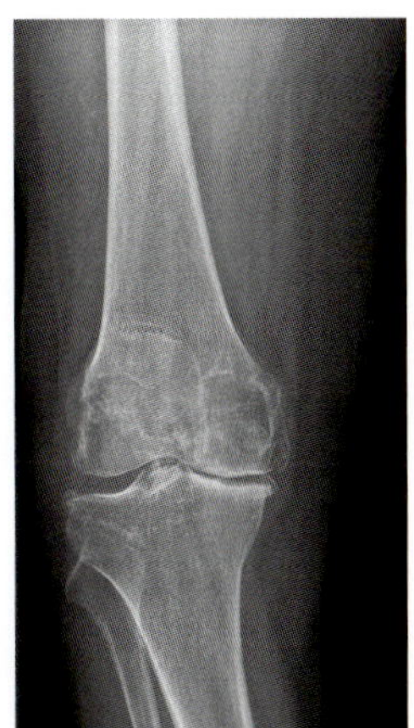

图 2-2-5　“宝塔形”胫骨平台 X 线表现

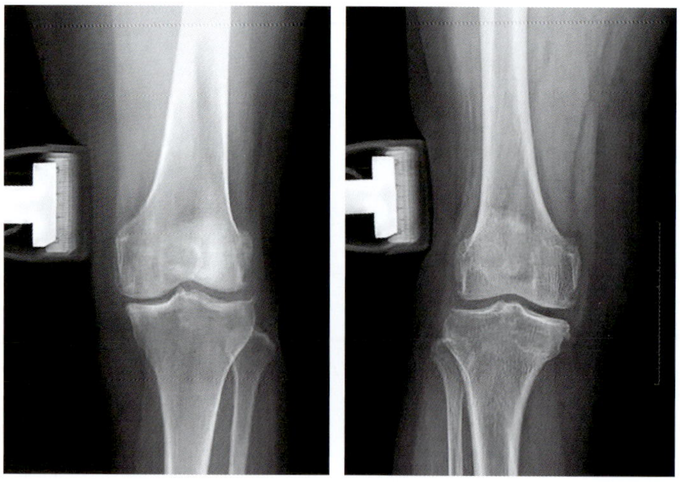

图 2-2-6 冠状位应力位 X 线片

(二)内翻畸形的部位和程度

下肢力线内翻畸形主要来源于两个方面。①关节外畸形:占大部分,来源于胫骨近端(即干骺端内翻的骨性畸形)(图 2-2-7)或股骨远端;②关节内畸形:内侧关节面磨损或半月板切除导致内侧间室狭窄,从而导致内翻畸形(图 2-2-8)。内翻畸形的来源对于选择 HTO 或关节置换术意义重大。大部分膝内翻的患者,骨性畸形来源于胫骨近端,更适合行 HTO 治疗。而当关节内畸形为主要畸形来源时,关节置换术是更合适的选择。如果患者的内翻畸形来自股骨,应行股骨截骨术。由

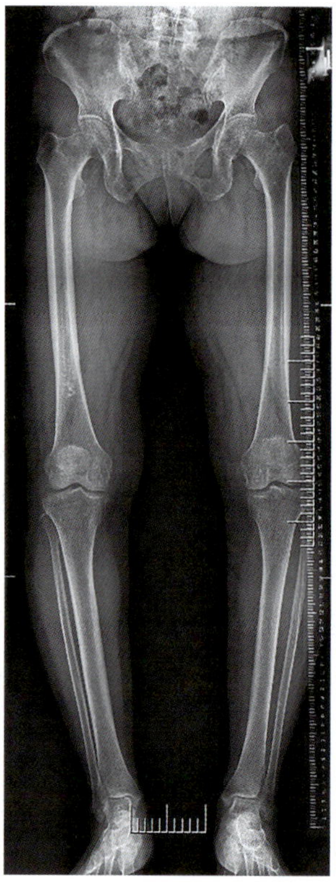

图 2-2-7 关节外畸形 X 线表现

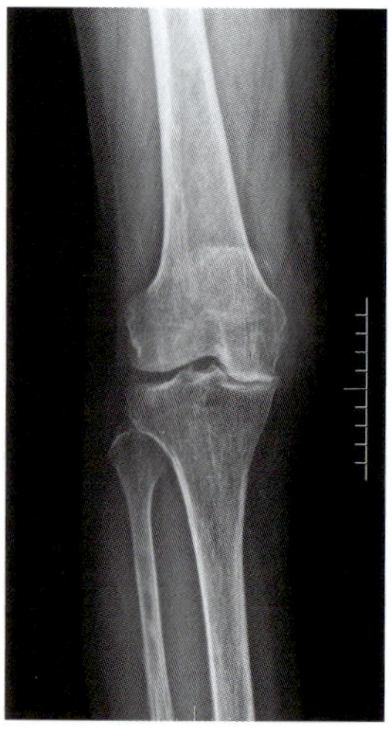

图 2-2-8 关节内畸形 X 线表现

于 MPTA 在常规 X 线片上更容易测得，临床上一般认为 MPTA<85°是 HTO 的适应证（图 2-2-9）。但是在骨关节炎进展导致内侧关节线不清晰时，不容易准确测量 MPTA，此时使用胫骨近端内翻角（tibia bone varus angle，TBVA）更合适。TBVA 来源于胫骨近端干骺端的影像学表现，可以表示胫骨干的轴向（图 2-2-10），测量方法为胫骨骨骺残线中点和胫骨髁间嵴中点的连线与胫骨机械轴之间的夹角。TBVA>5°的患者适合行 HTO，TBVA 与术后满意度高度相关，是衡量 HTO 适应证的重要指标。

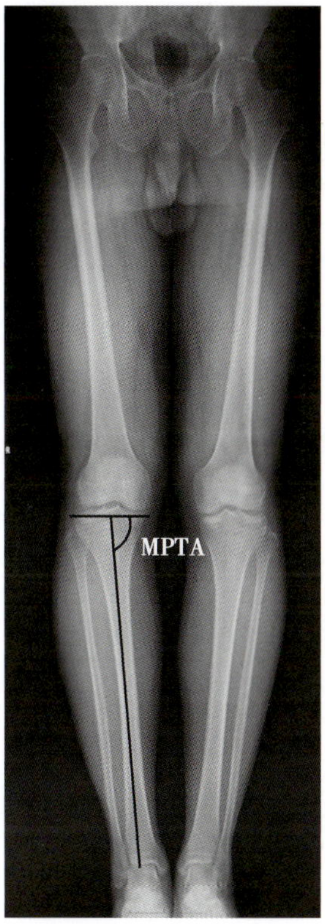

图 2-2-9　胫骨近端内侧角（MPTA）

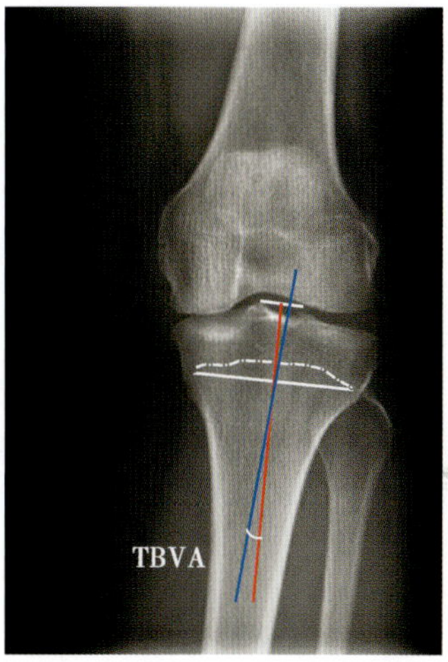

图 2-2-10　胫骨近端内翻角（TBVA）

（三）膝关节韧带情况

1. 前交叉韧带　若前交叉韧带损伤合并膝内翻，患者可能会出现后内侧胫骨平台软骨磨损，内翻畸形恶化，外侧和后外侧韧带结构逐渐松弛，外侧关节张开。未确诊或治疗不当的原发性膝内翻，由于活动时外侧或后外侧结构的负荷增加，会发展为双相或三相内翻，使其病理变得更加复杂。此外，膝内翻畸形患者，在复杂情况下单纯进行前交叉韧带重建，失败的概率显著增加。

膝内翻对前交叉韧带重建的影响包括以下几种。

（1）膝内翻会导致膝关节运动时的瞬时运动中心由连续的圆滑曲线变成跳跃曲线，有可能损伤重建的前交叉韧带。

（2）在膝内翻存在的情况下，内侧骨质的磨损会导致胫骨髁间嵴发生相对于股骨的上移，同时胫骨近端倾斜导致胫骨髁间嵴的顶点向外移位。上述情况会导致胫骨髁间嵴和股骨髁间窝的相对撞击，造成股骨髁间窝骨质增生，增生的骨赘会损伤重建的前交叉韧带。

（3）如果存在后倾角增加，对重建的前交叉韧带持续的牵张和剪切应力会加重前交叉韧带移植物的负荷，甚至导致前交叉韧带重建手术的失败。

（4）膝内翻导致内侧关节面应力持续增加，加速内侧半月板和软骨的磨损，反过来加重内翻畸形，造成上述情况的恶化。因此，力线异常是计划行前交叉韧带重建手术时需要考虑的重要因素。

通过 HTO 纠正膝内翻，降低移植物的负荷，为移植物提供更良好的生物力学环境，有利于增加前交叉韧带重建手术的成功率。Imhoff 等通过尸体研究比较了单纯内翻矫正、单纯后倾矫正及内翻联合后倾矫正时的胫骨前移程度，发现内翻联合后倾矫正可显著减小前交叉韧带重建下的胫骨前移程度以及移植物的张力。Deng 等报道了 1 例 HTO 联合前交叉韧带重建治疗膝内翻合并前交叉韧带断裂，以同时矫正膝内翻和后倾角过大，获得了满意疗效。前后交叉韧带损伤可以通过调整胫骨平台后倾角度进行调整，如在前交叉损伤的情况下可以适度减少后倾。

联合 HTO 和前交叉韧带重建手术的主要适应证是早期内侧骨关节炎，伴有内翻畸形、前交叉韧带撕裂及症状性前后不稳定的患者。联合手术也适用于前交叉韧带重建失败或因胫骨后倾增加需要翻修的患者，或双相或三相膝内翻的病例。对关于 HTO 和前交叉韧带重建同时治疗膝内翻和前交叉韧带损伤的文章进行系统综述，结果显示膝关节前后稳定性恢复满意，内侧骨关节炎的进展得到预防，主观结果得到改善，并且可恢复日常运动。

2. 后交叉韧带 后交叉韧带损伤会对膝关节的生物力学和稳定性有重大影响。膝内翻和后外侧不稳定的患者通常表现为内翻推力步态，即在步态周期中，具有后外侧不稳定的膝关节倾向于随着内收力矩的增大和外展力矩的减小而形成内翻和过伸步态。由于后外侧软组织结构缺陷和功能下降，使其被过度使用，最终导致膝关节内侧间室变窄而外侧间室扩大。此外，一个孤立的慢性后交叉韧带损伤导致胫骨向后平移并围绕股骨向外旋转。胫骨后移的程度取决于后交叉韧带损伤的级别：Ⅰ级（1~<5mm），Ⅱ级（5~<10mm）和Ⅲ级（≥10mm）。慢性后交叉韧带损伤也会对膝关节的骨软骨结构和软组织结构产生不良效应。骨软骨效应是由于膝关节生物力学变化和后交叉韧带机械感受器数量减少导致的膝关节内侧间室的骨关节炎退化。后交叉韧带损伤后，膝关节内侧间室的压力增加了约 30%（从后交叉韧带完好的 338N 增加到后交叉韧带缺失的 445N）。后交叉韧带损伤后在髌股关节也可以发生骨关节炎改变，这是因为压力增加了约 16%（从有后交叉韧带的 398N 增加到无后交叉韧带的 440N）。软组织效应主要发生在前交叉韧带，表现为胶原纤维的数量、直径和密度减少。在文献中，半月板损伤与 16%~28% 的急性后交叉韧带损伤相关，与 36% 的慢性后交叉韧带损伤相关。

因此，若后交叉韧带损伤伴随下肢力线不良，单独行软组织重建术而不矫正下肢力线，通常会因为骨骼畸形产生的过度应力而不能获得满意的手术效果。此外，软组织破坏会导致神经肌肉对关节的控制能力下降，最终会加重下肢力线不良。为了改善膝关节的功能和稳定性，内翻伴慢性后交叉韧带损伤的膝关节，建议进行内侧开放 HTO 以纠正内翻畸形并增加胫骨倾斜度，增加的胫骨倾斜度导致胫骨向前平移。6~8 个月后，如果膝关节仍然不稳定，建议进行软组织重建。总之，冠状面和矢状面畸形的评估对于治疗复杂的膝关节不稳定至关重要，在进行任何类型的软组织手术之前，应在冠状面和矢状面获得正确的下肢力线。

Noyes 将合并后外侧结构损伤的膝内翻分为 3 型，内翻程度逐步增加。①单相膝内翻：股骨胫骨的骨性内翻，包括内侧半月板切除术后发生的内翻和内侧关节软骨的损伤；②双相膝内翻：单相膝内翻 + 后外侧复合体损伤松弛导致的外侧关节间隙张开；③三相膝内翻：当慢性张力持续压迫后外侧韧带结构时，会增加内翻，出现双相膝内翻 + 后外侧结构松弛导致的膝反屈。

单相膝内翻时，HTO 可与交叉韧带重建同时进行，或者二期进行韧带重建。双相膝内翻时，首先进行 HTO，后外侧结构会随着力线改善而挛缩，必要时二期进行交叉韧带和后外侧复合体重建。三相膝内翻时，首先进行 HTO，二期进行交叉韧带和后外侧复合体重建。

3. 内侧副韧带　严重的内侧副韧带损伤是 HTO 的禁忌证，这可能会导致继发性外翻。

4. 外侧副韧带　内翻严重患者部分合并有外侧结构松弛，尤其是有外伤出现外侧结构损伤时，HTO 是基础手术选择。如果不进行力线矫正，韧带损伤修复的结果必然是失败的。临床报告单纯行力线矫正没有行韧带修复的患者也获得了良好的临床效果。HTO 可以同时纠正外摆步态，HTO 使下肢力线外移，内侧间室压力负荷减小，相应的外侧副韧带应力减小，重获内外侧软组织平衡。软组织再平衡既是力线矫正的结果，也是术后保持正确力线和获得远期效果的重要因素。

(四) 髌股关节情况

内侧开放 HTO 可能出现胫骨平台后倾角增加、髌骨高度降低和髌股关节压力增高。髌骨高度降低主要是由于胫骨结节上行截骨后，胫骨结节附着在胫骨远端部分，髌腱张力增加，从而牵拉髌骨向下形成髌骨低位。Amzallag 等研究发现内侧开放 HTO 后髌骨高度平均下降 9%。内侧开放 HTO 术后存在髌骨高度降低的患者高达 80%。此外，楔形间隙可以使胫骨结节向外侧移位，对髌骨产生向外的拉力，使髌骨外侧关节面和滑车之间的压力明显增加。髌骨低位和髌股关节压力增加可能导致正常的髌股生物力学和髌股接触应力改变，加速髌股关节软骨退变，潜在地促进了髌股关节病变的形成，引起膝前痛、髌骨弹响和膝关节活动受限等临床症状，甚至导致髌股关节炎的发生。

髌骨高度的改变与矫正的程度相关，EigoOtakara 等认为内侧开放 HTO 内翻矫正 MPTA>10°时，需要考虑髌股关节退变问题。此外，手术方式的改进可以在一定程度上减轻对髌股关节的影响。其中有代表性的是荷兰的 Gaasbeek 等于 2003 年提出的胫骨结节下行截骨术，将胫骨结节保留在胫骨近端部分，防止了髌骨低位及随之的髌股关节病变的发生(详见本章第三节)。

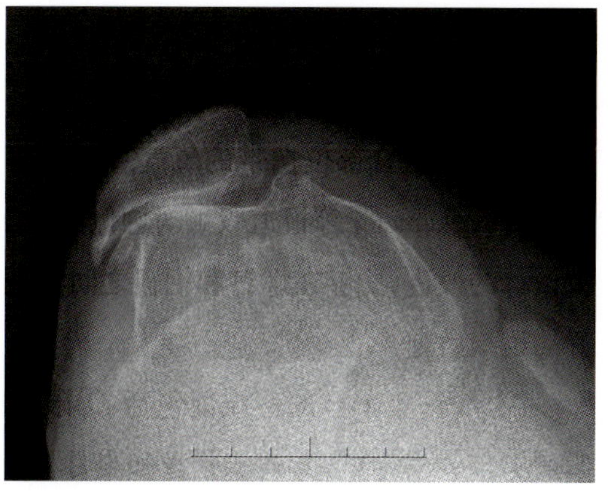

图 2-2-11　通过髌骨轴位 X 线片评估髌股关节情况

轻度髌股关节炎的患者，仍然可行内侧开放 HTO，短期内不会加重髌股关节炎的症状。重度髌股关节炎患者不适合行内侧开放 HTO(图 2-2-11)。Bin 和 Gaasbeek 等建议，髌骨高位时可行内侧开放 HTO 与结节近端截骨术，可能出现髌骨低位时，建议行内侧开放 HTO 与结节远端截骨术；严重的内侧间室骨关节炎并伴有胫骨后倾增加的患者，可行外侧闭合 HTO。

（五）年龄

HTO 理想的患者选择是年轻患者（<60 岁），年龄 65 岁以上的患者应该慎重考虑，但年龄并不是 HTO 的绝对禁忌证。具体内容详见本章第一节 胫骨高位截骨术的类型与选择概述中对患者年龄的考虑。

（六）肥胖

肥胖患者膝关节承受的负荷更大，肥胖也容易导致半月板损伤和软骨磨损。因此，肥胖被认为是不同类型膝关节手术后并发症较多和临床结果较差的主要危险因素之一。肥胖患者全膝关节置换术后的并发症发生率较高，尤其是假体周围感染。肥胖患者单髁置换术后由于其他间室骨关节炎进展或活动衬垫不稳定，单髁置换术的失败率增加了约 5 倍。

由于新一代锁定接骨板的稳定性和耐受性大大提高，肥胖患者行 HTO 内固定失效或者相关并发症发生的风险显著降低。然而，关于体重和 HTO 术后功能结果之间相关性的数据仍然有限。短中期随访的研究显示，超重患者的临床和功能结果较差。Floerkemeier 等报道 BMI>30kg/m^2 对临床结果有负面影响，BMI>30kg/m^2 与牛津膝关节评分显著降低相关。Herbst 等对接受内侧开放 HTO 的患者进行了至少 6 年的随访，结果显示超重患者术后临床和功能结果较差，然而，肥胖患者在 HTO 术后获得了与正常体重患者相同程度的改善，BMI 和术后并发症之间没有显著相关性。因此，考虑肥胖患者较差的术前临床评分，肥胖患者可以受益于内侧开放 HTO。然而，医师有必要在术前对患者进行详细的教育，以便为患者设定符合实际的预期。

（七）关节活动度

术前膝关节能完全伸直是获得良好疗效的重要前提，如果膝关节存在固定的屈曲畸形，需要仔细清理骨赘或者减小平台的后倾以尽量伸直膝关节。内侧开放 HTO 一般能恢复 10°的屈曲挛缩。当膝关节的固定屈曲畸形超过 10°时，不建议行 HTO。在麻醉情况下可以恢复的活动受限，对 HTO 术后活动度影响不大。

（八）其他因素

男性患者由于骨质疏松少见，骨质较好，并且运动需求较高，更适合选择 HTO。重度吸烟的患者 HTO 失败的风险明显升高，应慎重选择 HTO。尼古丁滥用会导致局部血管收缩，手术区域较少的血液供应是一个负面的预后因素。此外，香烟燃烧产生的一氧化碳对血红蛋白有很大的亲和力，从而减少了愈合部位携带的氧气总量。这可能导致术后局部并发症，如伤口不愈合或愈合延迟。然而，Floerkemeier 等报道吸烟对内侧开放 HTO 的术后功能和并发症无不良影响，这可能得益于钢板设计的改进，能够在螺钉和钢板之间实现角度稳定的连接，确保了 HTO 术后的稳定固定，允许良好的组织愈合。

综上所述，HTO 的适应证包括：①限于内侧间室骨关节炎（疼痛位于膝关节内侧），外侧间室和髌股关节相对完好；②外侧软骨和半月板功能正常，韧带存在，无关节不稳定；③膝内翻畸形，主要表现为胫骨干骺端内翻畸形，MPTA<85°；④患侧膝关节没有明显的伸直和屈曲受限，膝关节活动度

正常（至少屈膝 >100°），屈曲挛缩畸形 <10°，胫骨内翻畸形 >5°；⑤BMI 最好 <30kg/m^2；⑥患者 <65 岁（女性 <60 岁）。

HTO 的禁忌证包括：①内侧间室存在严重的软骨损伤，甚至出现软骨下骨缺损等；②骨关节炎累及外侧间室，软骨、软骨下骨出现明显退变，或者合并严重的髌股关节炎；③外侧半月板损伤；④膝关节活动受限，屈伸活动范围 <90°，尤其是屈曲挛缩 >20°；⑤骨关节炎以外的疾病引起的关节破坏；⑥膝关节韧带受损合并关节不稳定；⑦“宝塔形”胫骨平台；⑧年龄≥65 岁；⑨BMI>30kg/m^2；⑩存在全身或者局部炎症；⑪大量吸烟不能戒断。

HTO 和单髁置换术都可以治疗内侧间室骨关节炎，但是原理不同。HTO 通过矫正力线从而减轻内侧间室的负荷，适用于胫骨内翻较大、关节内磨损较小的情况，属于关节外手术。单髁置换术通过膝关节内侧表面置换去除磨损区域，适合于胫骨内翻较小、关节内磨损较重的情况，属于关节内手术，并且要求韧带功能要较好（图 2-2-12）。

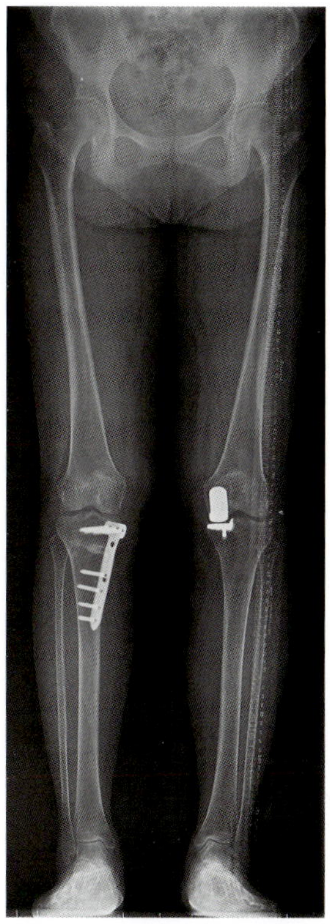

图 2-2-12　胫骨高位截骨术（HTO）与单髁置换术后 X 线片

HTO 和单髁置换术的适应证一直存在争议，两者的选择存在交集。HTO 与单髁置换术手术交叉适应证的标准是：①年龄 55~65 岁；②符合前内侧骨关节炎诊断，前交叉韧带及内侧副韧带功能良好；③骨磨损程度 Kellgren-Lawrence（K-L）：Ⅲ级；④畸形程度：股骨无畸形，TBVA 为 5°~10°。

三、内侧开放胫骨高位截骨术的术前准备

通过术前准备，施以个体化、精准化的手术规划是 HTO 成功的关键。术前规划可以有效避免术中意外情况的发生，从而使患者获得更为良好的手术效果。在导航下进行精准截骨是目前 HTO 发展的新潮流，在计算机辅助技术的帮助下可以部分甚至全部省略术前规划。但是很多地方和医院还不具备相应条件，常规的术前规划仍然很必要。

（一）胫骨高位截骨术目标力线

内侧开放及外侧闭合 HTO 目标力线一致，本部分统一介绍 HTO 目标力线。在生理条件下，下肢机械轴线穿过膝关节正中（胫骨平台中心）或者偏内一点的位置。膝关节本身内外侧负重并不均匀，内侧负重一般可以达到 60%~70%，而 HTO 的目的就是使下肢力线外移，减小内侧负重。目前关于 HTO 目标力线的位置仍存在争议，通过下肢负重力线或者解剖轴都可以进行术前规划。Conventry 根据下肢的解剖轴线，建议术后力线应至少过度矫正为胫股解剖角外翻 8°~10°。Hernigou 根据下肢的机械轴线，推荐术后负重力线应矫正为外翻 3°~6°，矫正后外翻角度 <3°或者 >6°均不能获得良好的临床效果。后续许多学者推荐根据下肢负重位 X 线进行力线矫正的术前规划。Miniaci 建议将力线矫正为胫骨平台外侧的 60%~70%。Dugdale 和 Noyes 也认为参照下肢负重力线结合

胫骨和股骨的长度进行术前规划比局部 X 线片更为准确，推荐将负重力线矫正为胫骨平台外侧的 62%~66%（图 2-2-13）。该点一般对应外侧胫骨棘的外侧斜坡，机械胫股外翻角（mechanical tibiofemoral valgus angle）为 3°~5°。

使用下肢负重力线进行术前规划是基于 Fujisawa 的研究发现。Fujisawa 发现如果 HTO 术后力线通过胫骨外侧平台的 30%~40%，软骨破坏则不再进展，若通过胫骨外侧平台的 62.5%，则为最佳点，此点被定义为 Fujisawa 点（图 2-2-14）。Fujisawa 点是目前较为公认的 HTO 负重力线标准。因此在截骨时，可适当过度矫正，使矫正后的下肢力线与膝关节的交点位于胫骨平台中心或者偏外。首先在下肢负重全长 X 线片中标记出患侧的下肢力线，再根据 Fujisawa 点绘出矫正后的目标下肢力线。在胫骨近端处标记截骨平面和合页位置，转动合页使胫骨远端终点与矫正后的下肢力线重合，即为矫正后的胫骨位置。通过测量矫正前后胫骨撑开高度和角度，即可指导术中截骨操作。但 Fujisawa 点并不是适用于所有患者，仍需以矫正角度作为参考依据。

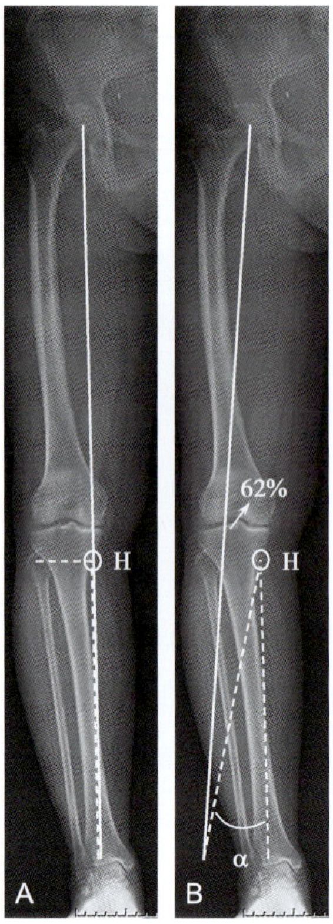

H：截骨位置；α：矫正角度。

图 2-2-13 将下肢负重力线矫正为胫骨平台外侧的 62%~66%

A. 术前力线；B. 目标力线。

近年来，有许多学者提出新的目标力线，但并没有达成一致的意见。Martay 从生物力学的角度使用有限元模型研究了下肢力线位置与胫骨平台接触应力分布的关系，认为将胫骨平台外侧的 55% 作为目标力线可以缓解内侧间室压力，又能避免过度增加外侧间室压力，该点位于胫骨平台外侧髁间棘。但该研究没有考虑动态情况下的应力分布，可行性有待验证。Kuriyama 对比了不同程度的骨关节炎患者，发现中度骨关节炎患者，将力线轻度外翻，负重线比例达到胫骨平台外侧的 60.0% 就可以显著缓解疼痛。而重度骨关节炎患者，更大程度的力线外翻，负重线比例达到胫骨平台外侧的 62.5% 才能消除疼痛。

总之，Fujisawa 点仍然是 HTO 的力线标准，但力线调整也需要参考软骨磨损程度进行个体化调整，既不能残留内翻，又要避免矫枉过正。

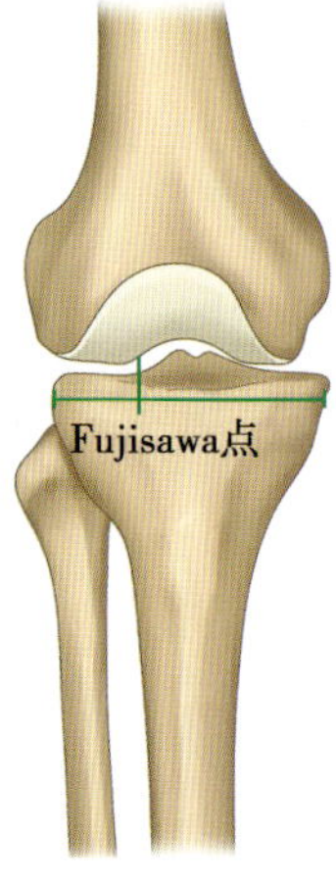

图 2-2-14 Fujisawa 点示意

（二）患者准备

内侧开放 HTO 术前需要制订详尽的术前规划，同时向患者解释任何可能的手术和术后并发症。术前应当告知患者常规的手术风险，如术中血管和神经损伤、下肢深静脉血栓、伤口愈合不良及术后感染等。术后患侧下肢肿胀较为常见，一般是由静脉回流受阻导致淋巴水肿引起的，多可自行缓解。与内侧开放 HTO 相关的手术并发症也应该向患者详细阐明，包括截骨面延迟愈合等。在截骨间隙宽度超过 13mm 的患者，需要进行自体髂骨取出和植入以保证截骨部位的早期负重和愈合。术后也可能出现患侧下肢比对侧稍有延长。此外，内侧开放 HTO 可对髌股关节产生不良影响，导致髌骨低位和髌股软骨退变。胫骨结节上方的楔形开口会将胫骨结节拉向远侧，从而向远端牵拉髌骨，导致髌骨位置降低。由于截骨位置紧邻髌腱，内侧开放 HTO 可能导致髌腱瘢痕挛缩，也会牵拉髌骨导致髌骨高度下降。髌骨低位会导致膝关节活动范围减小、力臂变短、伸膝滞后，严重时会引起膝前痛，甚至髌腱或股四头肌腱断裂。

（三）术前评估

患者术前应进行相应的体格检查，包括膝关节活动度的评估、膝关节稳定性（韧带功能）的评估，以及局部皮肤等软组织情况的评估。

影像学检查要求患者拍摄 X 线片，包括膝关节正侧位、髌骨轴位及双下肢负重前后位（图 2-2-15）。为了更好地评估患侧膝关节软组织（包括半月板和软骨）情况，特别是评估外侧间室的退变程度，膝关节 MRI 检查也是术前准备中重要的一部分。

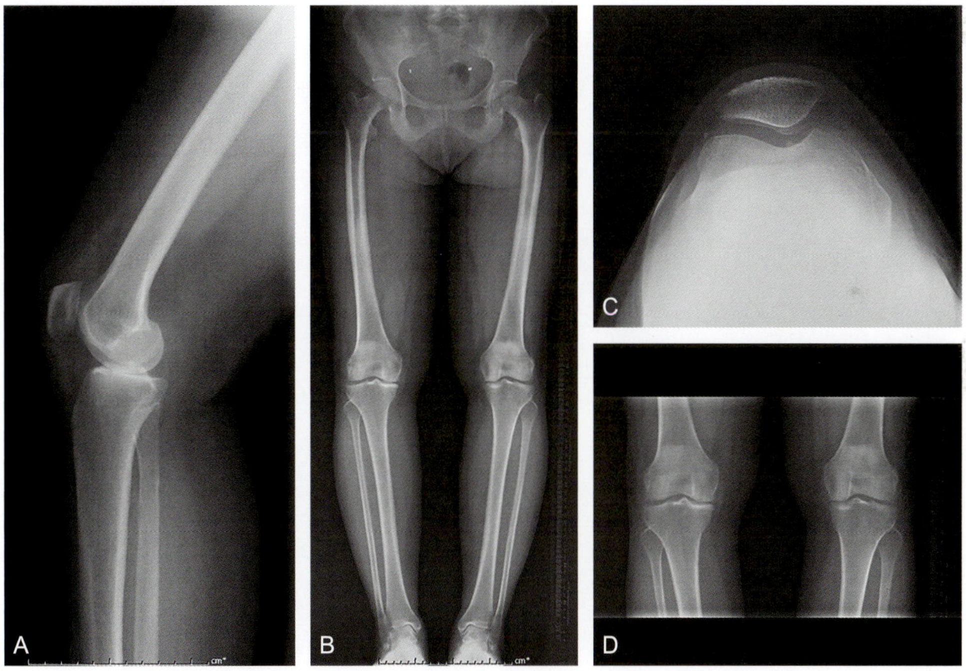

图 2-2-15　内侧开放胫骨高位截骨术术前 X 线片
A. 膝关节侧位 X 线片；B. 双下肢全长 X 线片；C. 髌骨轴位 X 线片；D. 膝关节正位 X 线片。

在进行内侧开放 HTO 前，需要常规进行膝关节镜下诊治，关节镜下探查外侧间隙以保证外侧半月板和软骨完整，同时处理一些已经发现的膝关节内侧间室的软组织损伤，包括对撕裂内侧半月板的部分切除或缝合修复，将部分剥脱的软骨进行修整，以及对软骨剥脱较严重、部分软骨下骨裸露的区域进行微骨折术处理等。

（四）影像学规划

内侧开放 HTO 术前应拍摄双下肢全长前后位片、患侧膝关节正侧位片及髌骨轴位片。其中，标准的双下肢全长站立前后位 X 线片是判断畸形来源及计算矫正角度的基础和关键。拍摄时双下肢处于负重状态并完全伸直，保持中立位，髌骨位于股骨髁正中，正对前方。膝关节处于正常旋转体位，内旋或外旋会加重内翻或外翻。如果摄片条件有限，不能同时包括髋关节和踝关节中心，则应尽可能多地包含胫骨近端和股骨远端的部分，以便于更准确地测量下肢力线。

首先需要充分了解畸形的部分，畸形是来源于胫骨、股骨、关节内或是复杂的混合畸形。HTO 要求患者下肢力线存在内翻畸形，畸形位置位于胫骨近端，表现为 MPTA<85°。股骨、胫骨均存在畸形的患者，可考虑进行股骨胫骨双水平截骨术进行校正。股骨远端外侧角 >88° 代表股骨远端畸形导致的膝内翻。关节内畸形，关节线会聚角（joint line conergenceangle，JLCA）>2° 需考虑关节内磨损或韧带松弛的影响。但应该注意的是，并不能单纯通过下肢力线的内翻角度确定胫骨近端的矫正程度，这样可能导致截骨后患者出现内翻矫正不够或矫正过度形成外翻畸形，影响术后效果。内侧开放 HTO 的术前规划应该遵循“以下肢力线为基础，同时关注股骨畸形情况，根据胫骨近端畸形情况进行术前设计”的原则。部分患者膝内翻还与外侧软组织和韧带松弛导致的外侧关节间隙张开有关，应当分别拍摄股骨和胫骨的 X 线片，在 Rosenberg 位 X 线片（Rosenberg 位即髁间窝位，投照时患者处于负重位，屈膝 45°，由后向前位拍摄。Rosenberg 位 X 线片比传统的前后位 X 线片评估关节间隙狭窄程度具有更高的灵敏度和特异度）上测量健侧和患侧外侧关节张开的程度评估软组织松弛的程度，可以在确定截骨角度时补偿 JLCA 过大导致的膝内翻，避免矫正过度（图 2-2-16）。

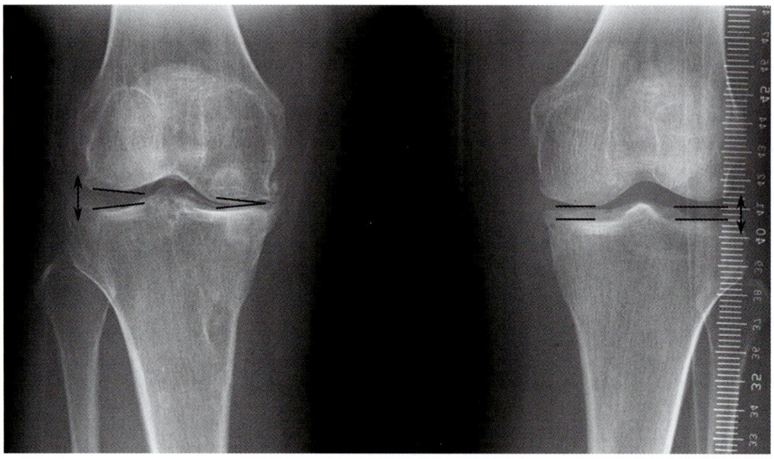

图 2-2-16 在 Rosenberg 位 X 线片上测量关节张开的程度评估软组织松弛程度

截骨的术前规划包括冠状位规划和矢状位规划 2 个方面，其中冠状位规划是重点，对于下肢力线的影响更大，而矢状位规划对于患者术后的功能恢复更为重要。

1. 冠状位的术前规划 以下 3 种方法可用于内侧开放 HTO 的冠状位术前规划，这 3 种方法都可以获得同样的矫正角度。

（1）Miniaci 测量方法：Miniaci 推荐使用在双下肢全长负重 X 线片上测量的下肢负重力线来确定冠状位的矫正程度。自股骨头中心经过胫骨平台宽度 60%~70% 的位置到踝关节的连线代表内侧开放 HTO 规划的理想下肢负重力线。以截骨铰链点作为圆心，截骨铰链点和踝关节中点的距离作为半径，从踝关节中心做一条弧线与理想下肢负重力线相交。连接该交点和铰链点的连线与铰链点和踝关节中点的连线形成的角度即为规划的冠状位的矫正角度。截骨铰链点位于外侧近端干骺端，上胫腓关节近端的边缘，外侧胫骨平台软骨下骨下方 15mm 的平面。使用该截骨铰链点作为三角形的顶点，内侧皮质张开的部分作为三角形的底部（图 2-2-17）。

（2）Dugdale 和 Noyes 测量方法：Dugdale 和 Noyes 同样推荐使用下肢负重力线来进行冠状位的术前规划。他们提出了两种测量方法。第一种方法是将股骨头中心到胫骨平台外侧 62.5% 的位置的连线与胫距关节中心到胫骨平台外侧 62.5% 位置的连线的夹角定义为规划的矫正角度。第二种方法中，连接股骨头中心到胫骨平台外侧 62.5% 的位置，在截骨位置切下 X 线片后，旋转胫骨远端部分使下肢负重力线通过 62.5% 的位置。矫正角度与内侧开放 HTO 内侧的撑开部分相对应（图 2-2-18）。

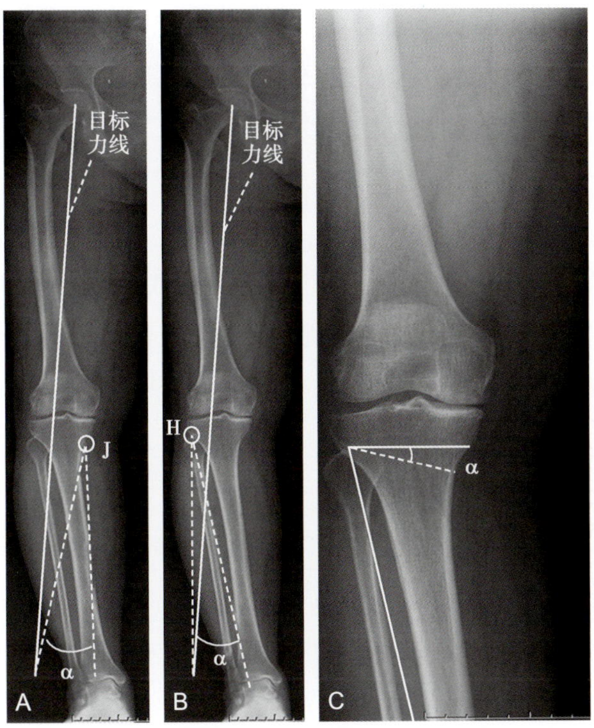

J：截骨位置；H：合页点；α：矫正角度。

图 2-2-17　Miniaci 测量方法

A. 闭合截骨的术前测量；B、C. 开放截骨的术前测量。

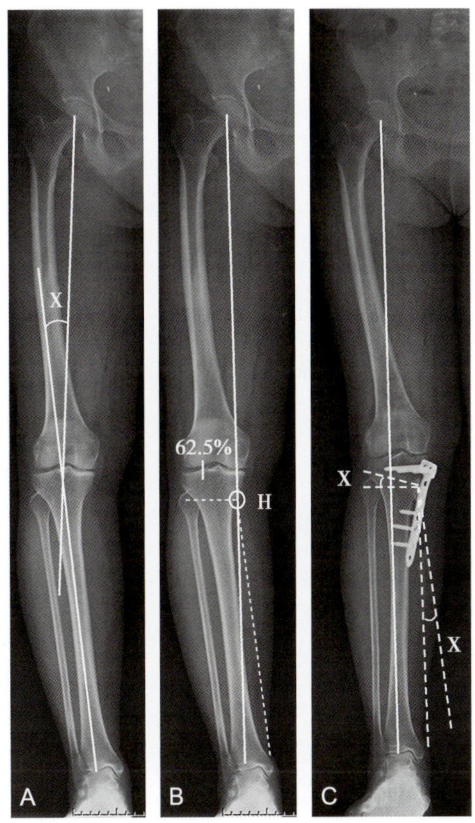

X：矫正角度；H：截骨位置。

图 2-2-18　用 Noyes 测量方法

A. 术前 X 线评估下肢力线情况；B. 基于 Noyes 测量方法，使负重线穿过 62.5% 的位置；C. 术后 X 线评估负重线穿过 62.5% 的位置。

2. 矢状位的术前规划 内侧开放 HTO 的截骨面是一个立体结构，存在前后 2 个截骨间隙，一般情况下要求保持前间隙为后间隙的 2/3，此时可维持正常的胫骨平台后倾（图 2-2-19）。胫骨平台后倾的生理范围尚没有达成共识，文献报道一般在 10°左右。但是真实的后倾角还受到软骨和半月板等因素的影响，因此要小于骨性平台后倾角。

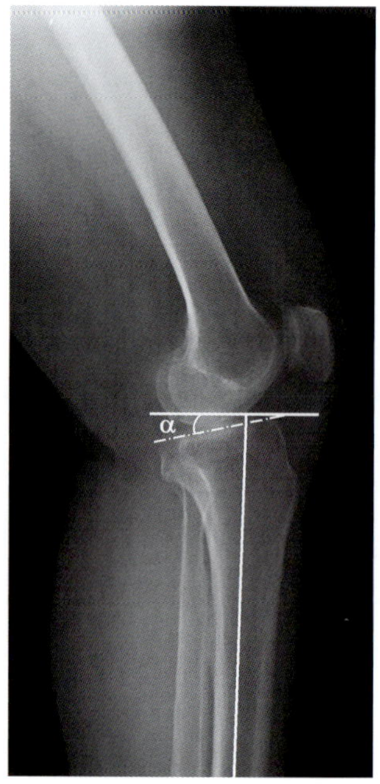

α：胫骨平台后倾角。

图 2-2-19 胫骨平台后倾 X 线表现

交叉韧带部分损伤的患者，必须要考虑矢状面的后倾畸形。在前交叉韧带部分损伤的患者中，减小后倾会减少前后方向的关节面接触应力，从而减轻胫骨向前半脱位的程度。后交叉韧带损伤的患者，增加后倾会增加前后方向的接触应力，从而减轻胫骨向后半脱位的程度。因此，如果患者存在前交叉韧带部分损伤或者功能不全的情况，术中应将患者的胫骨平台后倾角调小；反之，如果患者的后交叉韧带功能较差，应增加胫骨平台后倾角。如果术前发现患者后倾角偏大，超过 8°~10°，患者多为膝关节前外侧旋转不稳定（前向不稳定），常见于前交叉韧带部分损伤的患者，此类患者多有伸直受限，可适当减少胫骨平台后倾角至 5°左右，术中张开间隙后方明显大于前方，如此固定后可减轻前方受力，缓解伸直受限。同理，后交叉韧带功能缺损导致后向不稳定的患者，需在术中适当增加后倾角度至 12°左右，要求前方撑开间隙大于后方，可缓解患膝过伸的症状。

3. 楔形的大小 内侧开放 HTO 中张开的楔形大小会影响矫正的程度。一般情况下，外侧皮质切除的长度等于截骨水平面的真实胫骨宽度与切除的楔形角度正切值的乘积。如果截骨线太过于倾斜，这个简单的公式就不再适用，此时需要分别获取股骨和胫骨的 X 线片来进行截骨规划，以免高估或低估内翻畸形的程度。

（五）患者体位

患者麻醉后平卧于手术台上，在手术床上妥善安装支架和足垫以便术中可以屈曲膝关节 90°以及完全伸直膝关节（图 2-2-20）。消毒范围包括整个下肢，如果术前评估中发现患者预设的撑开角度过大，需要进行自体骨松质移植，也应同时对健侧髂骨取骨处进行术前常规消毒铺单准备。术前应常规使用抗生素预防感染，根据患者血压选择适当的止血带压力。C 臂影像机位于健侧以便于术中透视。

（六）器械准备

单皮质截骨钢板，锁定螺钉、拉力螺钉；克氏针；摆锯、合适的锯片（90mm 长宽锯片和 50mm 长窄锯片）；开口骨凿若干（宽度 5mm，10mm，15mm，20mm，25mm）；可调节撑开器；截骨撑开角度尺；楔形间隙测量器；由于需要术中透视，术前应准备好相关影像学检查仪器（图 2-2-21）。

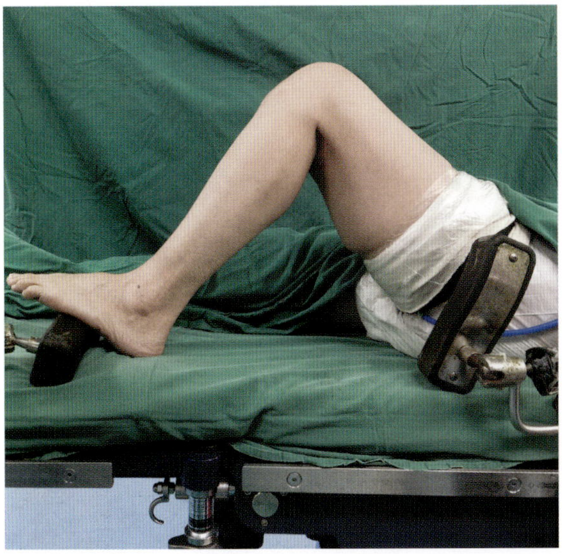

图 2-2-20 内侧开放胫骨高位截骨术患者体位

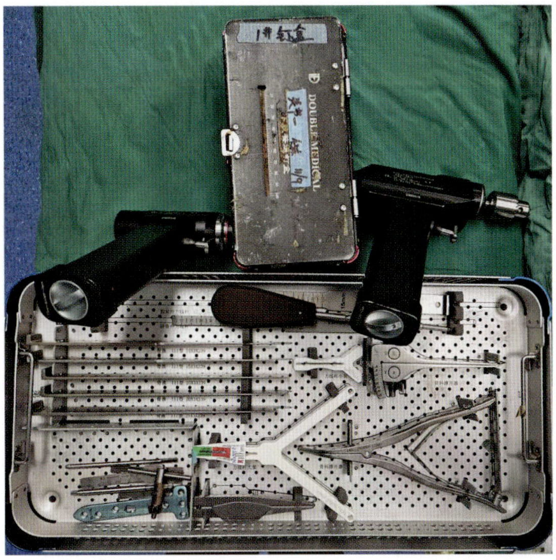

图 2-2-21 内侧开放胫骨高位截骨术器械准备

四、内侧开放胫骨高位截骨术的手术技术

内侧开放 HTO 最初是单平面截骨,2003 年 Lobenhoffer 改进为双平面截骨。双平面截骨有更大的接触面积,其附加的胫骨结节后方冠状面截骨既提供了良好的旋转稳定性,还在前方提供了支撑防止截骨区域出现矢状倾斜,并且更便于调整撑开角度来个体化重塑力线。因其优势明显,应用更广泛,故以双平面截骨为例详细论述手术技术(图 2-2-22)。

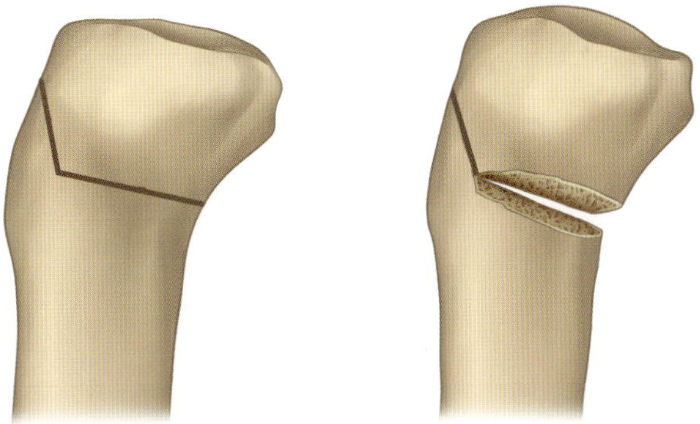

图 2-2-22 内侧开放胫骨高位双平面截骨术示意

(一)内侧开放胫骨高位双平面截骨术

首先对患者进行常规关节镜下诊治,评估内侧和外侧关节间室情况,再次确认患者是否适宜行 HTO。对关节腔内软组织进行处理,清理修整损伤的半月板和软骨,适当进行微骨折化等处理(图 2-2-23)。

屈膝 90°,在皮肤上标记相关的解剖学标志,包括内侧关节线、鹅足近侧缘、内侧副韧带浅层的走行和胫骨结节。皮肤切口平行于胫骨长轴,位于胫骨结节内侧 1cm 处,长 6~8cm,起始于鹅足止点，延伸至胫骨平台后内侧角。切开皮肤时注意保护隐神经髌下支。然后逐层分离皮下组织，见到筋膜层后，在髌腱和内侧副韧带浅层之间切开筋膜，向上延伸至关节线水平，向下至鹅足顶点。此时可见到内侧副韧带浅层前缘、鹅足上缘及髌腱内侧缘。使用骨膜剥离器将内侧副韧带浅层从胫骨上掀起，继续分离至完全显露后内侧角，插入霍夫曼拉钩保护后方软组织（图 2-2-24），使用肌肉拉钩保护鹅足上缘。为了后续安全地进行截骨操作，应该清晰显露髌腱止点。

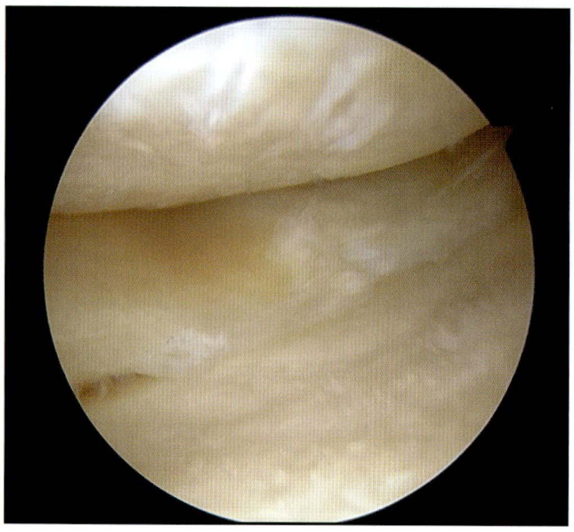

图 2-2-23　在关节镜下评估患者内侧关节间室情况

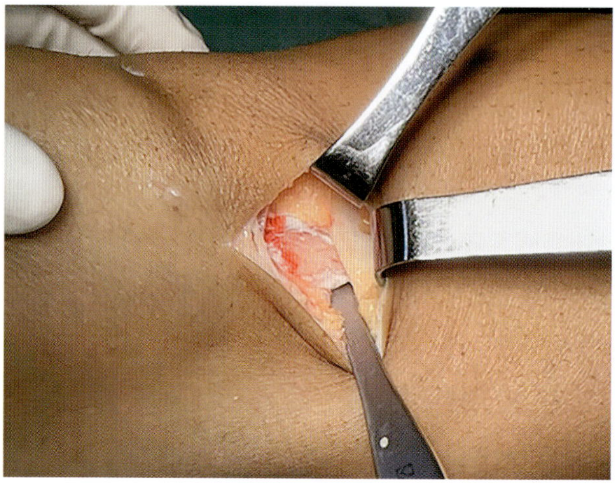

图 2-2-24　掀起内侧副韧带浅层

将患膝伸直，调整膝关节位置，将其固定于标准前后位后进行透视。标准正位应该满足以下条件：在透视下放射线可以垂直照射膝关节，从而看到胫骨平台关节线；髌骨处于中间位置，朝向正前方；腓骨头内侧 1/3 与胫骨近段外侧重叠以保证没有轴向旋转。维持该标准体位，在鹅足腱上缘确定截骨线，以鹅足顶点水平胫骨内侧作为进针点，向胫骨近端外侧平行打入两枚等长克氏针确定截骨平面，克氏针指向上胫腓关节中上 1/3 处（图 2-2-25）。确定截骨平面时，也可以参照无孔区进行确定。应保证截骨线的近端也就是截骨平面和关节线之间的区域应该有足够的空间容纳钢板上横行的 A、B、C 三个螺钉孔和紧挨其下的 D 孔，同时 D 孔的钉道位于截骨平面之上。第一枚克氏针的进针点位于前向和横向截骨线交点后方 0.5cm，在其后方 1.5~2.0cm 的位置平行打入第二枚克氏针。两枚克氏针均止于胫骨外侧皮质，指向上胫腓关节中上 1/3 处。透视确认克氏针位置满意后，即可确定截骨平面。再取一枚同样长度的克氏针垂直顶于内侧皮质，其与前两枚克氏针外露部分的差值，即为胫骨平台的宽度。用胫骨平台宽度减去 1cm 左右即为截骨

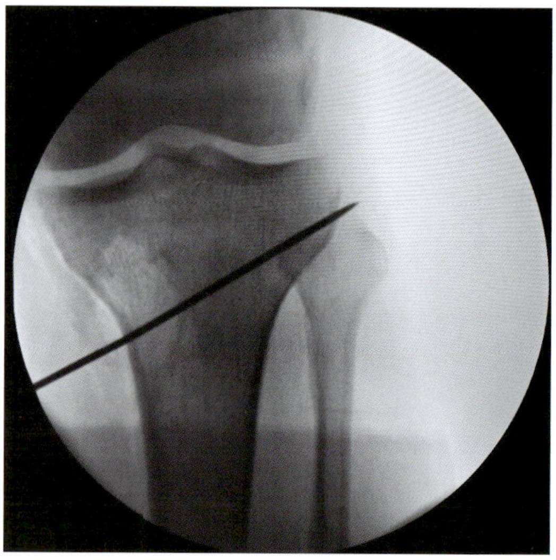

图 2-2-25　术中透视确定截骨线方向

应自鹅足顶点水平胫骨内侧至上胫腓关节中上 1/3 处。

的深度，可在锯片上标记截骨深度（图 2-2-26）。这样在截骨时可以保留 1cm 左右的外侧皮质作为合页，避免全部截断。

再次屈膝 90°，分离髌腱内侧缘和胫骨结节，确定胫骨结节上截骨位置，截骨平面与水平面成 110°夹角，用电刀标记上升截骨线。截骨时可用肌肉拉钩保护髌腱，胫骨结节应自上而下截开至少 15~20mm，远端应到达水平截骨平面。然后使用锯片紧贴两枚克氏针，在克氏针远端进行水平截骨（图 2-2-27）。由于后方皮质很坚硬，截骨时使用霍夫曼拉钩保护后方的血管和神经组织。截骨时应缓慢进行，以很小的压力逐步推入，可使用生理盐水降温避免灼伤周围的软组织。当出现明显的落空感时，表示后方皮质已经被完全截开，此时可更换窄锯片进行水平截骨。继续沿水平截骨平面向近端进行截骨，直到截断结节对侧皮质。开始截骨时建议锯片指向后外侧，避免锯片出现滑动。截开内侧皮质后锯片方向可恢复垂直位置，直到对侧皮质被截开。双平面截骨完成后，当撑开截骨间隙时，两个截骨平面与前方骨组织（胫骨结节）仍然保持贴合，从而保证术后矢状面有更好的生物力学稳定性。

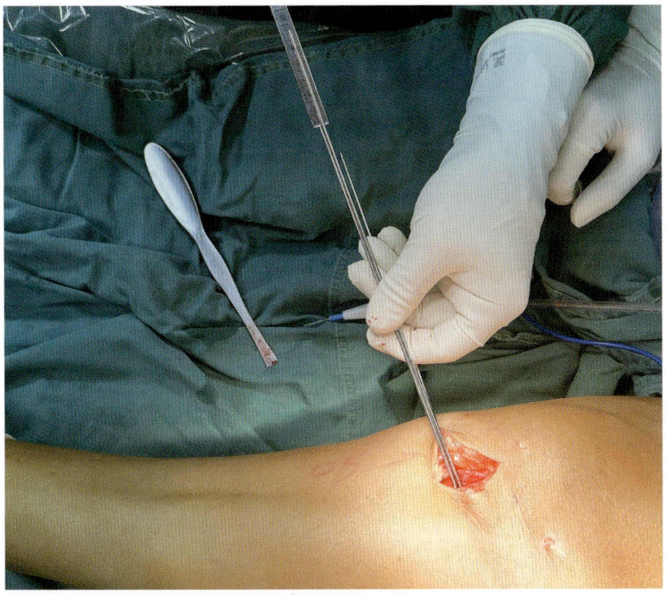

图 2-2-26　通过比较后确定胫骨平台宽度，进而决定截骨深度

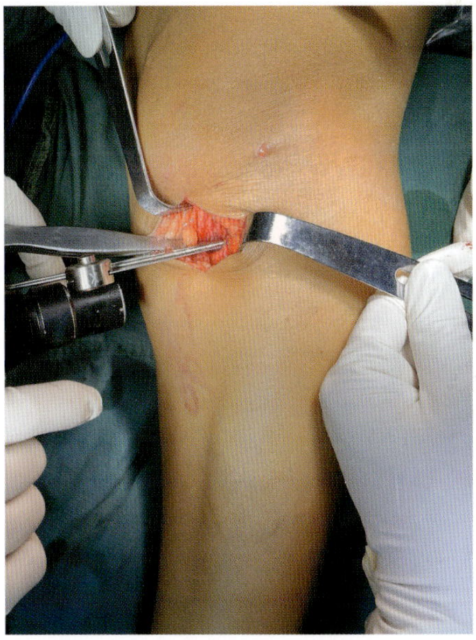

图 2-2-27　于克氏针远端进行水平截骨

截骨完成后，向截骨平面内凿入骨凿打开截骨间隙，尽量伸至最外侧。如果术前规划的截骨间隙较大，可再向第一枚骨凿和克氏针中间打入第二枚骨凿。但应注意，第二枚骨凿应比第一枚更窄，并且插入深度减小 10mm，避免损伤对侧皮质。继续撑开截骨间隙的方法有两种，第一种是使用配套的楔形撑开器（图 2-2-28），按照撑开器上的刻度精确地调整截骨间隙的大小；第二种是继续插入更多的骨凿逐步撑开间隙，使用骨凿向之前的骨凿中间插入，并且插入深度逐渐递减。目前第一种方法使用更多，调整更为精确，也更方便快捷。撑开截骨间隙时动作应轻柔、缓慢，避免暴力操作以防损伤作为合页的外侧皮质。在撑开时保留近侧骨块上的两枚克氏针也可以增加近端的强度，避免撑开时受力导致胫骨平台关节面的医源性骨折。撑开过程中应该用卡尺持续监测撑开的宽

度，当撑开到预设的角度时，取出撑开角度尺，换用撑开钳插入截骨间隙维持截骨角度。此时，可根据患者的情况调整胫骨平台后倾角（图 2-2-29）。在撑开截骨时，如果截骨前方和后方间隙平行，胫骨平台后倾角会增加；如果前方间隙大于后方间隙，更容易导致胫骨平台后倾角增加。只有前方间隙比后方间隙小时，即前方间隙是后方间隙的 67% 时，胫骨平台后倾角才可维持与术前一致。由于内侧韧带复合体会导致前方间隙的张开比后方更大，为了避免后倾增加，在完全撑开之前需要确认内侧副韧带浅层纤维已经充分松解，从而对应地撑开前方和后方间隙。单纯纠正内翻畸形应该保留生理后倾，当同时合并韧带不稳定或者伸直受限时，可以适当调整胫骨平台后倾角，以治疗不稳定并增加膝关节活动度。

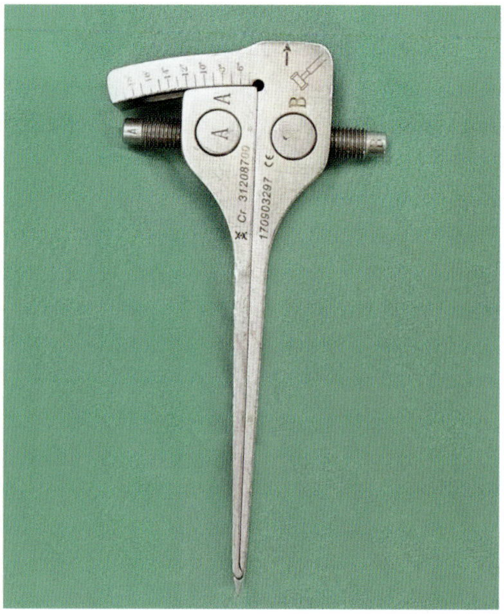

图 2-2-28 带刻度的楔形撑开器

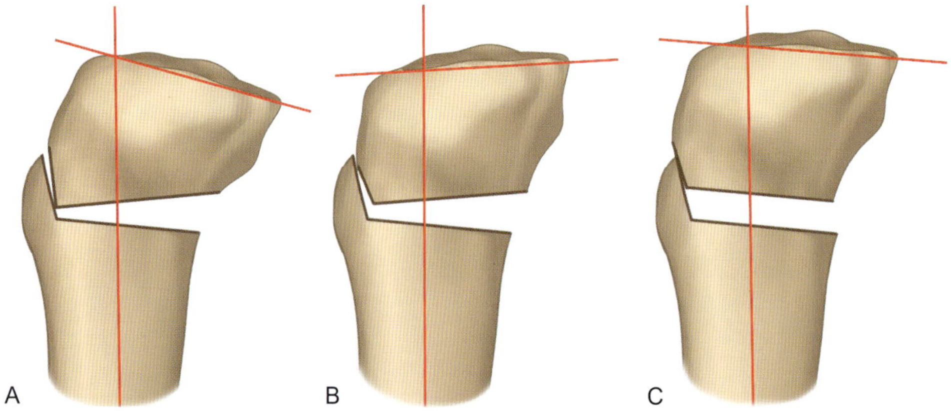

图 2-2-29 调整胫骨平台后倾角示意

A. 不对称撑开截骨间隙可以调整胫骨平台后倾角，增大胫骨平台后倾角可以改善后向不稳定患者的稳定性；B. 减小胫骨平台后倾角可以改善前向不稳定患者的稳定性；C. 当患者的前后向稳定性良好，无须调整胫骨平台后倾角时，应保持前方间隙为后方间隙的 67%。

撑开到预期的截骨间隙宽度后，将患肢重新伸直，在透视下重新评估校正后的下肢力线情况。将力线杆两端分别置于股骨头中心和踝关节中心，修正后的力线应通过胫骨平台 Fujisawa 点，即平台宽度由内至外 62.5% 处（图 2-2-30）。此时可以通过调整截骨间隙宽度来调节下肢力线，力线满意后，采用可吸收缝线缝合切开的筋膜层，准备钢板固定。

将粗套筒固定于钢板的 B 孔和 D 孔处后，将钢板放置于皮下、筋膜层外（图 2-2-31）。钢板应与胫骨干平行，中段跨过截骨区，钢板位于胫骨内侧平台下 0.5cm，上缘处不超过关节线，下缘前端不超过胫骨前缘。初步固定钢板位置后，于 B 孔处钻入一枚克氏针，在透视下确定钢板位置，调整满意后拔出克氏针，钻入A、B、C三孔，并逐一打入近端三枚螺钉。应当注意的是，植入螺钉时应严格按照第一次钻入的角度钻入螺钉，并且避免钢板随着螺钉旋转而出现"直升机效应"。此外，这三枚螺钉钉尖不应超过对侧皮质，以避免激惹软组织，即选择螺钉的长度应比实际测量的长度略短。当三枚近端螺钉全部使用电钻植入后，使用扭力改锥一一锁紧即可形成角稳定效应。随后在截骨线下方的第一孔处使用一枚临时的拉力螺钉，通过将截骨平面远端的胫骨拉向钢板对外侧合页进行加压，消除对侧合页的裂隙，减少对软组织的干扰并使固定更为坚固（图2-2-32）。在使用拉力螺钉时也应缓慢拉紧，并持续观察截骨间隙的变化，防止矫正角度丢失。最后将这枚螺钉改为双皮质锁定螺钉。在钢板远端皮肤处切开1cm左右的皮肤切口，通过该切口继续植入远端三枚螺钉。在其他螺钉都装配完毕后，再把拉力螺钉更换为锁定螺钉，完成钢板的固定。最后，术中再进行一次膝关节正侧位透视，确定钢板处于理想位置（图2-2-33）。

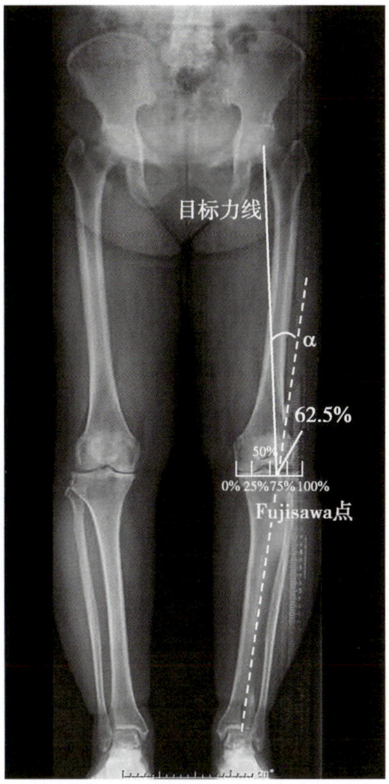

α：矫正角度。

图2-2-30　修正后的力线应通过胫骨平台Fujisawa点

如果撑开间隙>13mm，需要植骨填充间隙，可以选择自体髂骨填充。最后，置入引流管，采用可吸收缝线逐层缝合伤口。软组织尤其是皮肤需要仔细缝合，使钢板表面有足够的软组织覆盖。包扎伤口，弹力绷带加压固定敷料，完成手术。

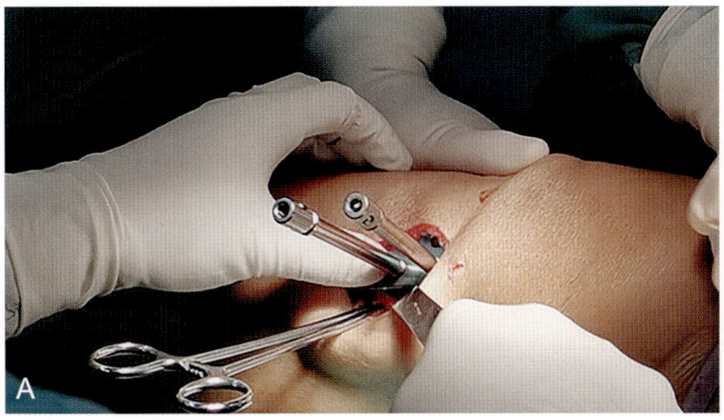

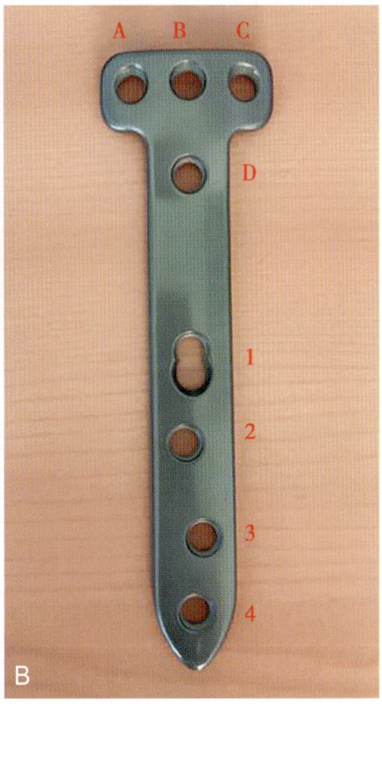

图2-2-31　锁定钢板固定

A. 将粗套筒固定于锁定钢板的B孔和D孔；B. 锁定钢板（图中字母和数字表示为各孔编号）。

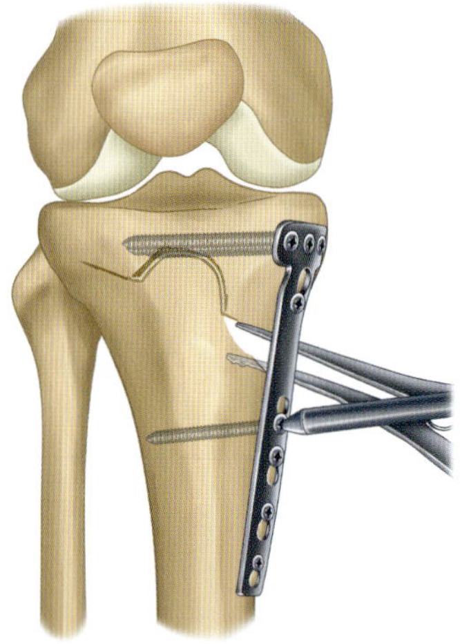

图 2-2-32 通过拉力螺钉将截骨平面远端的胫骨拉向钢板示意

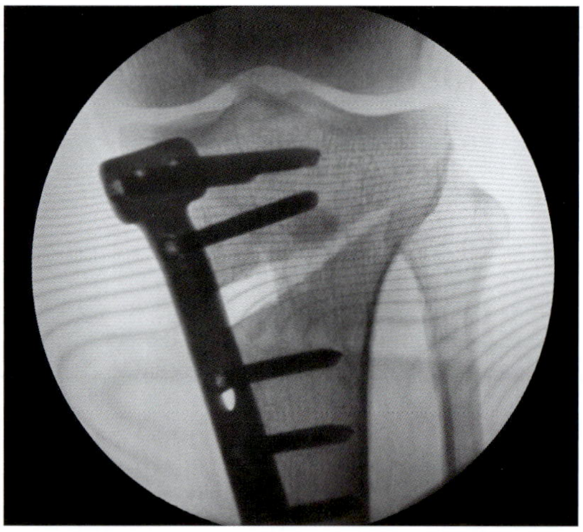

图 2-2-33 在透视下确定钢板位置

（二）内侧开放胫骨高位单平面截骨术

单平面截骨手术操作除截骨平面与双平面截骨不同外，其余操作大致相同。截骨平面经过胫骨结节上方，指向腓骨头尖并且和胫骨平台后倾平行。截骨完成后，固定钢板，透视后确定钢板处于理想位置。若撑开间隙较大，可在截骨间隙植入骨块。

五、内侧开放胫骨高位截骨术的术后处理

术后第 1 天查看伤口，检查软组织和皮肤情况，更换敷料。观察引流情况，若无特殊，可于术后 24 小时后拔除引流管。术后尽早使用间歇充气下肢静脉加压泵预防血栓。术后第 1 天可扶腋拐部分负重行走，1 个月后可持续增加负重，3 个月后可以完全正常行走。无须制动，鼓励患者术后加强膝关节活动锻炼，包括主、被动锻炼，加强股四头肌肌力训练。

六、三维截骨理念

三维截骨实际上是在前述理论的基础上，为如何优化 HTO 提出的一个新的理念。三维截骨包括三个平面的术前规划，即冠状面、矢状面和轴状面。

（一）冠状面

冠状面即进行 HTO 最基本的目的，改变下肢力线，也就是矫正膝内翻畸形。研究指出理想的矫正应该使力线通过胫骨外侧平台的 62.5% 处，即 Fujisawa 点。受力部位的改变可以有效缓解内侧间室的应力，同时也可能使部分软骨得到修复。研究也证实如果术后外翻角为 3°~6°，畸形的复发率为 14%；如果外翻角仅为 0°~2°，畸形的复发率就达到 38%。但是如果矫正 6°以上，属于过度矫正，会导致外侧间室软骨的快速退变。

（二）矢状面

矢状面即胫骨平台后倾角的调整。胫骨平台后倾角定义为侧位片上胫骨中轴线的垂线与胫骨平台的交角，为 10°±3°。但是因为胫骨平台近端是一个尖端朝前的几何形的形态，也就相当于三角形的概念。因此在这种概念的前提下，由于视觉在术中的变化，可能导致出现误差，从而引起后倾角的改变，后倾角的轻微改变就有可能对膝关节生物力学造成严重影响。胫骨平台后倾角的作用是维持膝关节前后交叉韧带的张力，以及维持股骨髁在胫骨平台上正常的后滚和滑动，有利于膝关节的屈曲。当后倾角增加时，胫骨前移，前交叉韧带紧张，后交叉韧带松弛，伸膝受限。当后倾角减小时，胫骨后移，前交叉韧带松弛，后交叉韧带紧张，膝关节过伸。一般情况下应该保持解剖后倾角，在有些韧带不稳定的患者中可以调整后倾角，在截骨的同时改善关节的稳定性。膝内翻合并后方不稳定的患者，如果不需要进行后交叉韧带重建，可以通过适当增加后倾角的角度，以增加后方的稳定性。膝内翻合并前方不稳定的患者，例如前交叉韧带损伤，如果不需要进行重建手术，可以通过适当减小后倾角的角度增加前方的稳定性。综上所述，通过调整后倾角，既可以获得良好的矫形，又可以获得更好的稳定性。

（三）轴状面

轴状面主要是矫正胫骨的扭转，也就是调整胫骨结节的位置，胫骨结节的位置代表髌股关节的对合关系。很多研究指出 HTO 可能通过胫骨的截骨缓解髌骨倾斜的状况，减小髌骨倾斜角。在截骨时，通过将胫骨结节向内侧轻度旋转矫正胫骨扭转角，通过生物力线的调整缓解髌股关节的对合不良。但是这种旋转是有一定限度的，研究报道过度内旋可以增加内侧间室的压力，而加重内侧间室的骨关节炎。因此，对这样的患者进行术前测量，既要测量患者的胫骨扭转角，同时又要测量患者的足前进角步态。如果患者术前是“外八字”步态，可以在术中做一些轻度的旋转；如果患者的步态是正常的，或是“内八字”步态，就不能做过度内旋。

综上所述，截骨的同时一定要注意各种相关因素的分析。三维截骨的理念，能够更加有效地提高 HTO 的精确性和临床效果，为 HTO 的进一步发展提供动力。

七、智能医疗时代下的内侧开放胫骨高位截骨术

（一）个体化截骨导向器

个体化截骨导向器（patient-specific instrumentation，PSI）是利用三维打印技术进行个体化手术的参照工具，将术前收集的患者下肢的影像学资料，包括下肢负重全长 X 线片和薄层 CT，导入计算机程序，计算截骨的角度、深度，并进行三维打印获得 PSI。PSI 的优点是为每一个患者提供精准的截骨导向，显著提高了力线矫正的精确性和可靠性。此外，PSI 的应用可以在术前进行模拟操作，提高了手术效率，缩短了手术时间，有利于加快年轻医师的学习曲线。但是 PSI 需要专人定制，增加了手术费用，并且术中也不能完全依赖 PSI，仍需要具体情况具体分析。

(二) 计算机导航技术

计算机导航技术的显著优势在于通过显示冠状面、矢状面和轴状面的力线变化,实现对术后力线的三维调控。此外,计算机导航定位不依赖患者的骨性标志,对过度肥胖或者骨骼异常的患者更加适用。但是计算机导航技术步骤烦琐,延长了手术时间,并且由于操作需要,会给患者造成额外的创伤(详见本章第六节)。

(郝 阔 李石伦)

参考文献

[1] JACKSON J P. Osteotomy for osteoarthritis of the knee. Proceedings of the sheffield regional orthopaedic club [J]. J Bone Joint Surg, 1958, 40(4): 826.

[2] COVENTRY M B. Osteotomy of the upper portion of the tibia for degenerative arthritis of the knee. A preliminary report [J]. J Bone Joint Surg, 1965, 47: 984-990.

[3] HERNIGOU P, MEDEVIELLE D, DEBEYRE J, et al. Proximal tibial osteotomy for osteoarthritis with varus deformity. A ten to thirteen-year follow-up study [J]. J Bone Joint Surg Am, 1987, 69(3): 332-354.

[4] 黄野,柳剑,王兴山,等. 胫骨高位截骨术适应证解析[J]. 中华外科杂志,2020,58(6):420-424.

[5] COVENTRY M B. Upper tibial osteotomy for osteoarthritis [J]. J Bone Joint Surg Am, 1985, 67(7): 1136-1140.

[6] 刘培来,李松林. 胫骨高位截骨术力线控制的过去、现在和未来[J]. 中华外科杂志,2020,58(6):425-429.

[7] MINIACI A, BALLMER F T, BALLMER P M, et al. Proximal tibial osteotomy. A new fixation device [J]. Clin OrthopRelat Res, 1989, 246: 250-259.

[8] FUJISAWA Y, MASUHARA K, SHIOMI S. The effect of high tibial osteotomy on osteoarthritis of the knee. An arthroscopic study of 54 knee joints [J]. Orthop Clin North Am, 1979, 10(3): 585-608.

[9] MARTAY J L, PALMER A J, BANGERTER N K, et al. A preliminary modeling investigation into the safe correction zone for high tibial osteotomy [J]. Knee, 2018, 25(2): 286-295.

[10] KURIYAMA S, MORIMOTO N, SHIMOTO T, et al. Clinical efficacy of preoperative 3D planning for reducing surgical errors during open-wedge high tibial osteotomy [J]. J Orthop Res, 2019, 37(4): 898-907.

[11] DUGDALE T W, NOYES F R, STYER D. Preoperative planning for high tibial osteotomy. The effect of lateral tibiofemoral separation and tibiofemoral length [J]. Clin OrthopRelat Res, 1992, 274: 248-264.

[12] LOBENHOFFER P, AGNESKIRCHNER J D. Improvements in surgical technique of valgus high tibial osteotomy [J]. Knee Surg Sports TraumatolArthrosc, 2003, 11(3): 132-138.

[13] BIN S I, KIM H J, AHN H S, et al. Changes in patellar height after opening wedge and closing wedge high tibial osteotomy: a meta-analysis [J]. Arthroscopy, 2016, 32(11): 2393-2400.

[14] AMZALLAG J, PUJOL N, MAQDES A, et al. Patellar height modification after high tibial osteotomy by either medial opening-wedge or lateral closing-wedge osteotomies [J]. Knee Surg Sports TraumatolArthrosc, 2013, 21(1): 255-259.

[15] NOYES F R, MAYFIELD W, BARBER-WESTIN S D, et al. Opening wedge high tibial osteotomy: an operative technique and rehabilitation program to decrease complications and promote early union and function [J]. Am J Sports Med, 2006, 34(8): 1262-1273.

[16] GAASBEEK R D, SONNEVELD H, HEERWAARDEN R J, et al. Distal tuberosity osteotomy in open wedge high tibial osteotomy can prevent patella infera: a new technique [J]. Knee, 2005, 11(6): 457-461.

[17] DENG X T, HU H Z, LIU W J, et al. Single-staged anterior cruciate ligament reconstruction combined with valgus high tibial osteotomy for anterior cruciate ligament tears with varus knee [J]. Asian J Surg, 2021, 44(6): 897-899.

[18] IMHOFF F B, COMER B, OBOPILWE E, et al. Effect of slope and varus correction high tibial osteotomy in the ACL-deficient and ACL-RECONSTRUCTED Knee on kinematics and ACL graft force: a biomechanical analysis [J]. Am J Sports Med, 2021, 49(2): 410-416.

[19] FLOERKEMEIER S, STAUBLI A E, SCHROETER S, et al. Does obesity and nicotine abuse influence the outcome and complication rate after open-wedge high tibial osteotomy? A retrospective evaluation of five hundred and thirty three patients [J]. Int Orthop, 2014, 38(1): 55-60.

[20] LI Y, ZHANG H, ZHANG J, et al. Clinical outcome of simultaneous high tibial osteotomy and anterior cruciate ligament reconstruction for medial compartment osteoarthritis in young patients with anterior cruciate ligamente deficient knees: A systematic review [J]. Arthroscopy, 2015, 31(3): 507-519.

[21] SAVARESE E, BISICCHIA S, ROMEO R, et al. Role of high tibial osteotomy in chronic injuries of posterior cruciate ligament and posterolateral corner [J]. J Orthop Traumatol, 2011, 12(1): 1-17.

[22] CANTIVALLI A, ROSSO F, BONASIA D E, et al. High tibial osteotomy and anterior cruciate ligament reconstruction/revision [J]. Clin Sports Med, 2019, 38(3): 417-433.

[23] HERBST M, AHREND M D, GRÜNWALD L, et al. Overweight patients benefit from high tibial osteotomy to the same extent as patients with normal weights but show inferior mid-term results [J]. Knee Surg Sports Traumatol Arthrosc, 2022, 30(3): 907-917.

第三节 胫骨结节下行截骨术

一、胫骨结节下行截骨术的发展史

为了避免内侧开放胫骨高位截骨术后髌骨低位的发生，诸多学者进行了一系列技术上的改进并发明了新的手术技术，其中有代表性的是荷兰的 Gaasbeek 等于 2003 年提出的胫骨结节远端截骨术（distal tuberosity osteotomy，DTO），即胫骨结节下行截骨术，同样为一种双平面截骨术。经典的胫骨结节近端结节截骨术（proximal tuberosity osteotomy，PTO）在水平面完成第一刀截骨后，在胫骨结节后方，平行于胫骨前皮质的冠状面上，行第二刀上行截骨，将胫骨结节留在胫骨远端部分，这可能会造成髌骨低位。胫骨结节远端截骨术在水平面的截骨方法不变，只是第二刀截骨选在胫骨结节后方 1cm，平行于胫骨前皮质的冠状面，以下行朝向胫骨远端前皮质的方法完成，从而将胫骨结节保留在胫骨近端部分，防止了髌骨低位及随之发生的髌股关节病变。但这种下行的截骨产生的平面更大，涉及大量骨皮质，使胫骨结节远端缺乏支撑，并受髌韧带牵拉，与局部愈合延缓和结节撕脱骨折有关，因此需要双皮质螺钉进行固定。2015 年来自英国的 Hopwood 等对这一术式进行改良，将双平面截骨术的 V 形顶端选在胫骨近端内侧前、中 1/3 交界处，后 2/3 采用水平截骨，前 1/3 向下倾斜截骨。由于前 1/3 部分的厚度足够稳定，没有对胫骨结节进行额外固定，并且无胫骨结节骨折发生。2019 年日本的 Akiyama 团队提出胫骨结节远端弧形截骨术，这是一种三平面内侧开放胫骨高位截骨术，其在胫骨近端前皮质内侧以合页点为中心做出一个半径 5cm 的钻孔标记圆弧，第一刀在胫骨结节后冠状面截骨，然后沿标记弧形截骨，最后进行水平截骨。这一改进增加了远端结节切面的接触面积，没有骨缺损，理论上可以促进骨愈合。

除上述胫骨结节下行截骨手术方式外，胫骨结节下方单平面截骨也可将胫骨结节保留在胫骨近端，从而预防髌骨低位。该技术由 Jackson 等于 1958 年提出，是最早用于膝骨关节炎治疗的截骨手术，不仅可以保留髌骨高度，而且矫正度数较大，此外由于截骨远离干骺端，对未来行 TKA 影响也小。但当时内固定技术尚不成熟，合页断裂后愈合十分困难，因此未得到推广。近年来随着内固定技术的发展，胫骨结节下方单平面截骨又重新回到人们的视野。2010 年 Shim 对 19 例患者的研究显示，当截骨平面位于髌韧带附着点稍远处时，术后髌骨高度及胫骨平台后倾角无明显变化。2014 年 Luo 设计了 π 形锁定钢板，其两条腿的设计可以形成一个力耦合结构，有效地抵抗生理和手术负荷。2020 年韩昶晓等报道采用 π 形锁定钢板和骨皮质钻孔技术改良的截骨术取得了良好的效果。

二、胫骨结节下行截骨术的生物力学研究

（一）髌股关节接触压力

髌股关节接触压力的增加与髌股关节炎的发生密切相关，为了探索更好的 HTO 术式，人们进行了一系列研究。Stoffel 等比较了胫骨结节上行截骨、胫骨结节下行截骨以及外侧闭合胫骨高位截骨对尸体膝关节术后髌股关节接触压力的影响。结果显示，与截骨前相比，胫骨结节上行截骨术后髌股关节接触压力在屈曲 15°、30°和 60°时显著增加，在屈曲 90°和 120°时增加不明显。胫骨结节下行截骨及外侧闭合胫骨高位截骨术后的髌股关节接触压力在所有屈曲角度与完整膝关节相比均无显著性差异。虽然该研究显示了不同术式对髌股关节压力的影响，但由于只测量了不同屈曲角度下的峰值压力，而未动态分析完整的屈伸运动，因此具有一定的局限性。

为了更真实地研究胫骨结节上行和下行截骨术后髌股关节压力的动态变化，Kloos 团队使用了一种特殊设计的膝关节模拟系统，模拟生理负荷条件下的等速屈伸运动。结果显示，胫骨结节上行截骨基本在整个伸展过程中增加了髌股关节的压力，而胫骨结节下行截骨不但未增加髌股关节压力，反而显示整体压力降低。

胫骨结节上行截骨术后的髌骨低位不仅可以通过增加髌股关节压力损伤软骨，还可以通过改变正常膝关节运动学加速软骨退变。研究表明胫骨结节上行截骨术后压力负荷稳态的丧失可能会导致髌股接触压力从术前高负荷和适应剪切摩擦的区域转移到低负荷区域，从而导致新负荷区域软骨的机械损伤，剪切摩擦系数增加，从而提高了软骨退变的易感性。由于具有低接触压力和不经常承重的关节区域对机械损伤和软骨丢失更敏感，术后关节运动学的这种改变可能对关节表面软骨的退变产生双重影响。新负荷区域的软骨不仅易发生退变，而且遵循 Wolff 定律和众所周知的压力诱导具有维持关节软骨基质代谢的作用，原先的负荷区域可能会因软骨下骨的异常改建和/或软骨基质合成代谢和分解代谢调节的失衡而发生软骨退变。

虽然人们对胫骨结节上行截骨术后髌股关节的压力变化进行了广泛研究，但仍有不足。例如现有研究将髌骨关节面作为一个整体进行测量，未细分区域。学术界对上行截骨术后髌骨外倾度的变化存在争议，因此分区测量髌骨关节面的接触压力对人们认识髌骨轨迹的变化可能具有重要意义。

综上所述，本节内容说明胫骨结节上行截骨显著增加了髌股关节的压力，特别是在矫正 >5°时的增加，而胫骨结节下行截骨不仅阻止了这种增加，甚至可导致髌股关节压力减小，可起到一定的保护作用。因此内翻畸形较严重，术前已有膝前痛、髌骨低位或髌股关节炎的患者，如果计划矫正内翻畸形，更推荐胫骨结节下行截骨术以保留术前的髌骨高度。

（二）截骨后的楔形体积和截骨平面表面积

自从长而坚硬的角稳定锁定接骨板普及后，内侧开放胫骨高位截骨术后骨不连的发生率显著降低。除坚固的钢板固定外，良好的骨血管化是快速骨愈合的必要条件。然而骨愈合的能力可能因人而异，在截骨术前无法量化评估。相反，胫骨截骨后的几何形状是可以反复获得和测量的，也可能影响骨愈合速度。双平面内侧开放胫骨高位截骨术因为骨-角稳定接骨板结构可获得更好的稳定性，而比单平面截骨术更受青睐。骨生物学研究表明，截骨后最小的楔形体积和最大的骨松质表面积将促进骨骼的快速愈合。

Pape 等通过在胫骨模型上截骨，比较了单平面内侧开放胫骨高位截骨术、双平面内侧开放胫骨结节上行截骨术、双平面内侧胫骨结节下行截骨术和单平面外侧闭合胫骨高位截骨术后截骨平面的骨面积和张开的楔形体积。结果发现由于胫骨结节下行截骨术切口较长且向下，因此双平面下行截骨术比经典的双平面上行截骨术产生的骨表面积明显增大。经典的双平面上行截骨术与单平面开放和闭合截骨术相比，截骨所形成的总骨表面积相差不大。经典上行截骨术和下行截骨术在冠状面产生的骨表面积分别占总骨表面积的 21% 和 31%。在不同的楔形高度时，不同截骨术产生的楔形体积的比例保持不变。虽然在应用上行截骨术后产生的楔形体积最小，但是上行和下行双平面内侧开放胫骨高位截骨术产生的楔形体积差异无统计学意义。并且该研究还发现，使用单平面开放楔形截骨术所形成的楔形体积明显大于上行和下行双平面开放楔形截骨术组（图 2-3-1）。

随着胫骨结节远端弧形截骨术的出现，人们对 HTO 术后骨几何学的研究进行了新的探索。Nejima 等比较了上行双平面截骨术、下行双平面截骨术和胫骨结节远端弧形截骨术对骨几何的影响。胫骨结节远端弧形截骨术与上行双平面截骨术相比，除了 a（近端水平截骨平面）、b（远端水平截骨平面）、c（远端冠状截骨平面）、d（近端冠状截骨平面）外，还产生了弧形截骨面，分为 e（胫骨近端部分）和 f（胫骨远端部分）。结果显示，胫骨结节下行截骨术和胫骨结节远端弧形截骨术的截骨面总面积显著大于胫骨结节上行截骨术。在不同楔形高度下，胫骨结节远端弧形截骨术组的腹侧和背侧面积均显著大于胫骨结节上行截骨术组。在 5mm 和 15mm 楔形高度，胫骨结节远端弧形截骨术组的法兰（c 面与 d 面在截骨后重叠的部分）接触面积显著大于胫骨结节下行截骨术组。此外，在各个楔形高度，胫骨结节远端弧形截骨形成的楔形体积明显小于胫骨结节下行截骨术。胫骨结节上行截骨术与胫骨结节下行截骨术、胫骨结节上行截骨术与胫骨结节远端弧形截骨术之间的楔形体积无显著性差异（图 2-3-2）。

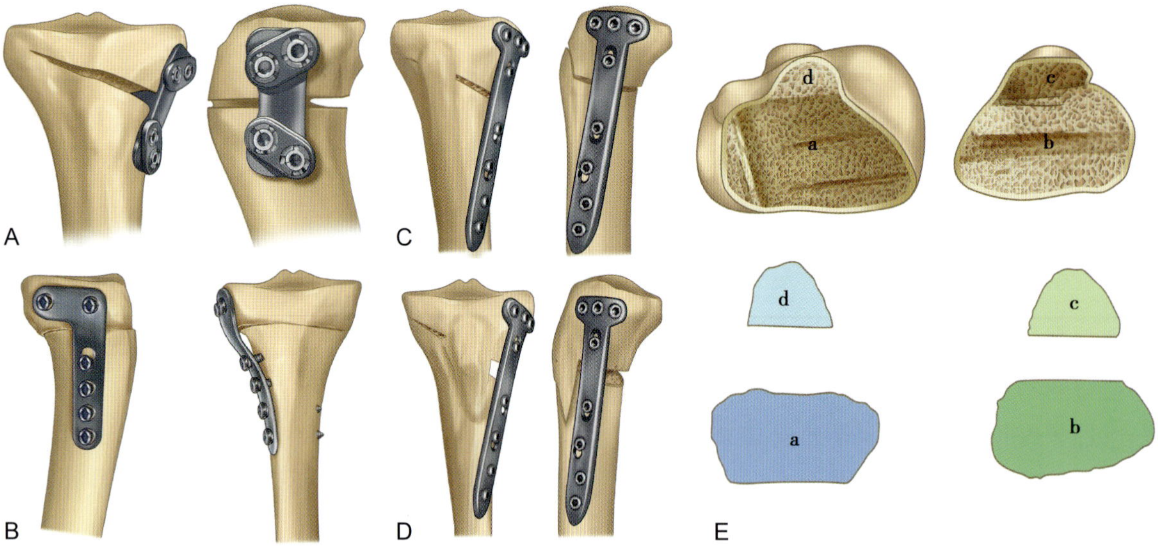

a-近端水平截骨平面；b-远端水平截骨平面；c-远端冠状截骨平面；d-近端冠状截骨平面。

图 2-3-1 不同截骨方式及上行双平面截骨术产生截骨平面的示意

A. 单平面内侧开放胫骨高位截骨术；B. 单平面外侧闭合胫骨高位截骨术；C. 双平面内侧胫骨结节上行截骨术；D. 双平面内侧胫骨结节下行截骨术；E. 上行双平面截骨术产生截骨平面示意。

以上研究显示，胫骨结节远端弧形截骨术和胫骨结节下行截骨术后截骨平面的总面积明显大于胫骨结节上行截骨术，胫骨结节远端弧形截骨术和胫骨结节下行截骨术之间无显著性差异；胫骨结节上行截骨术后截骨平面的总面积大于两个单平面截骨术组，但差异无统计学意义。胫骨结节远端弧形截骨术后冠状面接触面积明显大于胫骨结节上行截骨术；张开间隙5mm 和 15mm 时，胫骨结节远端弧形截骨术后冠状面接触面积明显大于胫骨结节下行截骨术。

胫骨结节远端弧形截骨术后楔形体积明显小于胫骨结节下行截骨术。单平面内侧开放胫骨高位截骨术后楔形体积明显大于胫骨结节下行截骨术和胫骨结节上行截骨术。虽然在数值上看术后形成的楔形体积胫骨结节远端弧形截骨术 < 胫骨结节上行截骨术 < 胫骨结节下行截骨术，但是胫骨结节远端弧形截骨术与胫骨结节上行截骨术、胫骨结节上行截骨术与胫骨结节下行截骨术之间的差异并无统计学意义。

对内侧开放胫骨高位截骨术后骨愈合的长期放射学研究表明，术后同时出现 2 种愈合方式：接触愈合

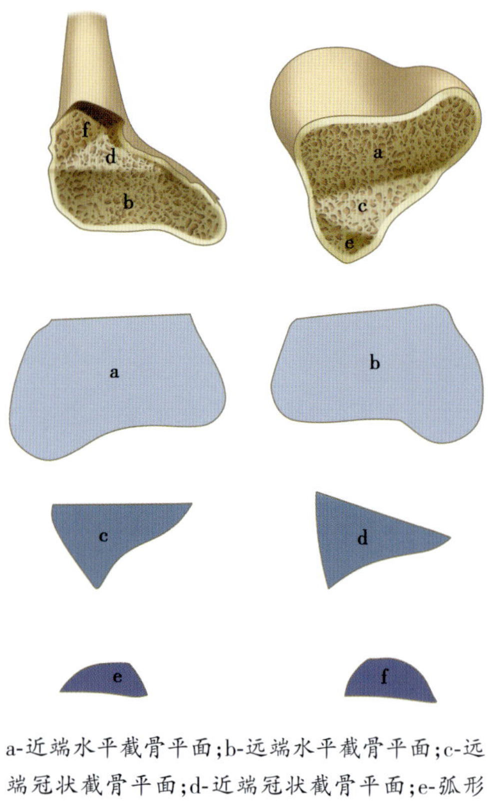

a-近端水平截骨平面；b-远端水平截骨平面；c-远端冠状截骨平面；d-近端冠状截骨平面；e-弧形截骨面胫骨近端部分；f-弧形截骨面胫骨远端部分。

图 2-3-2 胫骨结节远端弧形截骨术产生的截骨平面示意

(Ⅰ期骨愈合)及间隙愈合(Ⅱ期骨愈合)。由于在间隙 <0.5mm 时可形成初级骨桥,以每天 1μm 的速度愈合,因此在稳定条件下接触愈合比间隙愈合要快得多。这些组织学发现得到了 Staubli 的放射学研究支持。该研究发现,上行截骨面之间的接触愈合最早在术后 3 周就已经完成,而水平截骨面之间的间隙愈合在术后 6 周时仅能完成楔形表面 1/3 的愈合。这一愈合过程由外到内缓慢进行。

双平面内侧开放胫骨高位截骨术比单平面内侧开放胫骨高位截骨术可以提供更大的截骨面积和更小的楔形体积。这一效应在胫骨结节下行截骨术时更为明显,并且有研究认为胫骨结节下行截骨术的生物力学稳定性优于单平面内侧开放胫骨高位截骨术。因此双平面内侧开放胫骨高位截骨术比单平面内侧开放胫骨高位截骨术为骨愈合提供了更为理想的几何环境。胫骨结节远端弧形截骨术是一种三平面截骨术,在截骨面积和楔形体积方面比胫骨结节下行截骨术还具有优势,并且胫骨结节远端弧形截骨术的冠状面接触面积更大,可能也在骨愈合及旋转稳定性方面起重要作用。在胫骨结节下行截骨术中,通常需要于胫骨结节远端插入双皮质螺钉固定,胫骨结节远端弧形截骨术较大的法兰接触面积不仅便于操作,而且有助于减少骨折的发生。然而胫骨结节远端弧形截骨术步骤多,技术较为复杂,临床开展较少,需要进一步的研究。

单平面外侧闭合胫骨高位截骨术后坚实的骨对骨直接接触,几乎没有楔形间隙,对骨愈合能力差、髌骨低位或需要同时处理膝关节外侧的患者来说,仍是一种有价值的选择。然而由于与手术技术相关的并发症较多,该术式目前已较少使用。

三、手术选择

以往人们认为膝骨关节炎合并髌股关节病变是内侧开放胫骨高位截骨术的禁忌,这是因为经典的胫骨结节上行截骨术会导致髌骨高度降低从而加重髌股关节症状,而 Gaasbeek 提出的胫骨结节下行截骨术可以有效防止髌骨高度降低,减小髌股关节压力,因此术前出现髌股关节症状或同时存在髌骨低位的患者,行胫骨结节下行截骨术是一个良好的选择。

四、手术技术和术后效果

(一) 胫骨结节下行截骨术

1. 手术步骤　麻醉后,取患膝髌下内、外侧关节镜常规入路探查。先探查外侧,评估外侧胫股关节软骨病变,再探查内侧,清理即将脱落的软骨,将其表面打磨光滑,对软骨软化病灶行微骨折化处理,有利于术后软骨再生。然后探查内外侧半月板及前后交叉韧带。

沿髌下内侧入路切开皮肤、皮下组织及深筋膜,显露鹅足,沿其上缘向胫骨后内侧切开延长显露内侧副韧带浅层,打开鹅足滑囊使其充分游离,骨膜剥离器松解内侧副韧带浅层。鹅足上缘为截骨平面,向外侧腓骨头顶点方向打入两枚克氏针,注意第一枚进针点位于鹅足上缘、胫骨后皮质前方,在其前方 2cm 处平行打入第二枚,克氏针尖端恰好止于外侧皮质。透视确认克氏针位置满意,用第三枚克氏针与前两枚外露部分相比，差值为胫骨平台宽度。用胫骨平台宽度减去 1cm 即为截骨时切割深度，在锯片上做出标记，这样可保留 1cm 厚的合页。用拉钩保护髌韧带，在胫骨结节后方 1cm 行下行截骨，所截的结节长度至少 2.5cm，矫正较大时所截的结节长度必须较长，至少与胫骨远端重叠 2cm，以防止胫骨结节骨折。在克氏针下方行水平截骨，注意拉钩保护胫骨后方血管和神经。依次插入多把骨刀或用楔形撑开器打开截骨间隙，注意缓慢操作以免导致合页骨折。将胫骨内侧撑开至合适角度后透视评估力线恢复情况。以 TomoFix 锁定接骨板及相应螺钉固定于胫骨内侧。放置接骨板时其近端应与胫骨平台内侧缘较好贴合，远端应稍靠后放置以减少对皮肤的激惹，其坚强的无孔区应跨越截骨间隙。在上拉力螺钉时加压应适度以免造成合页骨折，若合页已骨折则应良好加压使其闭合。胫骨内侧固定好后，撑开间隙若前后比在 1∶2 左右则说明胫骨平台后倾角无明显改变。随后用双皮质螺钉将胫骨结节远端固定在胫骨上。透视示固定良好后松止血带，冲洗伤口。如撑开间隙超过 13mm 则取自体髂骨或异体骨颗粒填充间隙。放置一根负压引流管，从切口远端引出。切口周围皮下组织注射利多卡因、氨甲环酸。逐层关闭手术切口（图 2-3-3）。

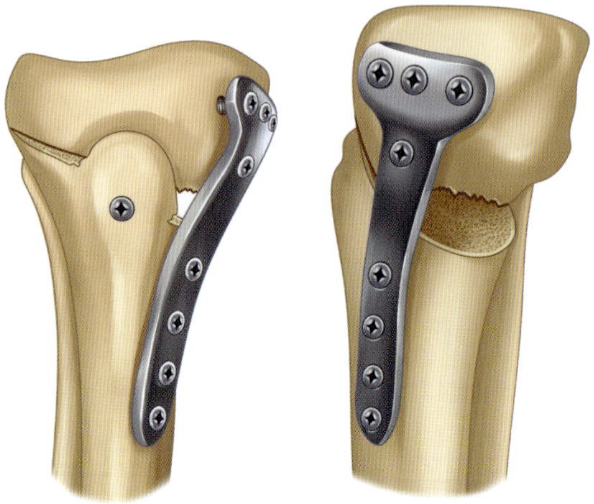

图 2-3-3 胫骨结节下行截骨术示意

2. 术后康复 患者术后坚持踝泵锻炼促进下肢静脉血液回流，预防血栓形成；坚持直腿抬高锻炼下肢肌肉力量，增加膝关节稳定性；坚持伸屈膝锻炼，改善膝关节活动度，伸屈膝受限者由陪护人员协助锻炼；患肢不完全负重，术后 6~8 周根据情况拄拐行走，或根据医嘱术后 2~3 个月复查 X 线片后决定去拐时间；伤口局部皮肤禁忌针灸、按摩、外敷中药、理疗等。

3. 手术效果 文献报道，与胫骨结节上行截骨相比，胫骨结节下行截骨在保持髌骨高度方面具有优势，可以减轻髌股关节软骨退变，改善膝关节功能评分。然而胫骨结节下行截骨术后有可能出现胫骨结节骨折、截骨间隙延迟愈合或不愈合等并发症，通过控制截骨位置保留结节厚度可以减少并发症的发生。此外，胫骨结节下行截骨术对术后胫骨平台后倾角、髌骨倾斜角和髌骨外移率的影响仍未形成较为统一的认识，有待于进一步研究。

（二）胫骨结节远端弧形截骨术

1. 手术步骤 关节镜技术同胫骨结节下行截骨术，取自体骨备用。手术切口显露同胫骨结节下行截骨术。

弧形设计：该手术技术特点是三平面截骨，包括水平、下行和弧形切口。与内侧开放胫骨高位截骨术一样，仍用两枚克氏针平行插入外侧腓骨头顶点。合页位置选在腓骨头顶点水平、距胫骨外侧皮质 5mm 处。保持膝关节中立位，透视下将一枚短克氏针由前向后插入合页点。以该短针为轴，用定制圆规在胫骨前面画一半径 50mm 的钻孔标记圆弧，然后沿弧形钻多个直径 2mm 的孔方便弧形截骨（图 2-3-4）。

三平面截骨：在胫骨结节后 15mm，平行于胫骨干的冠状面行下行截骨。在透视下两枚导针和弧形钻孔可以使这种下行截骨准确实施。随后使用小骨锯沿钻孔标记的弧线进行弧形截骨。弧形切口的上端与下行切口相连。最后使用摆锯紧贴克氏针下方进行水平截骨。在合页完整的情况下完成三平面截骨后，依次插入多把骨刀或用楔形撑开器打开截骨间隙，使机械轴穿过胫骨平台外侧 62% 处。此时可见弧形截骨处的切口沿切线相互接触旋转。截骨形成的楔形间隙使用自体骨填充。锁定接骨板固定胫骨内侧，双皮质螺钉固定胫骨结节。放置一根负压引流管（图 2-3-5）。

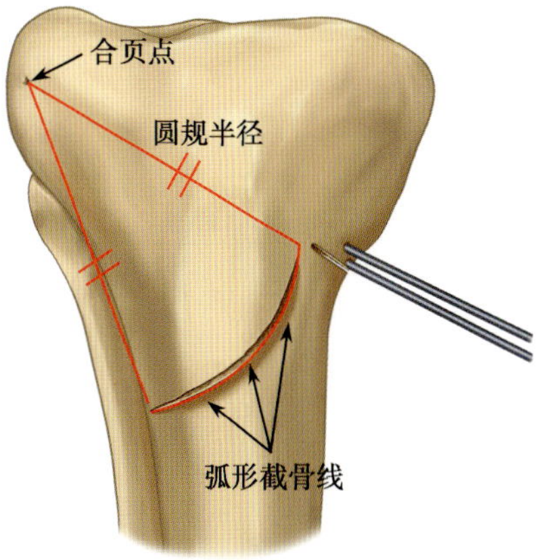

图 2-3-4　弧形截骨示意

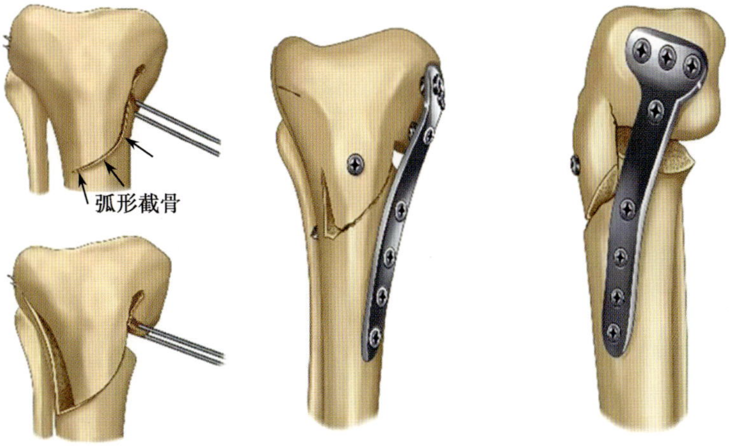

图 2-3-5　三平面截骨示意

2. 术后康复　术后 2 天开始被动运动和股四头肌锻炼，术后 1 周拄双拐部分负重锻炼，术后 4 周完全负重，术后 3 个月允许适度运动，包括慢跑。

（三）胫骨结节远端单平面截骨术

1. 手术步骤　关节镜技术同胫骨结节下行截骨术。

沿髌下内侧入路切开皮肤、皮下组织及深筋膜，显露鹅足，沿其上缘向胫骨后内侧切开延长显露内侧副韧带浅层，打开鹅足滑囊使其充分游离，骨膜剥离器松解内侧副韧带浅层。透视下经胫骨结节远端向胫腓穹隆下方 0.5cm 处平行打入两枚克氏针，使其与股骨内外髁远端连线成 30°夹角。紧贴克氏针下方进行截骨，保留胫骨外侧 1cm 厚的皮质合页。用 2.8mm 克氏针在截骨平面由内向外将胫骨外侧皮质钻 5 个孔，以减小外侧骨皮质应力，防止合页骨折。依次插入多把骨刀或用楔形撑开器缓慢撑开，透视下达到满意力线后植入异体骨。以 π 形锁定接骨板及相应螺钉固定胫骨内侧。放置一根负压引流管（图 2-3-6）。

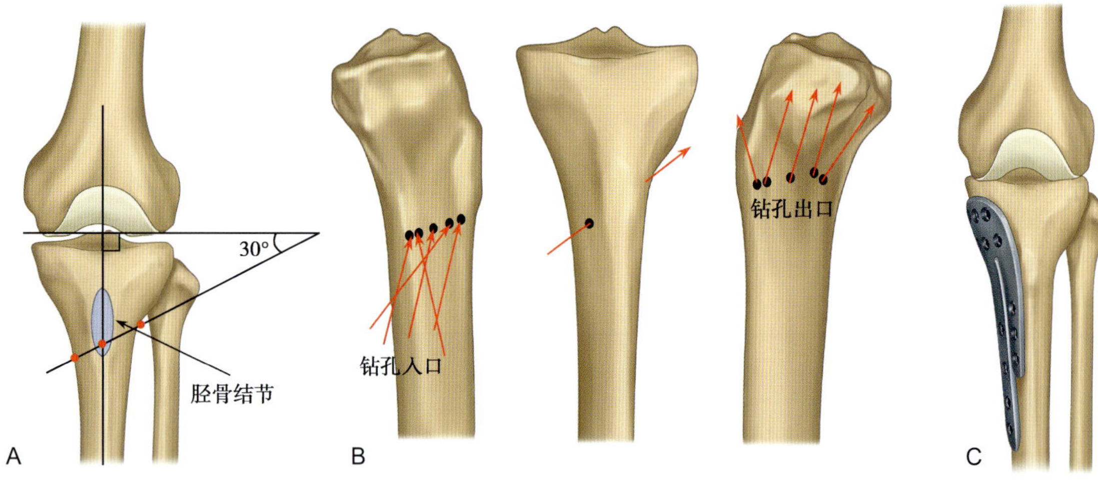

图 2-3-6　胫骨结节远端单平面截骨术示意

A. 经胫骨结节远端向胫腓穹隆下方 0.5cm 处平行打入两枚克氏针，使其与股骨内外髁远端连线成 30°夹角；B. 用 2.8mm 的克氏针在截骨平面由内向外将胫骨外侧皮质钻 5 个孔；C. 以 π 形锁定接骨板及相应螺钉固定胫骨内侧。

2. 术后康复　术后即刻开始踝泵锻炼，术后 1 天开始伸屈膝和直腿抬高锻炼，术后 1~4 周助行器部分负重锻炼，术后 6~8 周完全负重锻炼，术后 18~24 个月取出钢板。

3. 术后效果　胫骨结节远端单平面截骨术是最早用于 OA 治疗的截骨手术，具有保留髌骨高度、矫正度数大、远离干骺端、不影响将来行膝关节置换术的优点。然而早期内固定技术的不成熟导致其合页骨折发生率高，未得到普及。近年来随着内固定技术的成熟，人们对该术式的开展逐年增多。Shim 等研究发现术后 3 个月大部分患者拍片时呈现愈合，Lysholm 评分和美国特种外科医院（Hospital for Special Surgery，HSS）评分明显提高，平均胫股角增加，胫骨平台后倾角、Insall-Salvati 指数和 Blackburne-Peel 指数测量的髌骨高度无明显变化。Han 等研究发现末次随访时 Caton 指数、髌骨倾斜度无明显变化。关节镜检查显示髌骨和股骨滑车的软骨病变没有明显进展。术后 3 个月、6 个月和末次随访时 HSS 评分明显提高。

五、总结

本节介绍了几种胫骨结节下行截骨术和胫骨结节远端截骨术。这些术式均将胫骨结节保留在胫骨近端，从而减小了对术后髌骨高度的影响。生物力学研究显示下行截骨术不仅未增加髌股关节的接触压力，甚至可以起到减小压力的作用，这对保护软骨具有重要意义。以往研究发现，胫骨高位截骨术后截骨平面的总面积越大，楔形体积越小，越有利于骨愈合。本章所介绍的几种术式中，胫骨结节下行截骨术和胫骨结节远端弧形截骨术具有更大的截骨平面总面积和更小的楔形体积，理论上在骨愈合方面具有优势，然而胫骨结节下行截骨术较复杂，尤其胫骨结节远端弧形截骨术是三平面截骨术，较难掌握。随着内固定技术的成熟，胫骨结节远端单平面截骨术正重新回到人们视野，其技术相对简单，也具有良好的应用前景。

（张宇峰　赵　超）

参考文献

[1] GAASBEEK R D, SONNEVELD H, VAN HEERWAARDEN R J, et al. Distal tuberosity osteotomy in open wedge high tibial osteotomy can prevent patella infera: a new technique [J]. Knee, 2004, 11(6): 457-461.

[2] HOPWOOD S, KHAN W, AGARWAL S. The biplanar open wedge high tibial osteotomy preserving the tibial tubercle [J]. J Orthop Sci, 2016, 21(6): 786-790.

[3] AKIYAMA T, OSANO K, MIZU-UCHI H, et al. Distal tibial tuberosity arc osteotomy in open-wedge proximal tibial osteotomy to prevent patella infra [J]. Arthrosc Tech, 2019, 8(6): e655-e662.

[4] SHIM J S, LEE S H, JUNG H J, et al. High tibial open wedge osteotomy below the tibial tubercle: clinical and radiographic results [J]. Knee Surg Sports Traumatol Arthrosc, 2013, 21(1): 57-63.

[5] HAN C X, LI X, TIAN X D, et al. The effect of distal tibial tuberosity high tibial osteotomy on postoperative patellar height and patellofemoral joint degeneration [J]. J Orthop Surg Res, 2020, 15(1): 466.

[6] STOFFEL K, WILLERS C, KORSHID O, et al. Patellofemoral contact pressure following high tibial osteotomy: a cadaveric study [J]. Knee Surg Sports Traumatol Arthrosc, 2007, 15(9): 1094-1100.

[7] KLOOS F, BECHER C, FLEISCHER B, et al. High tibial osteotomy increases patellofemoral pressure if adverted proximal, while open-wedge HTO with distal biplanar osteotomy discharges the patellofemoral joint: different open-wedge high tibial osteotomies compared to an extra-articular unloading device [J]. Knee Surg Sports Traumatol Arthrosc, 2019, 27(7): 2334-2344.

[8] ANDRIACCHI T P, MÜNDERMANN A, SMITH R L, et al. A framework for the in vivo pathomechanics of osteoarthritis at the knee [J]. Ann Biomed Eng, 2004, 32(3): 447-457.

[9] CARTER D R, BEAUPRÉ G S, WONG M, et al. The mechanobiology of articular cartilage development and degeneration [J]. Clin Orthop Relat Res, 2004(427 Suppl): S69-S77.

[10] PAPE D, DUECK K, HAAG M, et al. Wedge volume and osteotomy surface depend on surgical technique for high tibial osteotomy [J]. Knee Surg Sports Traumatol Arthrosc, 2013, 21(1): 127-133.

[11] NEJIMA S, KUMAGAI K, FUJIMAKI H, et al. Increased contact area of flange and decreased wedge volume of osteotomy site by open wedge distal tibial tuberosity arc osteotomy compared to the conventional technique [J]. Knee Surg Sports Traumatol Arthrosc, 2021, 29(10): 3450-3457.

[12] STAUBLI A E, JACOB H A. Evolution of open-wedge high-tibial osteotomy: experience with a special angular stable device for internal fixation without interposition material [J]. Int Orthop, 2010, 34(2): 167-172.

[13] BRINKMAN J M, LOBENHOFFER P, AGNESKIRCHNER J D, et al. Osteotomies around the knee: patient selection, stability of fixation and bone healing in high tibial osteotomies [J]. J Bone Joint Surg Br, 2008, 90(12): 1548-1557.

[14] LONGINO P D, BIRMINGHAM T B, SCHULTZ W J, et al. Combined tibial tubercle osteotomy with medial opening wedge high tibial osteotomy minimizes changes in patellar height: a prospective cohort study with historical controls [J]. Am J Sports Med, 2013, 41(12): 2849-2857.

[15] PARK H, KIM H W, KAM J H, et al. Open wedge high tibial osteotomy with distal tubercle osteotomy lessens change in patellar position [J]. Biomed Res Int, 2017, 2017: 4636809.

[16] KRAUSE M, DRENCK T C, KORTHAUS A, et al. Patella height is not altered by descending medial open-wedge high tibial osteotomy (HTO) compared to ascending HTO [J]. Knee Surg Sports Traumatol Arthrosc, 2018, 26(6): 1859-1866.

[17] ERQUICIA J, GELBER P E, PERELLI S, et al. Biplane opening wedge high tibial osteotomy with a distal tuberosity osteotomy, radiological and clinical analysis with minimum follow-up of 2 years [J]. J Exp Orthop, 2019, 6(1): 10.

[18] HORIKAWA T, KUBOTA K, HARA S, et al. Distal tuberosity osteotomy in open-wedge high tibial osteotomy does not exacerbate patellofemoral osteoarthritis on arthroscopic evaluation [J]. Knee Surg Sports Traumatol Arthrosc, 2020, 28 (6): 1750-1756.

[19] OGAWA H, MATSUMOTO K, YOSHIOKA H, et al. Distal tibial tubercle osteotomy is superior to the proximal one for progression of patellofemoral osteoarthritis in medial opening wedge high tibial osteotomy [J]. Knee Surg Sports Traumatol Arthrosc, 2020, 28 (10): 3270-3278.

[20] HAN S B, LEE D H, SHETTY G M, et al. A "safe zone" in medial open-wedge high tibia osteotomy to prevent lateral cortex fracture [J]. Knee Surg Sports Traumatol Arthrosc, 2013, 21 (1): 90-95.

[21] LUO C A, LIN S C, HWA S Y, et al. Biomechanical effects of plate area and locking screw on medial open tibial osteotomy [J]. Comput Methods Biomech Biomed Engin, 2015, 18 (12): 1263-1271.

第四节 外侧闭合胫骨高位截骨术

1965 年，Mark Coventry 教授发明了外侧闭合胫骨高位截骨术（closed wedge high tibial osteotomy, CWHTO），并将手术技术介绍及随访结果发布在 *J Bone Joint Surg Am* 杂志上。该手术在膝关节内侧间室骨关节炎的治疗上取得了不错的效果。CWHTO 手术区域靠近腓神经及胫动脉，容易损伤神经动脉；且胫骨需截骨两次及处理腓骨，手术时间更长；而内侧开放胫骨高位截骨术（open wedge high tibial osteotomy, OWHWO）入路简单，且不必担心损伤腓神经及胫动脉，因此获得了越来越多的应用。但外侧闭合胫骨高位截骨术仍在低位髌骨、需要减小胫骨平台后倾角及需要进行外侧切开入路等情况下适用。外侧闭合胫骨高位截骨术和内侧开放胫骨高位截骨术的手术适应证及禁忌证基本一致。两种术式在患者选择倾向性上有少许差异，详见本章第六节第一部分。

一、手术技术

外侧闭合胫骨高位截骨术的术前设计基本和内侧开放截骨术类似，在双下肢负重全长 X 线上进行设计，唯一不同点是将合页位点定位于胫骨内侧，关节线下方 2.5cm。

在行外侧闭合胫骨高位截骨术前，需先进行关节镜下探查，观察内外侧间室及髌股关节间室软骨退变情况、半月板情况及是否有游离体，并进行相应处理。需要注意的是，虽然在术前通过膝关节 MRI 对膝关节软骨情况已有判断，但若关节镜下发现膝关节外侧间室软骨退变及磨损情况较术前预估重，达到 Outerbridge Ⅲ级以上，则胫骨高位截骨术并不适宜，应行关节镜下处理，而手术方案变化的可能性在术前就应与患者及其家属沟通好并签字。

关节镜探查及处理完成后，胫骨近段外侧上方做纵行切口，沿腓骨长肌及趾长伸肌肌间隙进入胫骨近段外侧面，注意分离并保护腓深神经及伴行的胫前动脉，若进入困难适当剥离腱性结构。切除腓骨上胫腓关节面。应用一枚克氏针由胫骨外侧近端截骨平面向胫骨内侧合页位置打入。合页位置一般是胫骨内侧关节线下方 2.5cm。透视满意后，应用另一枚克氏针按术前设计的截骨角度由胫骨外侧远端截骨平面向胫骨内侧合页位置打入。透视满意后开始截骨。应用摆锯在两枚克氏针之间进行截骨(图 2-4-1)。截骨完成后移除楔形骨块。外翻胫骨以闭合截骨间隙。尽量一次截骨满意,闭合截骨不像开放截骨,可以随意调节撑开角度。应用内固定物(骑缝钉或槽式钢板及螺钉)固定截骨的远近两端。下引流管,逐层缝合,关闭切口。患者术后拄拐部分负重,在术后 6 周行膝关节 X 线检查,若可见骨性愈合,则允许患者完全负重(图 2-4-2)。

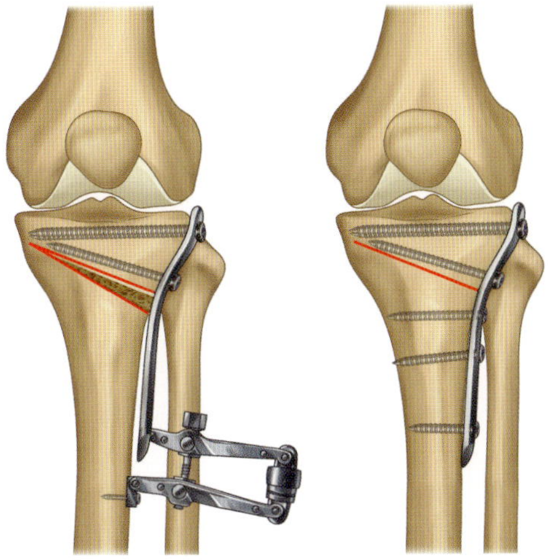

图 2-4-1 外侧闭合胫骨高位截骨术示意

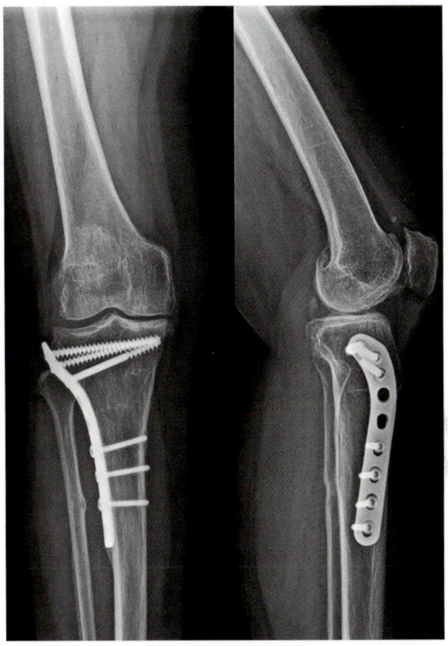

图 2-4-2 外侧闭合胫骨高位截骨术后 X 线片

二、术后效果

通过术后随访,行外侧闭合胫骨高位截骨术的患者,疼痛缓解,膝关节功能提高,力线改善,手术效果大多可维持 10 年以上。

1. 膝关节功能评分 行外侧闭合胫骨高位截骨术的患者,随访中膝关节功能评分均较术前有明显提升。HSS 评分提高 20~40 分;视觉模拟评分法(visual analogue scale,VAS)评分下降 4~7 分。Berruto 对 82 例行外侧闭合胫骨高位截骨术的患者进行 11.9 年±7.2 年的随访,HSS 评分从术前 70.8 分±10 分提高到 93.2 分 ±9.1 分;VAS 评分从 7.9 分 ±1.4 分降低到 1.6 分±1.1 分。在一项国内的随访中,HSS 评分由术前 48~68 分,提高至术后 60~91 分。

2. 力线改变 行外侧闭合胫骨高位截骨术的患者,在随访中力线大多由内翻位改变为中立位或轻度外翻位。Berruto 的随访中,患者行外侧闭合胫骨高位截骨术后髋膝踝角从术前 6.9°±3.5°降低到术后 2.6°±2.6°。胫骨平台后倾角从 10.1°±1.4°降低到 6.8°±2.1°。在一项国内的随访研究中,患者行外侧闭合胫骨高位截骨术后股胫角术前为 184.5°~197°,术后为 167°~176°,膝内翻畸形得到了矫正。胫骨平台后倾角术前 2°~17°降低为术后 -4°~13°,术后胫骨平台后倾角减小。

3. 疗效及转归 外侧闭合胫骨高位截骨术在随访中大多能保持 10 年以上有效率。在国内外的研究中，该术式的10年有效率均在90%以上，20年有效率也在70%以上。16.1%的患者在术后平均15.6年时进行了术侧的膝关节置换术。手术时患者年龄>55岁；BMI>25kg/m^{2}及股骨胫骨角<185°是术后患者行膝关节置换术的危险因素。

三、并发症

外侧闭合胫骨高位截骨术可能导致一系列的并发症，包括神经损伤、血管损伤、继发骨折、延迟愈合或不愈合及内翻复发等。不同研究随访中并发症发生概率不一，多数在10%~20%。比如河北医科大学第三医院对行该术式的126例患者进行了随访，发现腓总神经损伤3例，深静脉血栓5例，骨折4例，膝内翻复发6例。下面对各个并发症进行介绍。

1. 神经损伤 外侧闭合胫骨高位截骨需要进行上胫腓关节分离或腓骨截骨，易损伤腓总神经。Song对104例行该术式的患者进行了随访，其中2例出现腓总神经损伤，2例出现腓浅神经损伤。Akizuki对118例行该术式的患者进行随访，5例出现腓总神经损伤。为避免腓总神经损伤，术者需充分了解腓总神经走行。腓总神经在腘窝上角由坐骨神经发出后，沿股二头肌肌腱内侧向外下走行，至小腿上段外侧绕腓骨颈(腓骨头下约30mm处)穿出后分为腓深神经及腓浅神经。腓深神经穿腓骨长肌进入前骨筋膜鞘，腓浅神经在腓骨长短肌之间下行。腓总神经在腓骨颈处的位置非常表浅，易损伤。外侧闭合胫骨高位截骨术的截骨位于胫腓关节下，在截骨完成，将楔形骨块取出后，需要将胫骨外翻闭合近端及远端截骨平面，并在截骨前处理腓骨以便进行胫骨外翻。在截骨前进行上胫腓关节面的切除，相较于腓骨头切除及腓骨截骨术，可以最大限度地保留腓骨的完整性和避免腓总神经的损伤；不需要扩大或新增切口；胫腓关节切除后对截骨部位的暴露也有帮助。在手术操作中，为避免腓总神经损伤，关节囊切开及胫腓关节面切除操作时，不要超过腓骨头远端30mm；在截骨过程中应避免拉钩对腓骨头及周围软组织的压迫。

2. 血管损伤及静脉血栓 胫前静脉穿过骨间膜后与胫后静脉汇合为腘静脉，此部位移动度小，易在粗暴操作中损伤，从而引发静脉血栓。截骨完成后截骨面渗血，可引发血肿及骨筋膜隔室综合征。一项研究中，在104例行外侧闭合胫骨高位截骨术的患者中出现2例骨筋膜隔室综合征，其中一例发现及时，行筋膜隔室减压后完全恢复，另一例发现较晚，导致马蹄足畸形，行踝关节融合术。故放置引流是较好的选择。术后各种原因导致患者锻炼不充分，以及患者自身原因都可能导致下肢深静脉血栓。大部分病例中深静脉血栓的发生率为2%~5%，术后出现肺栓塞的病例亦有报道。术后应尽早拔除引流管，给予适量抗凝药物，鼓励患者进行功能锻炼，尽早拄拐下地，定期复查D-二聚体及下肢深静脉彩色多普勒超声。

3. 延迟愈合及不愈合 外侧闭合胫骨高位截骨是截骨端与截骨端之间的闭合固定，术后延迟愈合及不愈合的情况较少见。在大部分病例随访中，其发生率不超过5%。Akizuki的随访中，118例出现2例不愈合，均进行再次植骨并更换了更坚强的内固定。不愈合出现后可以通过植骨，使用更坚强的内固定装置翻修，甚至进行膝关节置换术。延迟愈合则需要推迟负重时间甚至采用下肢石膏固定，以利于愈合。

4. 胫骨骨折 可分为胫骨平台骨折（骨折线累及关节面）或胫骨近端骨折（骨折线不累及关节面）。骨折线累及关节面则必须保证骨折端对齐，通常可以使用加压螺钉固定。在文献报道中，胫骨骨折发生率为0~20%。为避免骨折发生，需保证截骨位置应当精确：近端截骨线在胫骨平台下方1.5~2.0cm的距离。如果截骨线距关节面太近，导致截骨块薄，它对骨折的阻力很小，会增加骨折风险。截骨完成后胫骨内侧皮质要适量保留，截骨深度也不能太浅，不然内侧合页太宽，在闭合截骨间隙时出现阻力太大，将施加的应力引导向关节内导致关节内骨折。可应用克氏针对内侧合页骨折钻孔后再进行截骨端的闭合。

5. 关于膝内翻复发及过度矫正 需要正确选择适合该术式的患者，例如将股骨内翻导致下肢内翻的患者排除在外。截骨后应当做到适当的过度矫正（即适当外翻），同时采用强力内固定。术后矫正不足，可导致临床效果差，内翻复发。而矫正过度，则导致外侧过度负荷，加重外侧间室关节炎。学者们推荐术后下肢力线维持在2°~6°外翻，Fujisawa等建议术后力线通过胫骨平台的外侧，在整个平台宽度的62%，即所谓的Fujisawa点。截骨后应当做到适当的过度矫正，同时采用强力内固定，是预防术后膝内翻的保证。

总体来说，胫骨高位截骨是治疗膝骨关节炎合并内翻畸形较为理想的手术方法。外侧闭合胫骨高位截骨术较内侧开放胫骨高位截骨术，更有利于骨愈合。但其入路毗邻重要神经、血管，而且手术还需处理腓骨或胫腓关节，增加了发生并发症的可能性。

（牛竞辉）

参考文献

[1] COVENTRY M B. Osteotomy of the upper portion of the tibia for degenerative arthritis of the knee. A preliminary report[J]. J Bone Joint Surg Am, 1965, 47: 984-990.

[2] SONG S J, YOON K H, PARK C H. Patellofemoral cartilage degeneration after closed- and open-wedge high tibial osteotomy with large alignment correction [J]. Am J Sports Med, 2020, 48(11): 2718-2725.

[3] SONG I H, SONG E K, SEO H Y, et al. Patellofemoral alignment and anterior knee pain after closing- and opening-wedge valgus high tibial osteotomy [J]. Arthroscopy, 2012, 28(8): 1087-1093.

[4] SHINTARO K, SHUJI N, YUJI A, et al. Cartilage degeneration of patellofemoral joint occurs in open wedge high tibial osteotomy, rather than in hybrid closed wedge high tibial osteotomy, during the early postoperative period: a qualitative analysis using MRI T mapping [J]. J Orthop Surg, 2023, 31(1): 10225536221151132.

[5] KAWAI R, KAWASHIMA I, MAEDA A, et al. The factors affecting the timing of bone union after closing-wedge high tibial osteotomy [J]. J Clin Orthop Trauma, 2020, 11(Suppl 4): S526-S529.

[6] BONNIN M, CHAMBAT P. Current status of valgus angle, tibial head closing wedge osteotomy in medial gonarthrosis[J]. Orthopade, 2004, 33(2): 135-142.

[7] SONG E K, SEON J K, PARK S J, et al. The complications of high tibial osteotomy: closing- versus opening-wedge methods [J]. J Bone Joint Surg Br, 2010, 92(9): 1245-1252.

[8] AKIZUKI S, SHIBAKAWA A, TAKIZAWA T, et al. The long-term outcome of high tibial osteotomy: a ten-to 20-year

follow-up [J]. J Bone Joint Surg Br, 2008, 90(5): 592-596.

[9] 王飞，陈百成，高石军，等. 胫骨高位截骨手术并发症 23 例次分析[J]. 中国矫形外科杂志，2006，14(1)：29-31.

[10] TERAUCHI M, SHIRAKURA K, KATAYAMA M, et al. Varus inclination of the distal femur and high tibial osteotomy [J]. Bone Joint Surg Br, 2002, 84(2): 223-226.

[11] ANTONESCU D N. Is knee osteotomy still indicated in knee osteoarthritis? [J]. Acta Orthop Belg, 2000, 66(5): 421-432.

[12] FUJISAWA Y, MASUHARA K, SHIOMI S. The effect of high tibial osteotomy on osteoarthritis of the knee. An arthroscopic study of 54 knee joints [J]. Orthop Clin North Am, 1979, 10(3): 585-608.

[13] BERRUTO M, MAIONE A, TRADATI D, et al. Closing-wedge high tibial osteotomy, a reliable procedure for osteoarthritic varus knee [J]. Knee Surg Sports Traumatol Arthrosc, 2020, 28(12): 3955-5961.

[14] SHINYA I, HIDEKI H, SATOSHI Y, et al. Long-term survivorship of closed-wedge high tibial osteotomy for severe knee osteoarthritis: outcomes after 10 to 37 years [J]. Orthop J Sports Med, 2021, 9(10): 23259671211046964.

[15] 王飞，陈竞清，陈百成，等. 胫骨高位截骨术治疗膝内翻伴膝外摆步态的疗效与不足[J]. 中国矫形外科杂志，2006，14(5)：343-345.

[16] CAZOR A, SCHMIDT A, SHATROV J. Less risk of conversion to total knee arthroplasty without significant clinical and survivorship difference for opening-wedge high tibial osteotomies in varus knee deformities at 10-year minimum follow-up compared to closing-wedge high tibial osteotomies [J]. Knee Surg Sports Traumatol Arthrosc, 2022, 31(4): 1603-1613.

[17] 刘丙根，张催，雷昱，等. 胫骨高位开放截骨与闭合截骨临床疗效的 Meta 分析[J]. 中华关节外科杂志(电子版)，2021，15(2)：199-208.

[18] HE M L, ZHONG X H, LI Z, et al. Progress in the treatment of knee osteoarthritis with high tibial osteotomy: a systematic review [J]. Syst Rev, 2021, 10(1): 56.

[19] SONG SJ, YOON KH, KIM KI, et al. Closed-wedge high tibial osteotomy is more advantageous to maintain the correction than open-wedge high tibial osteotomy in osteopenic patients [J]. Knee Surg Sports Traumatol Arthrosc, 2023, 31(4): 1563-1570.

[20] 王飞，陈百成，高石军，等. 内侧撑开和外侧闭合胫骨高位截骨术治疗膝内翻骨关节炎[J]. 中华骨科杂志，2010，30(6)：558-562.

[21] IONA S, FELIX F, PETER S, et al. The influence of High tibial osteotomies on the posterior tibial slope-study of 190 medial open wedge and 89 lateral closed wedge cases [J]. Orthop J Sports Med, 2020, 8(5 suppl 4): 2325967120S00309.

[22] NAKASHIMA H, TAKAHARA Y, ITANI S, et al. Good clinical outcomes and return to sports after hybrid closed-wedge high tibial osteotomy [J]. Knee Surg Sports Traumatol Arthrosc, 2023, 31(4): 1220-1229.

[23] RHEE S J, KIM J H, JUNG S J, et al. Hybrid lateral closed-wedge high tibial osteotomy showed similar accuracy in angular correction and reduction of posterior tibial slope compared to opening-wedge high tibial osteotomy-a correction angle matched cohort study [J]. J Arthroplasty, 2023, 38(8): 1455-1463.

[24] WEILER A, GWINNER C, WAGNER M, et al. Significant slope reduction in ACL deficiency can be achieved both by anterior closing-wedge and medial open-wedge high tibial osteotomies: early experiences in 76 cases [J]. Knee Surg Sports Traumatol Arthrosc, 2022, 30(6): 1967-1975.

[25] BOSCO F, GIUSTRA F, GIAI VIA R, et al.Could anterior closed-wedge high tibial osteotomy be a viable option in patients with high posterior tibial slope who undergo anterior cruciate ligament reconstruction? A systematic review and meta-analysis [J]. Eur J Orthop Surg Traumatol, 2023; 33(6): 2201-2214.

[26] NAKAMURA R, AMEMIYA M, KAWASHIMA F, et al. Ankle-angle-adjusting fibular osteotomy in closed wedge high

tibial osteotomy [J]. Arthrosc Tech, 2022, 11 (12): e2169-e2175.

[27] ISHIMATSU T, TAKEUCHI R, ISHIKAWA H, et al. Femoral morphology affects postoperative alignment of the lower extremities in hybrid closed-wedge high tibial osteotomy [J]. Arch Orthop Trauma Surg, 2022, 142 (12): 3675-3685.

[28] KUWASHIMA U, TAKEUCHI R, ISHIKAWA H, et al. Comparison of torsional changes in the tibia following a lateral closed or medial open wedge high tibial osteotomy [J]. Knee, 2019, 26 (2): 374-381.

[29] KIM J, KIM B H, LEE K W, et al. Lower limb length discrepancy after high tibial osteotomy: prospective randomized controlled trial of lateral closing versus medial opening wedge osteotomy [J]. Am J Sports Med, 2016, 44 (12): 3095-3102.

[30] MATSUBARA S, ONODERA T, IWASAKI K, et al. Discrepancy in the distribution patterns of subchondral bone density across the ankle joint after medial opening-wedge and lateral closing-wedge high tibial osteotomy [J]. Am J Sports Med, 2022, 50 (2): 478-485.

第五节 胫骨高位截骨术相关创新技术

膝骨关节炎（KOA）的手术治疗方式有多种，膝关节周围截骨术作为“保膝”的一种术式，避免了关节置换，可有效缓解骨关节炎症状，并为后期可能进行的膝关节置换术等手术保留一定骨量。常见的膝关节周围截骨术包括胫骨高位截骨术（HTO）、股骨远端截骨术（DFO）。张英泽院士通过手术实践及思考，提出了“不均匀沉降”理论及由此理论支持产生的腓骨近端截骨术（PFO），完善了膝关节周围截骨术体系；并对膝关节周围截骨术进行了不同程度的改良，简化了手术操作步骤，提高了手术安全及疗效。

一、胫骨高位截骨术

胫骨高位截骨术（HTO）是开展较早且目前报道最多的治疗膝骨关节炎（KOA）的截骨术。HTO 由 Jackson 等于 1958 年首次报道，将其作为治疗内翻型膝关节单间室骨关节炎的一种手术方式，后经过 Coventry 等人的不断发展，越来越多的骨科医师采用 HTO 治疗下肢力线内翻引起的 KOA。HTO 的治疗原理是通过对胫骨近端进行截骨矫形把下肢力线从发生炎症和磨损的膝关节内侧间室转移到相对正常的外侧间室，以减轻内侧间室负荷、给已磨损的软骨和受损伤的半月板创造自我修复的条件，进而达到缓解疼痛、延缓膝关节置换时间及恢复患者高水平活动的目的。研究表明，HTO 具有理想的短期和中期疗效，但同时具有一定的局限性；常见并发症包括神经血管损伤、伤口不愈合、胫骨外侧皮质断裂、截骨区延迟愈合或不愈合、矫正不足、过度矫正或畸形复发等。张英泽院士通过手术实践总结及对文献的分析，对胫骨高位截骨术进行了一定程度的创新及改良，提高了手术疗效，减少了手术并发症。

1. HTO 截骨区可吸收垫片 在常规内侧开放胫骨高位截骨术中，于胫骨结节近端行双平面截骨，撑开截骨线到理想角度后视截骨角度于截骨区植骨或不植骨及放置接骨板和螺钉进行固定。该手术操作方法可实现截骨区坚强固定，然而，双平面截骨与单平面截骨相比有以下缺点：①增加了手术时间；②接骨板费用较高且后期可能需要进行二次手术取出，增加了患者总体花费及手术创伤；③接骨板多为 8 孔，手术切口较长；④截骨区隐性失血较多。针对常规内侧开放胫骨高位截骨术的不足，张英泽院士设计了一款应用于截骨区的可吸收垫片并取得了发明专利。该垫片为平板，顶杆为直杆，垫片自前端向后端的厚度逐渐增加，形成楔形，垫片的后部宽度大于垫片的前部宽度，垫片的上板面表面和下板面表面有凸起的倒刺，倒刺的前端尖锐，垫片的后端面上有顶杆孔，顶杆孔自垫片的后端面向前上方倾斜穿过垫片的本体，顶杆孔的前端开口位于垫片的上板面，顶杆穿过顶杆孔，顶杆的前端与胫骨平台相对（图 2-5-1，图 2-5-2）。使用该垫片时，可通过胫骨结节内侧近端小切口，行胫骨结节近端单平面截骨；垫片有不同厚度，可满足不同的截骨角度；垫片上有防滑倒刺，可避免垫片逆行脱出，固定牢靠，无须使用接骨板固定；垫片为可吸收材料制作，无须二次取出，避免了患者二次手术的痛苦；垫片中有很多圆孔，有利于骨长入，促进骨愈合，提高了固定强度。该手术创新在尸体标本及临床应用中均取得了满意的效果。

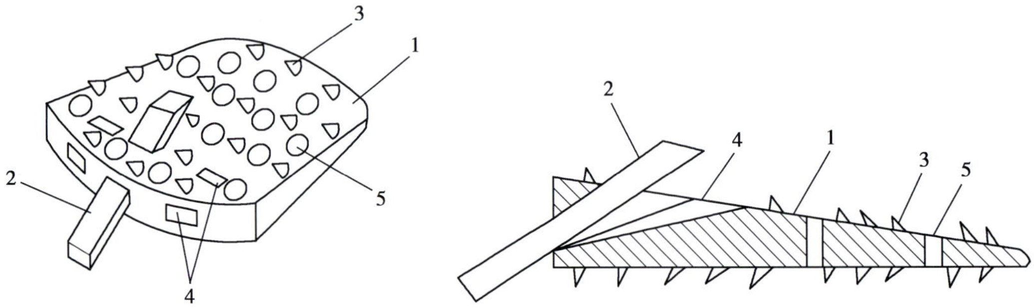

1-垫片；2-顶杆；3-倒刺；4-顶杆孔；5-骨长入小孔。

图 2-5-1 可吸收垫片示意

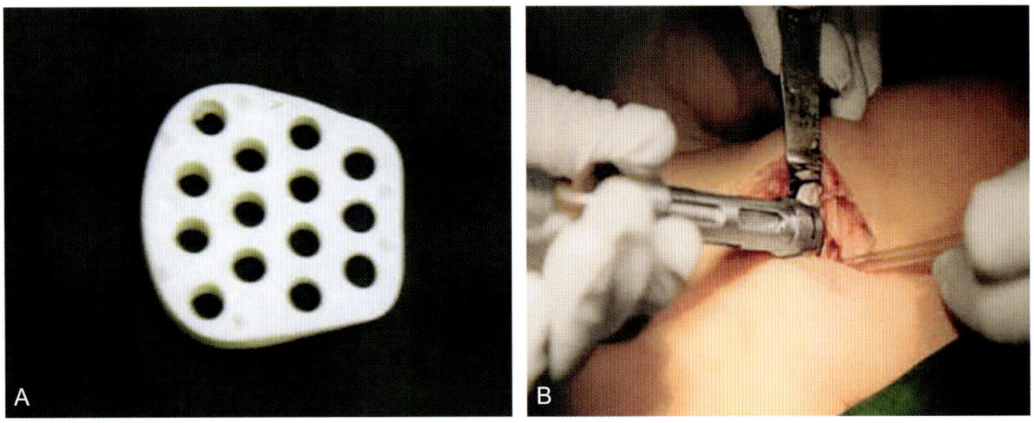

图 2-5-2 可吸收垫片

A. 可吸收垫片实物；B. 手术中置入可吸收垫片。

2. 胫骨截骨后渐进撑开器 在进行内侧开放胫骨高位截骨术的过程中，多使用撑开钳来撑开截骨断端，有造成胫骨外侧皮质断裂的风险。张英泽院士为避免这一手术风险，设计了一种保持对侧皮质不断裂的胫骨截骨后渐进撑开器并获得了发明专利。其技术方案是：上撑开板和下撑开板的前端由撑开板转轴相连接，撑开座的前端分别通过连杆转轴与上撑开板和下撑开板的后端相连接，撑开连杆的一端与连杆转轴相连接，另一端拉杆转轴相连接，撑开座的后端与套管的前端相连接，套管的后部有螺纹，螺旋拉杆位于套管内，螺旋拉杆的前部与后部之间为可转动连接，螺旋拉杆的前端穿过撑开座，螺旋拉杆的前端有轴孔，拉杆转轴与螺旋拉杆的轴孔为转动配合，螺旋拉杆的后部有螺纹与套管后部的螺纹相匹配(图 2-5-3)。该撑开器可以在术中对截骨缝隙实施渐进式缓慢撑开，可保持对侧皮质在术中完整不断裂。

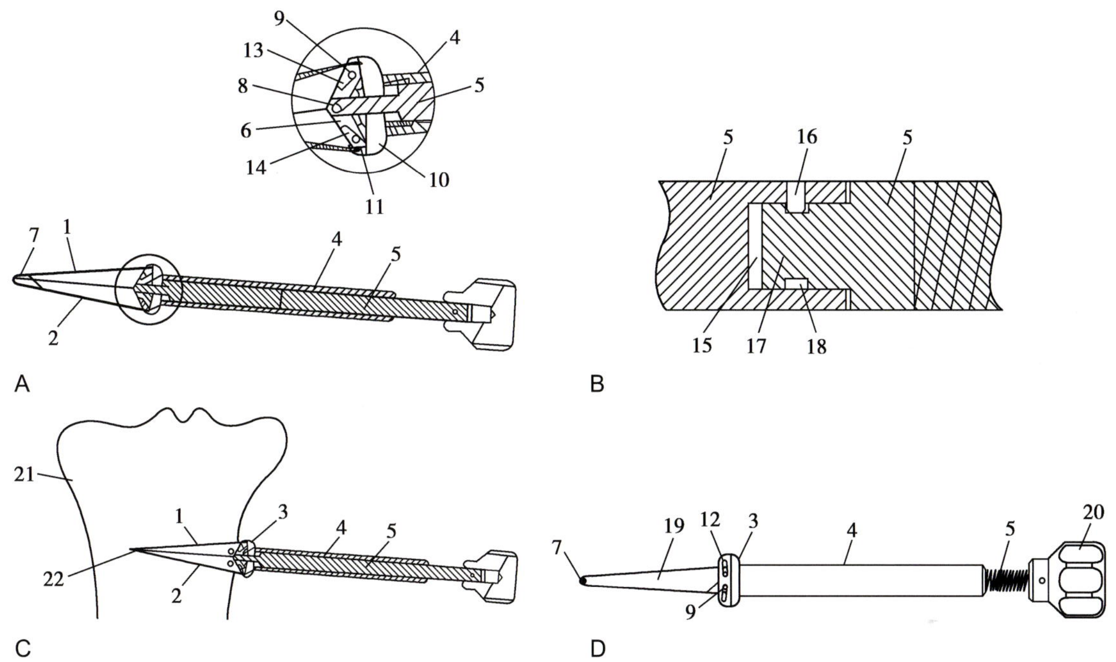

1-上撑开板；2-下撑开板；3-撑开座；4-套管；5-螺旋拉杆；6-撑开连杆；7-撑开板转轴；8-拉杆转轴；9-连杆转轴；10-底板；11-侧板；12-滑动槽；13-上滑动槽；14-下滑动槽；15-凹孔；16-顶销；17-圆台；18-凹槽；19-挡板；20-转动把手；21-胫骨；22-截骨缝隙。

图 2-5-3　保持对侧皮质不断裂的胫骨截骨后渐进撑开器示意

A. 撑开器闭合状态；B. 撑开器撑开状态剖视；C. 螺旋拉杆结构示意；D. 撑开器使用状态。

3. 胫骨截骨后组合式垫高器　在进行内侧开放胫骨高位截骨术的过程中，当截骨断端撑开到合适高度时，多采用撑开钳保持撑开高度，该操作易导致撑开高度丢失，最终造成力线纠正不足。张英泽院士为解决这一问题，设计了一种在膝骨关节炎胫骨截骨后使用的垫高装置——胫骨截骨后组合式垫高器，并获得了发明专利(图 2-5-4)。其发明的技术方案是：撑开夹由两个直杆组成，两个直杆的一端由转轴相连接，撑开顶杆为弧形水平圆杆，2~3 个撑开夹沿着撑开顶杆的弧线排列，撑开顶杆放置在 2~3 个撑开夹的两个直杆之间，2~3 个撑开固定螺杆的一端分别与 2~3 个撑开夹的前端转轴相连接，在撑开顶杆上分别顺序排列有 2~3 水平长孔，每个撑开固定螺杆对应一个穿过撑开顶杆杆体上的长孔，每个撑开固定螺杆的后端配合连接一个撑开固定螺母。本垫高器不但可以有效地控制截骨区的撑开角度，还能够对撑开后的位置进行固定，防止撑开后发生移动或脱离，对复位固定起到了良好的作用。

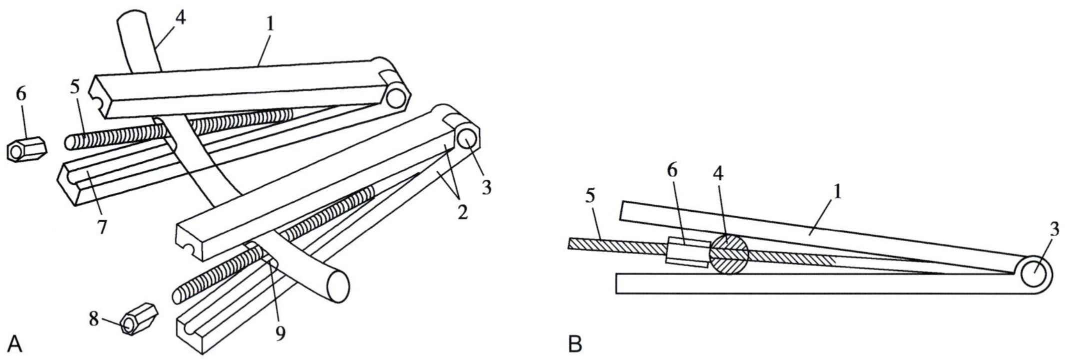

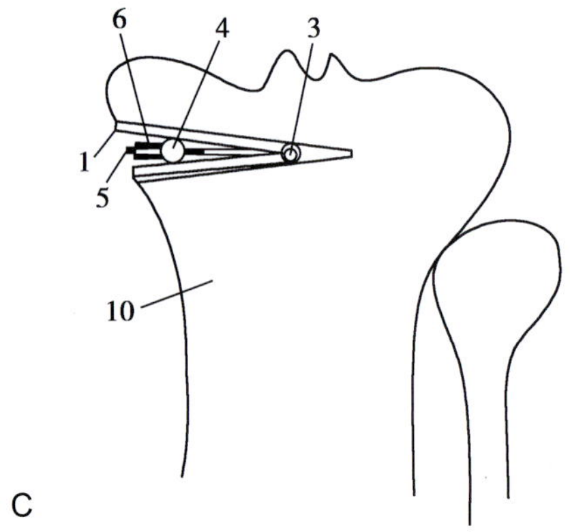

1-撑开夹；2-直杆；3-转轴；4-撑开顶杆；5-撑开固定螺；6-撑开固定螺母；7-凹槽；8-套管；9-长孔；10-胫骨。

图 2-5-4 胫骨截骨后组合式垫高器示意

A. 垫高器斜面观；B. 垫高器正面观；C 垫高器使用状态。

4. 胫骨高位截骨平面精准导向器 在进行内侧开放胫骨高位截骨术的过程中，截骨平面常采用 1 枚或 2 枚指向腓骨头的克氏针来确定，克氏针的走向需要通过术中透视来确定，会有一定的操作误差，且透视会增加手术时间。张英泽院士设计了一种胫骨高位截骨平面精准导向器成功解决了这一问题，该设计已获发明专利。该设计的技术方案为：垂直定位板为长方形板，克氏针套管固定连接在垂直定位板的上端，克氏针套管的轴线与垂直定位板的板面垂直，截骨导向板为水平放置的长方形板，垂直定位板的下端与截骨导向板的后部垂直连接，垂直定位板的克氏针套管下端至截骨导向板连接处之间的距离与胫骨高位截骨高度相等，在垂直定位板的板面下端与截骨导向板的板面连接处安装有转轴连接结构（图 2-5-5）。本实用新型导向器结构简单、使用方便、操作容易、定位准确，不需要经过 X 线反复透视即可精确地确定胫骨高位截骨平面，可以显著地缩短手术时间、提高手术效率，减少放射线对医患的伤害。

5. 推进骨瓣技术 内侧开放胫骨高位截骨术在国际上通用的方法是胫骨高位截骨矫形、钢板支撑固定、截骨间隙不植骨、不进行填充，但是该方法的一个显著缺点是骨长入缓慢或不易长入，特别是截骨间隙 >5mm 的患者，术后感染及骨延迟愈合或不愈合发生率可达 5%~15%。针对这一难题，张英泽院士带领团队进行了深入的探索，认为手术“残留”的“架空”结构很难使间隙上下的松质骨得到有效的应力刺激而产生新骨，特别是在骨间隙较大的情况下，难以建立有效骨连接。解决这一难题的关键在于采用自体骨填充截骨间隙，使应力能够有效地传导至松质骨骨面，建立有效的骨连接，减少延迟愈合或不愈合的发生。张英泽院士团队率先联合应用腓骨移植技术和推进骨瓣技术（图 2-5-6），在胫骨高位截骨、接骨板支撑固定后有效填充截骨间隙，以达到快速建立骨连接、

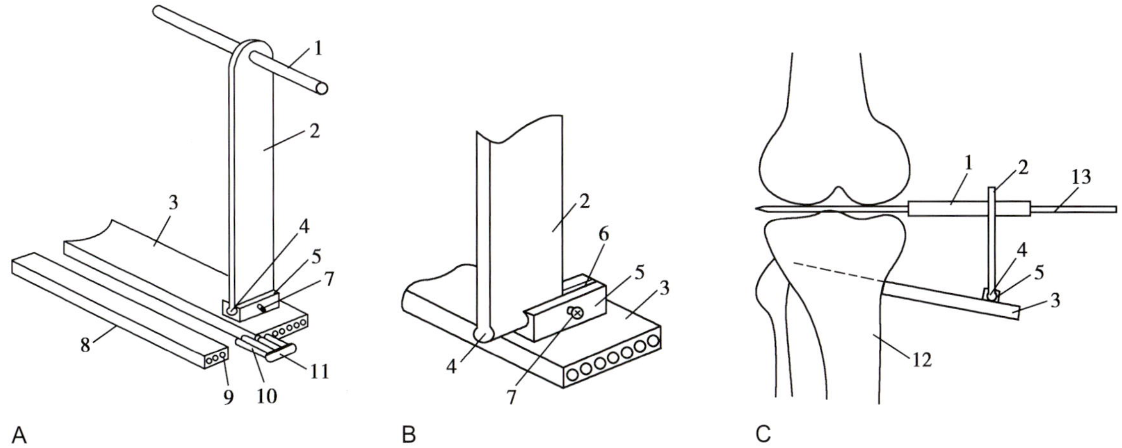

1-克氏针套管;2-垂直定位板;3-截骨导向板;4-转轴;5-转动槽;6-豁口;7-顶丝;8-导向扩展板;9-插孔;10-插杆;11-连接板;12-胫骨;13-克氏针。

图 2-5-5 胫骨高位截骨平面精准导向器示意

A. 结构示意;B. 转轴连接结构示意;C. 使用状态示意。

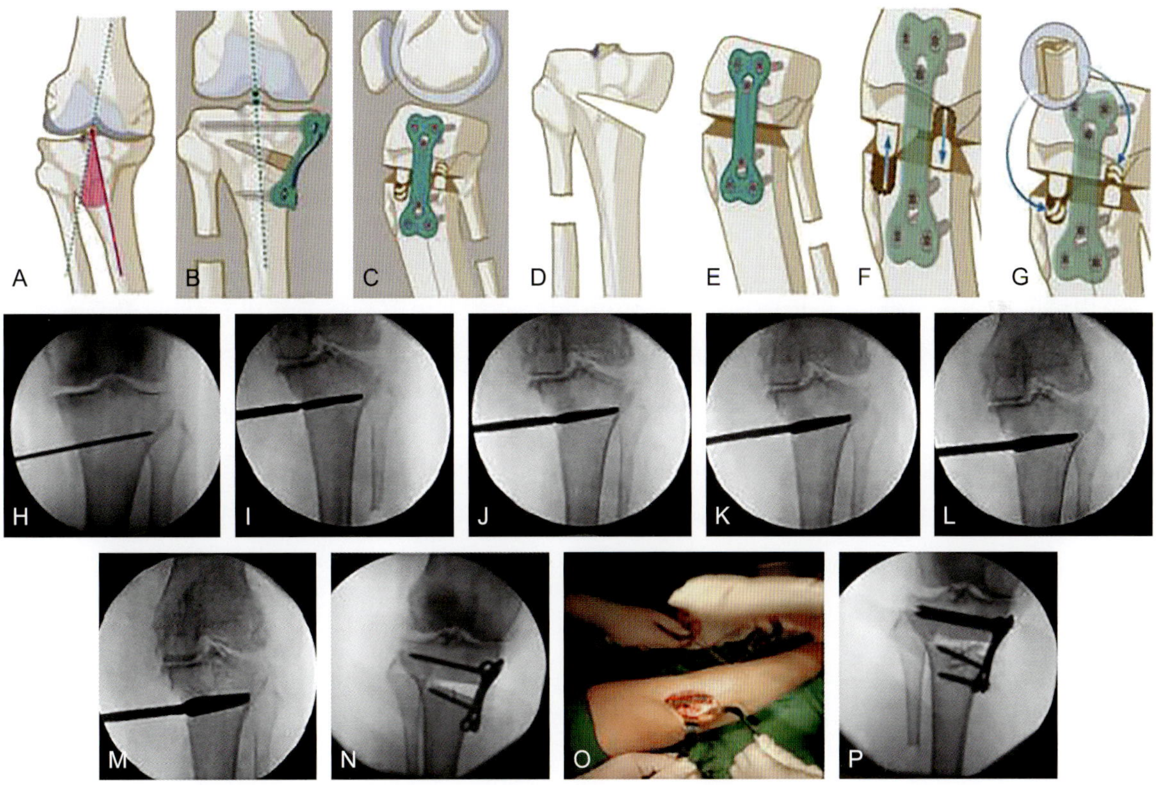

图 2-5-6 推进骨瓣技术示意及手术照片

A. 膝骨关节炎患者,膝关节内翻畸形明显;B. 行胫骨近端高位截骨术 + 四点支撑钢板固定术矫正畸形;C. 推进骨瓣联合腓骨移植术;D. 胫腓骨近端截骨;E. 四点支撑钢板固定;F. 完成推进骨瓣;G 植入腓骨;H~P. 患者女性,55 岁。双膝关节骨性关节炎。行胫腓骨近端高位截骨术 + 四点支撑钢板固定术 + 推进骨瓣术 + 腓骨移植术。H. 导针定位;I. 骨凿撑开;J. 5 号试模撑开;K. 6 号试模撑开;L. 7 号试模撑开;M. 8 号试模撑开;N. 四点支撑钢板固定;O. 推进骨瓣及腓骨移植术;P. 推进骨瓣后。

促进骨愈合的目的。该技术在临床进行初步应用，所有应用该技术进行胫骨高位截骨的重度内翻型膝关节骨性关节炎患者，在术后3~6个月内全部达到骨愈合，效果符合预期，取得了满意的临床疗效。

二、不均匀沉降理论及腓骨近端截骨术

张英泽院士经过解剖学、影像学、生物力学和临床应用等方面的系统研究，于2014年正式提出了不均匀沉降理论。该理论首先应用于膝关节内侧间室骨性关节炎的致病机制研究，认为胫骨平台周围由于无坚强软组织包绕，且内侧无骨性阻挡及支撑，而外侧却有腓骨支撑，负重点容易向内侧偏移，因此内外侧胫骨平台会发生不均匀沉降。该理论指出，膝关节不均匀沉降是膝关节骨性关节炎发生的重要始动因素。“不均匀沉降”理论解释了膝关节骨性关节炎患者引起关节疼痛及畸形的机制，并且已获得影像学及生物力学等多方面的支持。在“不均匀沉降”理论的基础上，张英泽院士提出通过腓骨近端截骨术治疗膝关节内侧间室骨性关节炎，并取得良好疗效。该手术简单易学，手术风险很低，得到了骨科同行的广泛认可。王丰坤教授等应用腓骨近端截骨术治疗了高龄、晚期KOA患者50例，患者术后1年膝关节疼痛VAS、美国特种外科医院（Hospital For Special Surgery，HSS）膝关节评分及膝关节协会评分（Knee Society Score，KSS）（包括临床及功能两项评分）与术前相比均得到显著改善，术后1年患者总体满意度达90.0%。王丰坤教授认为，对于高龄、晚期的KOA患者，腓骨近端截骨术是一种安全、有效的手术，患者可获得较高的满意度。王坤正教授从解剖学、生物力学、影像学、手术方法及理论依据等方面对腓骨近端截骨术进行了分析，认为膝关节“不均匀沉降”是膝关节内侧间室骨关节炎发生发展的关键因素，在该理论指导下的腓骨近端截骨术治疗膝关节内侧间室骨关节炎，术后近期可有效减轻患者疼痛，远期可改善膝关节功能，与膝关节单髁置换术（UKA）、HTO等手术相比，具有费用低、创伤小、康复迅速等优势。AHMED M等在利亚里沙希德·莫赫塔玛·贝娜齐尔·布托医学院和卡拉奇联合医学和牙科学院（Shaheed Mohtarma Benazir Bhutto Medical College Lyari and United Medical and Dental College of Karachi）进行了病例系列研究，共有60名患者参加了该研究并接受了腓骨近端截骨术，术后患者的VAS疼痛评分、牛津膝关节评分（Oxford knee score）、正位X线内侧膝关节间隙较术前均得到了明显改善，笔者认为腓骨近端截骨术是一种很好的手术技术，可以缓解内侧间室骨关节炎患者的疼痛并改善其膝关节功能。Prakash L等从腓骨近端截骨术的生物力学、适应证、手术技术和手术疗效等方面进行综合分析，认为关于腓骨近端截骨术效果良好的证据越来越多。大多数研究表明，腓骨近端截骨术后患者疼痛的缓解和改善有显著的统计学上意义，而且越来越多的生物力学理论也解释了这一技术的合理性。由于其并发症发生率低且相对容易实施，因此在治疗膝关节内侧间室骨关节炎的任何方法中都应该考虑同时行腓骨近端截骨术。

三、胫骨高位截骨术联合腓骨近端截骨术及相关创新技术

1. 联合截骨 以膝关节“不均匀沉降”理论为基础，张英泽院士针对膝关节内侧间室骨关节炎

提出的腓骨近端截骨术在临床取得了良好的治疗效果。而对膝内翻角度较大的患者，单纯应用腓骨近端截骨术术后虽然可以有效缓解疼痛，但难以纠正膝内翻和步态。为此，张英泽院士设计制作了专门针对膝内翻畸形矫正的膝关节平衡可吸收垫，该垫片应用于胫骨高位截骨术纠正膝内翻，联合腓骨近端截骨术共同治疗膝内翻较重的膝关节内侧间室骨关节炎，获得了满意的实验及临床效果。对于严重膝内翻（>15°）的患者，上述方法纠正膝内翻的效果稍差，张英泽院士研究并提出了在腓骨近端截骨术的基础上附加胫骨高位截骨四点支撑钢板撑开固定术治疗该类重度膝骨关节炎，取得了满意的临床疗效（图 2-5-7）。

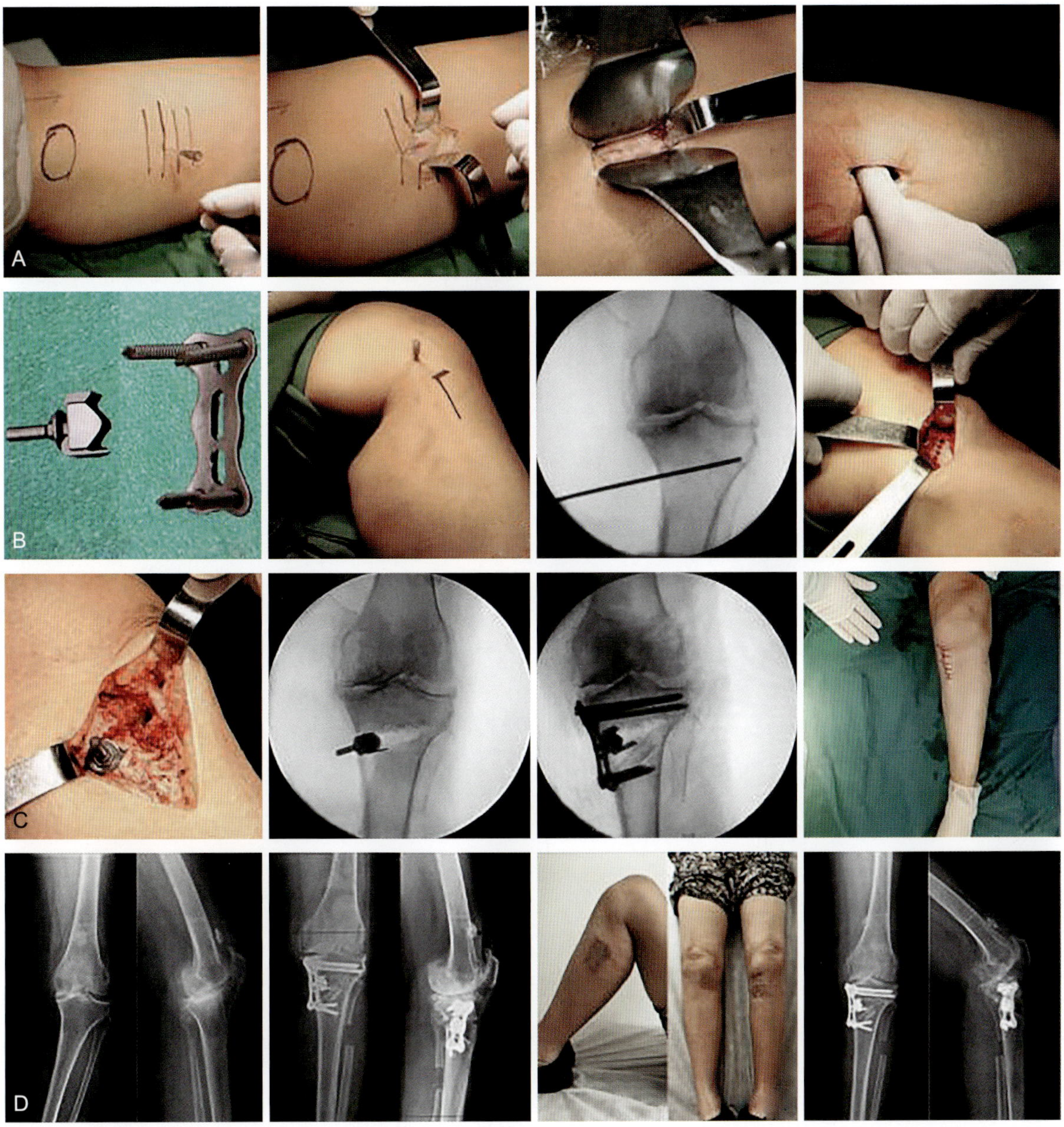

图 2-5-7　腓骨近端截骨术加胫骨高位截骨四点支撑钢板撑开固定术治疗重度膝骨关节炎手术示例

A. 腓骨近端截骨术手术过程；B. 四点支撑钢板；C. 胫骨高位截骨四点支撑钢板撑开固定术过程；D. 典型病例术前及术后随访情况。

2. 新型调整接骨板 为了使胫骨高位截骨术的截骨角度更加精确，避免撑开器移除后截骨角度丢失，且争取缩短接骨板长度避免不必要的手术切口，张英泽院士设计了一款胫骨截骨后恢复下肢力线的调整接骨板并获得了发明专利。该接骨板为长方形，接骨板的两端分别有固定螺孔，接骨板的中间有放置撑开片的卡槽孔，两个撑开片分别放置在卡槽孔中，两个撑开片的长度、方向与接骨板的平面垂直，两个撑开片的下部位于接骨板的板面下方，撑开转动轴的截面为椭圆形或对称的不等径形状，撑开转动轴的下部放置在两个撑开片的相对板面之间，撑开转动轴的上端有六方螺帽（见图 2-5-7，图 2-5-8）。该实用新型调整接骨板可以在截骨后精确调整截骨部位的撑开角度，使胫骨关节平面及下肢力线恢复到理想位置，并可以对截骨部位进行牢固固定，维持截骨部位的稳定性，提高手术质量和成功率。

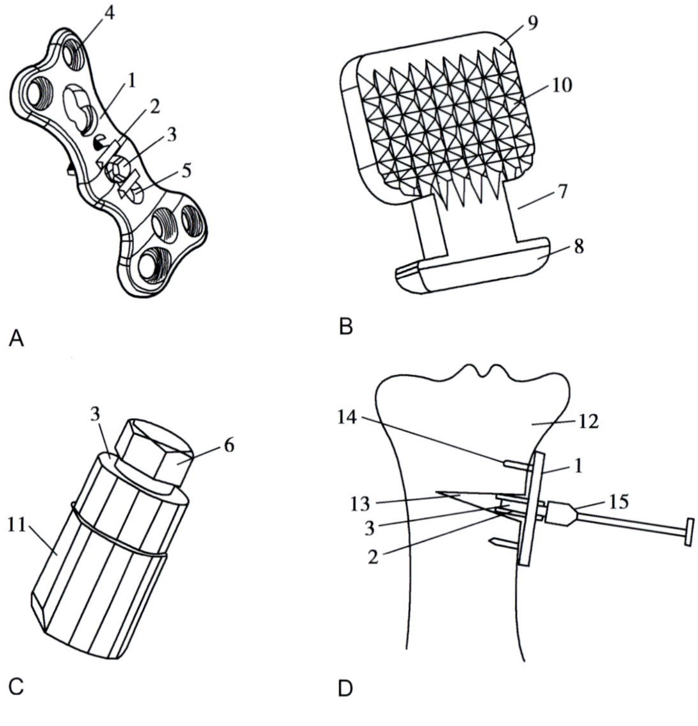

1- 接骨板；2- 撑开片；3- 撑开转动轴；4- 固定螺孔；5- 卡槽孔；6- 六方；7- 凹槽；8- 卡片；9- 侧顶片 10- 小突起；11- 撑开面；12- 胫骨；13- 胫骨撑开狭缝；14- 固定螺栓；15- 套筒扳手。

图 2-5-8 胫骨截骨后恢复下肢力线的调整接骨板示意

A. 调整接骨板示意；B 撑开片示意；C. 撑开转动轴示意；D. 调整接骨板的使用示意。

膝关节周围截骨术作为“保膝”手术受到越来越多骨科医师及患者的青睐。张英泽院士通过手术实践及思考，提出的“不均匀沉降”理论及腓骨近端截骨术极大丰富了膝关节周围截骨术的内容，完善了整个膝关节周围截骨术体系；通过术式改良及发明专利对现行截骨术的不足进行了改进，简化了手术操作步骤，提高了手术的安全性及疗效。

（王 娟 顾聚源）

参考文献

[1] CANTIN O, MAGNUSSEN R A, CORBI F, et al. The role of high tibial osteotomy in the treatment of knee laxity: a comprehensive review [J]. Knee Surg Sports Traumatol Arthrosc, 2015, 23(10): 3026-3037.

[2] VAN WULFFTEN PALTHE AFY, CLEMENT N D, TEMMERMAN O P P, et al. Survival and functional outcome of high tibial osteotomy for medial knee osteoarthritis: a 10-20-year cohort study[J]. Eur J Orthop. Surg Traumatol, 2018, 28(7): 1381-1389.

[3] PRODROMOS C C, AMENDOLA A, JAKOB R P. High tibial osteotomy: indications, techniques [J]. Instr Course Lect, 2015, 64: 555-565.

[4] 张英泽，陈伟，侯志勇，等. 一种用于胫骨高位截骨术的可吸收垫片[P]. 中国专利：CN206381226U，2017-08-08.

[5] 于沂阳，鞠林林，李佳，等. 腓骨高位截骨嵌入可吸收网状垫片治疗内侧间室骨关节炎的实验研究[J]. 河北医科大学学报，2016，37(7)：857-858.

[6] 郑占乐，于沂阳，高石军，等. 胫骨高位截骨嵌入可吸收网状垫片治疗膝关节骨关节炎的初步临床应用[J]. 河北医科大学学报，2016，37(8)：988-990.

[7] MILLER B S, DOWNIE B, MCDONOUGH E B, et al. Complications after medial opening wedge high tibial osteotomy[J]. Arthroscopy, 2009, 25(6): 639-646.

[8] 张英泽，郑占乐，王娟，等. 一种保持内侧皮质不断裂的胫骨截骨后渐进撑开器[P]. 中国专利：CN208741127U，2019-04-16.

[9] 张英泽，郑占乐，于贤，等. 一种膝关节炎胫骨截骨后组合式垫高器[P]. 中国专利：CN209236345U，2019-08-13.

[10] 张英泽，郑占乐，王娟，等. 一种膝关节炎胫骨高位截骨平面精准导向器[P]. 中国专利：CN208709982U，2019-04-09.

[11] 朱佳旺，陈德生，王同富，等. 内侧开放楔形胫骨高位截骨术后近期并发症的临床分析[J]. 中华外科杂志，2020，58(6)：447-451.

[12] VALKERING K P, VAN D M, KAPPELHOFF F M, et al.Complications after tomofix media opening wedge high tibial osteotomy [J].J Knee Surg, 2009, 22(3): 218-225.

[13] SIDHU R, MOATSHE G, FIRTH A, et al. Low rates of serious complications but high rares of hardware removal after high tibial osteotomy with Tomofix locking plate [published online ahead of print, 2020 Aug12].Knee Surg Sport Traumatol Arthrosc[Z], 2020.

[14] WOODACRE T, RICKETTS M, EVANS J T, et al. Compications associated with opening wedge high tibial osteotomy-A review of the literature and of 15 years of experience[J]. Knee, 2016, 23(2): 276-282.

[15] HAN S B, IN Y, OH K J, et al. Compications associated with medial opening-wedge high tibial osteotomy using a locking plate: a multicenter study[J]. J Arthroplasty, 2019, 34(3): 439-445.

[16] 朱燕宾，赵阔，张奇，等. 推进骨瓣技术在胫骨高位截骨术治疗膝关节骨性关节炎中的初步研究[J/CD]. 中华老年骨科与康复电子杂志，2021，7(3)：129-131.

[17] 张英泽，李存祥，李冀东，等. 不均匀沉降在膝关节退变及内翻过程中机制的研究[J]. 河北医科大学学报，2014，35(2)：218-219.

[18] 陈伟，陈百成，王飞，等. 应用不同方法治疗膝关节骨性关节炎的对比研究[J]. 河北医科大学学报，2015，36(5)：600-602.

[19] 周磊，曲铁兵，林源，等. 腓骨近端截骨术治疗膝关节骨关节炎的疗效评价[J/CD]. 中华老年骨科与康复电子杂志，2016.2(1)：16-20.

[20] YANG Z Y, CHEN W, LI C X, et a1.Medial compartment decompression by fibular osteotomy to treat medial

compartment knee osteoarthritis: a pilot study [J].Orthopedics, 2015, 38 (1Z): e1110-e1114.

[21] SUGITA T, KAWAMATA T, OHNUMA M, et al. Radial displacement of the medial meniscus in varus osteoarthritis of the knee [J]. Clinical Orthopaedics & Related Research, 2001, 387 (387): 171-177.

[22] ADAMS J G, MCALINDON T, DIMASI M, et al. Contribution of meniscal extrusion and cartilage loss to joint space narrowing in osteoarthritis [J]. Clinical Radiology, 1999, 54 (8): 502-506.

[23] DONG T, CHEN W, ZHANG F, et al. Radiographic measures of settlement phenomenon in patients with medial compartment knee osteoarthritis. [J]. Clinical Rheumatology, 2016, 35 (6): 1-6.

[24] YAZDI H, MALLAKZADEH M, MOHTAJEB M, et al. The effect of partial fibulectomy on contact pressure of the knee: a cadaveric study [J]. European Journal of Orthopaedic Surgery & Traumatology Orthopédie Traumatologie, 2014, 24 (7): 1285-1289.

[25] 王丰坤, 林文蔚, 杨国栋, 等. 腓骨近端截骨术治疗高龄、晚期膝关节骨性关节炎患者的临床疗效[J]. 精准医学杂志, 2021, 36 (5): 382-390.

[26] 王坤正. 膝关节骨关节炎的创新疗法: 腓骨近端截骨术[J]. 中华老年骨科与康复电子杂志, 2018, 4 (3): 129-131.

[27] AHMED M, BUX M, KUMAR M, et al. Proximal fibular osteotomy in the management of osteoarthritis of medial compartment of knee joint [J]. Cureus, 2020, 12 (6): e8481.

[28] PRAKASH L, DHAR S A.Proximal fibular osteotomy: Biomechanics, indications, technique, and results [J]. Orthopedics, 2020, 43 (6): e627-e631.

[29] 秦迪, 陈伟, 吕红芝, 等. 腓骨中上段部分切除治疗膝关节内侧间室骨性关节炎机制研究及治疗效果影响因素分析[J]. 河北医科大学学报, 2015, 36 (6): 727-729.

[30] 张瑞鹏, 李石论, 尹英超, 等. 腓骨截骨 + 胫骨高位截骨四点支撑钢板撑开固定治疗重度骨性膝关节炎[J]. 河北医科大学学报, 2018, 39 (10): 1224-1226.

[31] 张英泽, 郑占乐, 王娟, 等. 一种胫骨截骨后恢复下肢力线的调整接骨板[P]. 中国专利: CN208693419U, 2019-04-05.

第六节 胫骨高位截骨术的临床效果-循证医学证据

胫骨高位截骨术（HTO）是治疗膝关节单间室骨关节炎常见的手术方式之一，其主要目的是纠正下肢力线，从而减小病变间室的负重，以减轻疼痛，延迟骨性关节炎的进展和行关节置换术的时间，让患者恢复运动。本节将从循证医学角度，总结胫骨高位截骨术的临床效果。

一、内侧开放胫骨高位截骨术和外侧闭合胫骨高位截骨术的临床效果对比

虽然治疗目的及通过调整力线治疗膝骨关节炎的手术原理相同，但外侧闭合胫骨高位截骨术及内侧开放胫骨高位截骨术在手术入路、固定方式等上均有不同，国内及国外学者对两种术式进行对比研究，提出了许多值得思考的问题。

（一）疗效及转归

Cazor 等对 96 例行内侧开放胫骨高位截骨术的患者及 87 例行外侧闭合胫骨高位截骨术的患

者进行了至少 10 年的随访，在内侧开放胫骨高位截骨术组中，患者最终行膝关节置换术的比例为 28.15%；在外侧闭合胫骨高位截骨术组中，该比例为 42.5%，差异有统计学意义。在 He 等进行的系统回顾中，共纳入了 6 555 例符合条件的病例，其中包括 3 351 例行内侧开放胫骨高位截骨术的患者和 3 204 例行外侧闭合胫骨高位截骨术的患者，研究表明行内侧开放胫骨高位截骨术的患者术后有效时间更长，骨折率更低。但外侧闭合胫骨高位截骨术具有更好的初始稳定性，无须植骨，且其手术截骨面为完整的骨性接触，使其具有更高的术后愈合率。Song 等在 2022 年提出，在骨质疏松患者中，外侧闭合胫骨高位截骨术比内侧开放胫骨高位截骨术更有利于维持矫正。

（二）矢状位改变

在矢状位上，学者们多关注胫骨平台后倾角及髌骨高度的变化。外侧闭合胫骨高位截骨术后可出现胫骨平台后倾角减小和髌韧带短缩，而内侧开放胫骨高位截骨术后易出现胫骨后倾增加和髌骨高度降低。刘丙根等对符合标准的 13 篇文章进行 Meta 分析，结果显示，与外侧闭合胫骨高位截骨术相比，内侧开放胫骨高位截骨术治疗膝关节内侧间室骨关节炎能增加胫骨平台后倾角，降低髌骨高度。Schubert 对 190 例行内侧开放胫骨高位截骨术的患者及 89 例行外侧闭合胫骨高位截骨术的患者进行随访，发现内侧开放胫骨高位截骨术并不增加胫骨平台后倾角，而外侧闭合胫骨高位截骨术可减少胫骨平台后倾角。总之，现有研究显示，胫骨平台后倾角较大及髌骨低位的患者，行外侧闭合胫骨高位截骨术受益更大。

（三）其他对比

目前，对两种术式的认识已不仅局限于膝关节范围，两种术式对膝关节以外的影响对比是最近的研究热点。但类似研究通常纳入的病例数较少，同时存在选择偏倚的可能，需要读者甄别。

1. 对胫骨扭转的影响 内侧开放胫骨高位截骨术和外侧闭合胫骨高位截骨术对胫骨扭转的影响，Kim 认为这两种截骨术均导致截骨远端部分内旋。而内侧开放胫骨高位截骨术还可以导致截骨近端外旋，增大 TT-TG 值。这可能是术后，行内侧开放胫骨高位截骨的患者视觉模拟评分高于行外侧闭合胫骨高位截骨术患者的原因。而 Kuwashima 通过临床随访发现，行外侧闭合胫骨高位截骨术的患者胫骨远端较术前内旋，而行内侧开放胫骨高位截骨术的患者则与之相反。

2. 对踝关节的影响 Mastubara 指出行内侧开放胫骨高位截骨术的患者踝关节受力向内侧移位，而行外侧闭合胫骨高位截骨术的患者踝关节受力向外侧移位。这提示术者在选择术式时需要考虑患者是否存在踝关节炎。

3. 对下肢长度的影响 Kim 等对两种术式对下肢长度的影响做了研究，发现外侧闭合胫骨高位截骨术可以明显减少胫骨长度，但对同侧下肢长度影响不大；内侧开放胫骨高位截骨术可以明显增加胫骨长度和同侧下肢长度。这些需要临床医师注意。

总的来说，外侧闭合胫骨高位截骨术是传统的手术方法，更适用于胫骨平台后倾角过大及髌骨低位的患者。但该术式需要进行伸肌剥离、腓骨截骨或打开胫腓关节，有损伤腓总神经的风险。内侧开放胫骨高位截骨术操作简便，神经、血管损伤的发生率低，近年来被越来越多的学者所接受。

二、上行和下行内侧开放胫骨高位截骨术的临床效果对比

内侧开放胫骨高位截骨术,如前文所述,分为上行和下行内侧开放胫骨高位截骨术。上行和下行内侧开放胫骨高位截骨术对内翻型膝骨关节炎患者均可获得满意的临床效果。但有文献报道上行内侧开放胫骨高位截骨术使髌骨高度降低,而下行内侧开放胫骨高位截骨术对髌骨高度的影响较小。

Gaasbeek 等分别对 17 例行下行截骨术与 20 例行上行截骨术的患者进行研究,通过术前和术后 6 周的结果进行比较,发现下行截骨术组术后髌骨高度(Caton 指数)无明显改变,上行截骨术组术后髌骨高度显著降低;上行截骨术组平均矫正度数大于下行截骨术组(10° *vs.* 8.6°)。Krause 等报道了 64 例患者,分两组行上行胫骨高位截骨术和下行胫骨高位截骨术,上行胫骨高位截骨术组,平均纠正 7.1°外翻,髌骨高度降低平均 4%,下行胫骨高位截骨术组对髌骨高度无明显影响。上行和下行截骨对下肢力线和胫骨平台后倾角的影响无显著性差异。一项生物力学研究中发现上行胫骨高位截骨术可增加髌股关节的压力,而下行胫骨高位截骨术可使髌股关节的压力下降。下行内侧开放胫骨高位截骨术治疗内翻膝骨关节炎可避免髌股关节软骨退变的进展。这一结论在临床实践中得到验证,Horikawa 等对 46 例行下行截骨术和 65 例行上行截骨术的患者进行随访,术后 1 年上行截骨术组 Blackburne-Peel 指数和 Caton 指数明显降低,下行截骨术组无明显变化。关节镜检查发现下行截骨术组中有 39 例髌股关节软骨退化无明显进展,而上行截骨术组中有 21 例软骨退化加重。Erquicia 等对 23 例行下行截骨术的患者进行随访,平均随访 33 个月,发现至术后 24 个月时髌骨高度、髌骨外侧倾斜度和胫骨平台后倾角均无明显变化,末次随访与术前相比 Lysholm 评分、HSS 评分和 Kujala 评分均有明显提高。

三、胫骨高位截骨术和单髁置换术的临床效果对比

胫骨高位截骨术和单髁置换术都可以治疗膝骨关节炎,有相同的适应证。但治疗原理不同,胫骨高位截骨术,通过改变下肢力线,减小病变间室的压力负荷,而单髁置换术是通过人工关节置换病变关节。据文献报道,两种手术方法都可以取得满意的临床效果,但哪种手术更有优势,文献报道目前尚存在争议。

一项系统评价中对比单髁置换术和胫骨高位截骨术的临床结果,单髁置换术在功能结果方面稍优于胫骨高位截骨术,但胫骨高位截骨术患者的膝关节屈曲运动范围更大;单髁置换术患者术后行走速度恢复得更快。两组术后翻修率及并发症无显著性差异。把握好正确的适应证,胫骨高位截骨术和单髁置换术都显示出有效和可靠的结果。Borjesson 等从步态方面对两种手术方法进行对比。与胫骨高位截骨术组患者相比,单髁置换术组患者的自由行走速度从 1.07m/s 增加到 1.16m/s,术后 3 个月胫骨高位截骨术组患者的自由行走速度从 1.07m/s 下降到 0.94m/s。然而,在 1 年和 5 年的随访检查中,两组之间没有差异。Jeon 等发现接受单髁置换术治疗的患者,术后 6 个月的活动水

平比胫骨高位截骨术患者更早得到改善，而两组患者随访 12 个月和 2 年无显著性差异。El-Galaly 等研究了丹麦关节中心 2 133 例全膝关节置换术患者，结果显示单髁置换术后行全膝关节置换术 5 年生存率低于胫骨高位截骨术后全膝关节置换术生存率。Colsman 等的研究中共有 32 例患者接受胫骨高位截骨术，28 例患者接受单髁置换术，术后 7~10 年的 Kaplan-Meier 生存分析显示，单髁置换术的生存率为 77%，胫骨高位截骨术的生存率为 60%，单髁置换术长期生存率更高。

四、胫骨高位截骨术对全膝关节置换术的影响

胫骨高位截骨术作为畸形纠正手术或治疗膝骨关节炎的过渡性手术。随着患者年龄增长，膝骨关节炎进一步加重，有行全膝关节置换术的可能。胫骨高位截骨术是否对全膝关节置换术有影响，目前存在争议。

Jackson 等发现胫骨高位截骨术后行全膝关节置换术时手术暴露存在困难，特别是外侧闭合截骨，如暴露胫骨外侧平台，可能先前的截骨造成了胫骨外侧平台高度的丢失，以及髌腱力学的改变，使翻转髌骨更加困难，有时需要松解外侧支持带辅助翻转髌骨，并且外翻的膝关节要想达到软组织的平衡，外侧还需充分解剖，甚至可能牺牲后交叉韧带；暴露时可能导致伤口周围血管损伤进而延迟伤口愈合。Lee 等比较了初次全膝关节置换术、胫骨高位截骨术后全膝关节置换术及单髁置换术后全膝关节置换术的翻修率，发现初次全膝关节置换术的翻修率最低，胫骨高位截骨术后全膝关节置换术的翻修率低于单髁置换术后全膝关节置换术的翻修率。但也有研究发现既往行胫骨高位截骨术，对全膝关节置换术后的临床结果无影响。一项纳入了 9 项研究的 Meta 分析发现，对有和无行胫骨高位截骨术的患者平均随访 5 年，行全膝关节置换术后的临床评分、膝关节活动范围和翻修手术率没有显著性差异。另一项系统综述纳入 11 项研究共 2 170 例全膝关节置换术，平均随访 7.2 年，研究发现胫骨高位截骨术后行全膝关节置换术组与初次全膝关节置换术组的 HSS 评分或 KSS 临床评分无差异，两组的生存率为 98%。

（彭永刚）

参考文献

[1] HANTES M E, NATSARIDIS P, KOUTALOS A A, et al. Satisfactory functional and radiological outcomes can be expected in young patients under 45 years old after open wedge high tibial osteotomy in a long-term follow-up [J]. Knee Surg Sports Traumatol Arthrosc, 2018, 26(11): 3199-3205.

[2] HUI C, SALMON L J, KOK A, et al. Long-term survival of high tibial osteotomy for medial compartment osteoarthritis of the knee [J]. Am J Sports Med, 2011, 39(1): 64-70.

[3] GSTÖTTNER M, PEDROSS F, LIEBENSTEINER M, et al. Long-term outcome after high tibial osteotomy [J]. Arch Orthop Trauma Surg, 2008, 128(1): 111-115.

[4] AKIZUKI S, SHIBAKAWA A, TAKIZAWA T, et al. The long-term outcome of high tibial osteotomy: a ten-to 20-year

follow-up [J]. J Bone Joint Surg Br, 2008, 90(5): 592-596.

[5] LAU L C M, FAN J C H, CHUNG K Y, et al. Satisfactory long-term survival, functional and radiological outcomes of open-wedge high tibial osteotomy for managing knee osteoarthritis: Minimum 10-year follow-up study [J]. J Orthop Translat, 2021, 26: 60-66.

[6] SCHUSTER P, GEßLEIN M, SCHLUMBERGER M, et al. Ten-year results of medial open-wedge high tibial osteotomy and chondral resurfacing in severe medial osteoarthritis and varus malalignment [J]. Am J Sports Med, 2018, 46(6): 1362-1370.

[7] STERETT W I, STEADMAN J R, HUANG M J, et al. Chondral resurfacing and high tibial osteotomy in the varus knee: survivorship analysis [J]. Am J Sports Med, 2010, 38(7): 1420-1424.

[8] PASCALE W, LURAGHI S, PERICO L, et al. Do microfractures improve high tibial osteotomy outcome? [J]. Orthopedics, 2011, 34(7): e251-e255.

[9] KAHLENBERG C A, NWACHUKWU B U, HAMID K S, et al. Analysis of outcomes for high tibial osteotomies performed with cartilage restoration techniques [J]. Arthroscopy, 2017, 33(2): 486-492.

[10] WU L F, LIN J, JIN Z C, et al. Comparison of clinical and radiological outcomes between opening-wedge and closing-wedge high tibial osteotomy: a comprehensive meta-analysis [J]. PLoS One, 2017, 12(2): e0171700.

[11] NERHUS T K, EKELAND A, SOLBERG G, et al. No difference in time-dependent improvement in functional outcome following closing wedge versus opening wedge high tibial osteotomy: a randomised controlled trial with two-year follow-up [J]. Bone Joint J, 201, 99-B(9): 1157-1166.

[12] DUIVENVOORDEN T, BROUWER R W, BAAN A, et al. Comparison of closing-wedge and opening-wedge high tibial osteotomy for medial compartment osteoarthritis of the knee: a randomized controlled trial with a six-year follow-up [J]. J Bone Joint Surg Am, 2014, 96(17): 1425-1432.

[13] GAASBEEK R D, SONNEVELD H, VAN HEERWAARDEN R J, et al. Distal tuberosity osteotomy in open wedge high tibial osteotomy can prevent patella infera: a new technique [J]. Knee, 2004, 11(6): 457-461.

[14] HORIKAWA T, KUBOTA K, HARA S, et al. Distal tuberosity osteotomy in open-wedge high tibial osteotomy does not exacerbate patellofemoral osteoarthritis on arthroscopic evaluation [J]. Knee Surg Sports Traumatol Arthrosc, 2020, 28(6): 1750-1756.

[15] ERQUICIA J, GELBER P E, PERELLI S, et al. Biplane opening wedge high tibial osteotomy with a distal tuberosity osteotomy, radiological and clinical analysis with minimum follow-up of 2 years [J]. J Exp Orthop, 2019, 6(1): 10.

[16] KRAUSE M, DRENCK T C, KORTHAUS A, et al. Patella height is not altered by descending medial open-wedge high tibial osteotomy (HTO) compared to ascending HTO [J]. Knee Surg Sports Traumatol Arthrosc, 2018, 26(6): 1859-1866.

[17] FU D, LI, G D, CHEN K, et al. Comparison of high tibial osteotomy and unicompartmental knee arthroplasty in the treatment of unicompartmental osteoarthritis: a meta-analysis [J]. J Arthroplasty, 2013, 28(5): 759-765.

[18] BÖRJESSON M, WEIDENHIELM L, MATTSSON E, et al. Gait and clinical measurements in patients with knee osteoarthritis after surgery: a prospective 5-year follow-up study [J]. Knee, 2005, 12(2): 121-127.

[19] JEON Y S, AHN C H, KIM M K. Comparison of HTO with articular cartilage surgery and UKA in unicompartmental OA [J]. J Orthop Surg (Hong Kong), 2017, 25(1): 2309499016684092.

[20] STUKENBORG-COLSMAN C, WIRTH C J, LAZOVIC D, et al. High tibial osteotomy versus unicompartmental joint replacement in unicompartmental knee joint osteoarthritis: 7-10-year follow-up prospective randomised study [J]. Knee, 2001, 8(3): 187-194.

[21] JACKSON M, SARANGI P P, Newman J H. Revision total knee arthroplasty. Comparison of outcome following primary proximal tibial osteotomy or unicompartmental arthroplasty [J]. J Arthroplasty, 1994, 9(5): 539-542.

[22] VAN RAAIJ T M, REIJMAN M, FURLAN A D, et al. Total knee arthroplasty after high tibial osteotomy. A systematic

review [J]. BMC Musculoskelet Disord, 2009, 10: 88.

[23] BIN S I, KIM H J, AHN H S, et al. Changes in patellar height after opening wedge and closing wedge high tibial osteotomy: a meta-analysis [J]. Arthroscopy, 2016, 32 (11): 2393-2400.

[24] LEE S H, LEE O S, TEO S H, et al. Change in gait after high tibial osteotomy: a systematic review and meta-analysis[J]. Gait Posture, 2017, 57: 57-68.

[25] RAMAPPA M, ANAND S, JENNINGS A. Total knee replacement following high tibial osteotomy versus total knee replacement without high tibial osteotomy: a systematic review and meta-analysis [J]. Arch Orthop Trauma Surg, 2013, 133 (11): 1587-1593.

[26] LEE S H, SEO H Y, LIM J H, et al. Higher survival rate in total knee arthroplasty after high tibial osteotomy than that after unicompartmental knee arthroplasty [J]. Knee Surg Sports Traumatol Arthrosc, 2023, 31 (3): 1132-1142.

[27] EL-GALALY A, NIELSEN P T, KAPPEL A, et al. Reduced survival of total knee arthroplasty after previous unicompartmental knee arthroplasty compared with previous high tibial osteotomy: a propensity-score weighted mid-term cohort study based on 2,133 observations from the Danish Knee Arthroplasty Registry [J]. Acta Orthop, 2020, 91 (2): 177-183.

第七节 计算机导航辅助下胫骨高位截骨术

膝骨关节炎（knee osteoarthritis，KOA）是以膝关节软骨的退行性病变为核心，同时累及骨质、滑膜等关节内其他结构的慢性炎症。其在中老年人群中发病率较高，初期表现为偶发的膝关节隐痛但不影响日常活动；但随着疾病的发展，后期可出现膝关节疼痛加剧以及关节肿胀，严重影响患者生活。近几十年来随着医疗水平的提高，中老年人群日益增多，KOA 的发病率也随之提高。

我国骨关节炎诊疗指南指出：KOA 的治疗，应遵循“阶梯化、个体化、规范化”的治疗原则。早期患者，临床可通过加强健康教育与自我管理、改变运动习惯、减重、口服药物、局部注射等非手术治疗改善症状。非手术治疗效果不佳的患者建议采用手术治疗。根据患者病变的不同情况可选择关节镜下清理术，胫骨高位截骨术（high tibial osteotomy，HTO）、膝关节单髁置换术（unicompartmental knee arthroplasty，UKA）及全膝关节置换术（total knee arthroplasty，TKA）等。

其中，HTO 可以通过纠正下肢力线、减小内侧间室压力来有效阻止软骨磨损，缓解膝关节疼痛，甚至可以使已磨损的软骨及受伤的半月板自我修复。相较于膝关节置换术（TKA 及 UKA），HTO 保留了膝关节的原有结构，更符合人体的生理构造，且更加适用于年轻及运动量较大的患者。随着患者对功能的需求日益提高，HTO 越来越受到骨科医师的重视。但是 HTO 的手术步骤复杂，对精确性要求高，通过术中矫正而获得理想的下肢力线是 HTO 获得满意远期疗效的关键因素。

传统的 HTO 由于术前计划不精确、术中楔形开放或闭合截骨的不准确或对力线矫正的角度控制不佳而表现出相当高的可变性。尽管有多种方法如使用缆线或使用具有不透光参考线的网格协助角度的矫正，但由于术中很难获得下肢全长图像，并且图像准确性会受到肢体旋转及缆线弯曲等因素的影响，这些方法并不能显著减小传统 HTO 手术的可变性。除此以外，合页位置不当、锯片或凿子的使用方向不当可能会导致术中胫骨平台骨折、神经和血管损伤，且手术所导致的胫骨平台后倾角改变也是一个棘手的问题。

为了提高 HTO 的准确度与精准度，计算机导航技术辅助下行 HTO 应运而生。本章将详细介绍导航辅助下 HTO 的手术技术、潜在风险，其与传统 HTO 相比的优势、不足及临床疗效。

一、计算机导航技术概述

20 世纪 90 年代，计算机导航技术开始应用于骨科。近年来该技术发展迅速，大量应用于骨科手术中。计算机导航系统一般分为以下 4 个部分：反射或发射光信号的手术导航工具，接收信号从而监测手术器械位置的位置跟踪仪，术中实时反映器械与患者手术部位情况的显示屏，以及处理患者的影像学资料及返回的光电信息的工作站。计算机导航系统需要在术前或术中获得患者的影像资料，由计算机进行处理和分析，模拟手术操作。手术过程中需要在骨骼上固定参考标志进行定位，通过红外线摄像头将位置信息返回工作站，实现术中三维可视定位。该技术减少了患者及医务人员的辐射暴露，手术效果具有稳定性及可重复性，增加了手术的安全性和精确性。

计算机导航系统可大致分为 2 类：基于术中透视图像的系统和无须术中透视图像的系统。其中，后者因其操作简单而备受欢迎。

二、计算机导航辅助下胫骨高位截骨术的手术技术

（一）术前准备

患者入院后完善相关实验室检查及影像学检查，常规拍摄膝关节正侧位 X 线片及双下肢全长 X 线片。术前完善血栓风险评估及手术风险评估，并针对相关内科疾病做好术前调整。术前通过 PACS 软件测量下肢全长 X 线片，记录股骨和胫骨机械轴夹角（hip-knee-ankle angle，HKA）、膝关节内翻角度（180°-HKA）、股骨远端外侧角（lateral distalfemoral angle，LDFA）、胫骨近端内侧角（medial proximal tibial angle，MPTA）、关节线会聚角（joint line convergence angle，JLCA）及机械轴通过胫骨平台的相对位置(胫骨平台内缘为 0，外缘为 100%；下文中均以此为准)。通过软件进行术前规划，当目标力线位于 Fugisawa 点时，记录截骨端需撑开的高度及内翻需矫正的度数(详见本章第二节)。

（二）麻醉与体位

术中采用气管插管全身麻醉，患者取仰卧位。术前予以氨甲环酸 60mg/kg 静脉滴注，于止血带下行手术操作。

（三）手术方法

1. 计算机导航辅助下外侧闭合胫骨高位截骨术 取与传统外侧闭合 HTO 相同的横向皮肤切口，行皮肤下筋膜剥离并部分切除腓骨。分别于股骨远端(膝关节线近端 10cm 处)及胫骨中段(膝关节线远端 12cm 处)放置动态参考底座，使用两枚直径 3mm 克氏针进行双皮质固定以防止骨折的发生（图 2-7-1）。髋关节中心使用运动学参考确定，其他解剖标志则通过术中点参考注册记录，包括内踝和外踝、内侧和外侧胫骨平台、股骨内外上髁（图 2-7-2）。

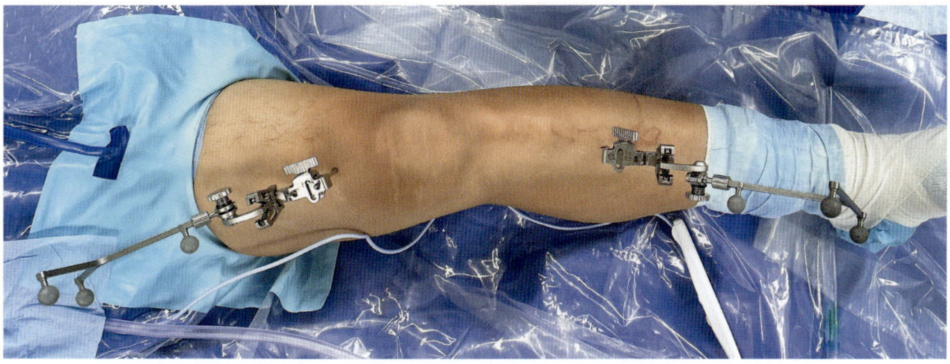

图 2-7-1　于股骨远端及胫骨中段放置动态参考底座

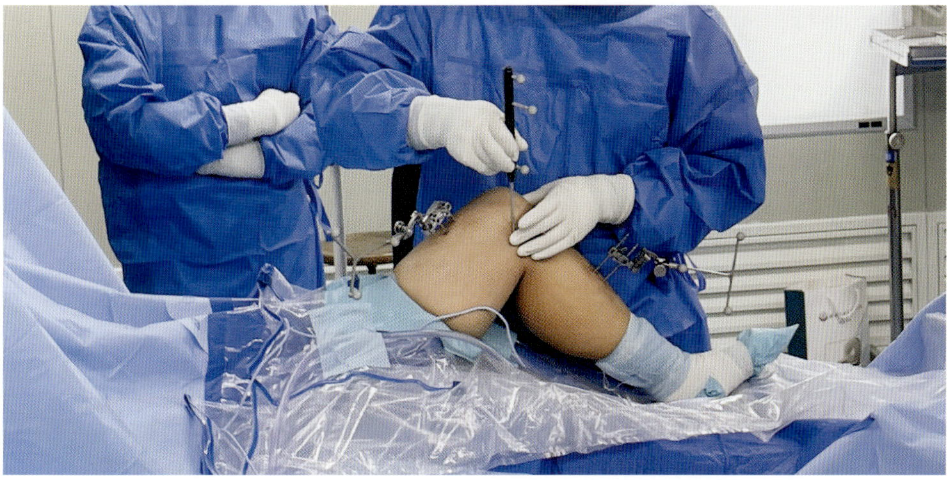

图 2-7-2　计算机导航辅助下外侧闭合胫骨高位截骨术中注册

闭合截骨的近端截骨线选择在距胫骨平台远端 10~15mm，使用软件计算楔形截骨的宽度并确定远端截骨线的位置，留下 3~5mm 的胫骨内侧皮质合页。软件将截骨平面设定为与胫骨机械轴垂直，而胫骨平台的后倾同样可以通过调节，使其与术前影像学所表现的胫骨平台后倾角一致。经过调节后，使下肢机械轴通过胫骨平台靠外侧 62% 的位置。导航软件会提供有关下肢畸形情况、截骨线位置、矫正角度和楔形截骨块宽度大小的信息。根据导航，使用预先校准的导航钻头在近端截骨平面上放置两枚克氏针。另两枚克氏针以相同的方式插入远端截骨平面。使用摆锯沿近端及远端克氏针所构成的平面进行截骨，去除楔形截骨块，然后用电锯或骨刀仔细地剥离靠近胫骨内侧的皮质。缓慢施加外翻应力，直至近端和远端截骨面完全接触，使用内固定物将截骨部位固定。

2. 计算机导航辅助下内侧开放胫骨高位截骨术　行皮肤切开和筋膜剥离后，使用骨膜剥离器将内侧副韧带浅层与骨膜剥离。用与上述闭合楔形 HTO 相同的方式固定两个动态参考架并执行登记。在胫骨结节水平，距胫骨平台内侧关节线 3~4cm 打入一枚克氏针，方向指向腓骨头上部，距关节线约 1.5cm（图 2-7-3）。在导航指导下，打入第二枚克氏针，方向与第一枚平行。沿克氏针远端使用电锯进行截骨，同时使用直角拉钩和霍夫曼拉钩保护前面的髌腱和后面的神经、血管结构，如

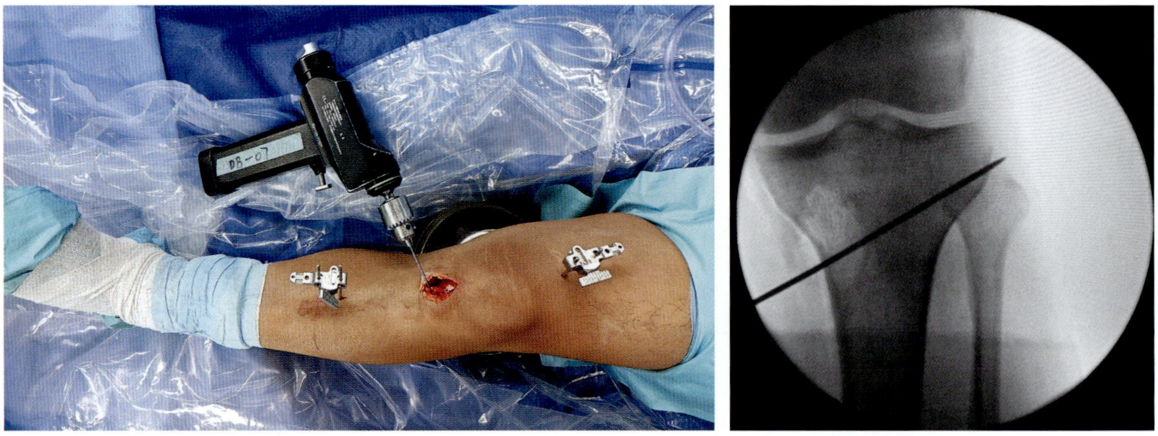

图 2-7-3 计算机导航辅助下内侧开放胫骨高位截骨术中截骨线的确定

进行双平面截骨，则与水平截骨线成 100°~120°行上行截骨术。逐步插入蝶形骨刀撑开截骨间隙，将撑开器插入截骨部位，缓慢撑开内侧开口，并留下外侧 5mm 合页。撑开内侧间隙的同时，通过导航进行实时监测直至获得满意的术后下肢力线（图 2-7-4）。根据外科医师的偏好，于截骨间隙填入临时金属块、生物活性物质或自体髂骨等。

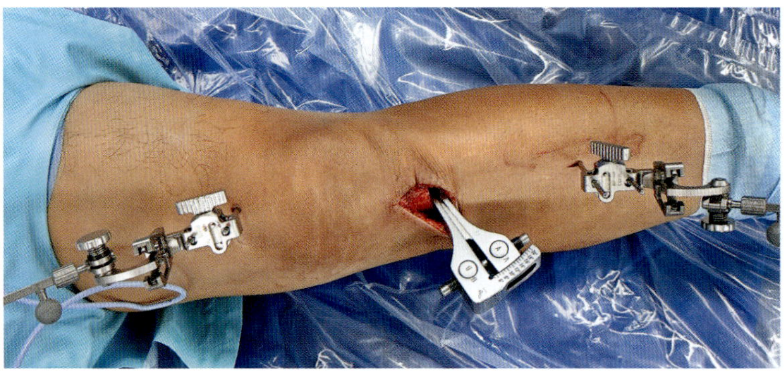

图 2-7-4 计算机导航辅助下内侧开放胫骨高位截骨术中调整下肢力线

内侧开放 HTO 术后胫骨平台后倾角的增加被认为是由胫骨近端的三角形构型引起的。可通过如下方法，尽量避免胫骨平台后倾角的改变：①截骨线应平行于矢状面的关节线；②应完全截断胫骨后方皮质，并充分松解胫骨近端后内侧软组织；③固定钢板应尽可能放在后方；④在导航显示上，膝关节术后完全伸直角度应与术前一致；⑤撑开间隙的前方开口应约为后方开口间隙的一半；⑥与二维导航相比，使用三维导航可以显著减少术后胫骨平台后倾角的变化。

（四）术后处理

所有患者术后 24 小时内予以第一代头孢菌素类预防感染，术后 3、6、9 小时分别予以氨甲环酸 1g 静脉滴注，常规予以消肿、镇痛等处理，术后常规下肢彩色多普勒超声检查，关注深静脉血栓情况。手术当天即指导患者行踝泵及股四头肌力量训练。术后第 1 天即可扶助行器部分负重行走，至术后 6 周逐步过渡到完全负重。术后 1、3、6 及 12 个月进行门诊随诊，此后每年随访 1 次。

三、计算机导航辅助下胫骨高位截骨术的优势与不足

(一) 优势

诸多解剖和临床研究都证实了计算机导航辅助 HTO 提高了手术的准确度与精准度,导航可以实时提供术中冠状面、矢状面和轴状面的信息,弥补了术前通过下肢负重全长片进行规划产生的误差,解决了内翻和外翻外力作用下机械轴出现变化的问题,同时它还可以提供内侧或外侧软组织状态的信息。

Kessler 等报道,行闭合 HTO 时,截骨线终止于距内侧皮质 10mm、胫骨平台下方约 20mm,避免内侧合页骨折的最大矫正角度为 6.5°;若将合页长度控制为 5mm,矫正角度可增加到 10°。使用导航可以更准确地控制合页的位置和长度,并在楔形开放或闭合过程中对合页进行塑性变形,有助于避免 HTO 术中合页骨折的发生。

导航还可以作为年轻医师缩短学习曲线的教学工具,并在更复杂的截骨术中发挥作用,例如股骨和胫骨联合截骨术。此外,计算机辅助导航可以作为一种宝贵的科研工具,有助于进行精确测量。

(二) 不足

目前计算机辅助导航的缺点包括成本高、手术时间延长和手术步骤繁琐。经济分析表明,高成本技术可能只有在患者体量较大的医院才具有成本效益。而且,有临床研究报告,计算机辅助导航对手术经验较少的外科医师帮助更大,导航使他们能够与经验丰富的外科医师获得相似的手术结果。然而,大多数导航设备的高成本成为阻碍其在小患者体量医院广泛使用的重要因素之一。

导航的另一个缺点是手术时间延长。由于患者信息的输入,系统调试,以及术中定位仪器的固定等步骤需要增加额外的时间。研究发现:术中注册步骤需要额外的时间,需 10~30 分钟。手术时间延长,势必会使深部感染的概率增高。不过相对于手术时间延长,获得良好的下肢力线更为重要。此外,固定动态参考底座造成的额外损伤,也会增加感染、骨折和异位骨化的风险。

同时也有与技术相关的缺点。当骨性解剖标志点的识别出现差错时,可能会发生注册错误:如由于软组织的覆盖,注册指针可能会偏离骨骼;或由于 HTO 术野较小,外科医师需经皮识别解剖标志点,这均会干扰正确的定位和注册。如果解剖标志点定位不准确,任何计算机导航系统都无法对该错误进行弥补。除注册过程中产生的误差外,计算机和摄像机跟踪标记的过程中也同样可能出现误差。若传感器或摄像机被污物遮盖,导航系统即可能会出现误差,这种误差的范围通常为 0.1~1mm。严重骨质疏松的患者,放置在骨骼中用以固定追踪器的螺钉可能会移动,使后续的所有测量都不准确。导航系统仅参与了截骨线位置的确立,截骨和取出楔形骨块等一系列过程其均未参与;即使截骨是准确的,截骨后软组织张力变化或截骨部位固定不牢靠也会导致术后下肢力线不佳。此外,术中患者为非负重状态,此时的力线与负重状态下的力线有所偏差。Yaffe 等发现通过术前下肢负重全长片测量和术中使用导航测量下肢力线之间存有 8°的差异,有统计学意义。Kyung 等

则报道了导航系统对下肢力线角度的矫正与三维计算机体层成像（3D-CT）上所测量的矫正角度差异无统计学意义，而与下肢负重全长片所测量的矫正角度之间存在显著性差异。因此在注册过程中，建议施加额外的内翻应力，直到导航所测得的下肢力线与术前负重全长片相匹配。

四、计算机导航辅助下胫骨高位截骨术的临床效果

目前，计算机导航下 HTO 与传统 HTO 的优劣仍无定论，即使现在有诸多关于计算机导航辅助 HTO 的解剖学研究和临床研究，但对照性的长期随访研究仍是缺乏的。在手术精准度方面，Iorio 等进行了一项随机对照研究，他们比较了计算机导航辅助和传统的内侧开放 HTO 的结果。术后 X 线片结果显示，导航组获得术后外翻 2°~6°机械轴的可重复性为 86%，而常规组仅为 23%。在矢状位上，导航组胫骨平台后倾角变化在 ±2°范围内的准确率为 100%，常规组为 24%。Ribeiro 等报道，相对于传统 HTO，使用三维导航系统可以更好地维持胫骨平台后倾角（平均变化 1.9% *vs.* 4.4%；P=0.014），他们发现导航系统在纠正机械轴准确性方面没有显著提高（3.1% *vs.* 3.4%；P=0.773），但导航组术后机械轴的变异性和离散度更小（标准差为 1.80° *vs.* 3.3°）。Saraglia 和 Roberts 等则对 28 例计算机导航辅助 HTO 和 28 例传统 HTO 进行了回溯性对照研究，最终结果表明：设定目标下肢力线角度为 184°±2°，导航组有 96% 达到了目标，而常规组仅为 71%，差异有统计学意义（P<0.01）。

在临床效果方面，Iorio 等发现计算机导航下 HTO 与传统 HTO 术后临床效果无显著性差异。相反的是，Bae 等对计算机导航辅助 HTO 和传统外侧闭合 HTO 进行了比较性研究，他们报道导航组术后机械轴的冠状面排列比传统组更准确（平均 59% *vs.* 47%；P<0.001），也更精确（变异性，2.3° *vs.* 3.7°；P=0.012），且胫骨平台后倾角变化更小（平均 2.0° *vs.* 4.0°；P<0.001），导航组术后临床评分显著优于传统组。另一项有关内侧开放 HTO 的回顾性对照研究显示，导航组的下肢力线通过胫骨平台的比例为外侧 62.3%±2.9%，传统组为外侧 58.7%±2.9%（P=0.001）。在 1 年的随访期中，导航组的平均 Lysholm 评分（85 *vs.* 83；P=0.047）和 HSS 评分（84 *vs.* 79；P=0.009）也更好。

在手术并发症方面，一项关于导航辅助下和传统内侧开放 HTO 的病例对照研究发现，导航技术在获得满意的术后力线方面更准确，并降低了矫正不足的风险；然而，导航组和传统组的临床效果和外侧合页骨折的发生率（16.1% *vs.* 14.3%）没有显著性差异。他们发现，在导航引导下调整撑开间隙的过程中，发生外侧合页或外侧胫骨平台骨折的病例会获得更好的矫正效果。Maurer 和 Wassmer 等报道了 67 例内侧开放 HTO 的结果。他们比较了 23 例传统 HTO 和 44 例计算机导航辅助 HTO 的结果，导航组术后机械轴在 3°~5°外翻的目标范围内准确度更高，且不会产生额外的并发症。

关于计算机导航下 HTO 与传统 HTO 的优劣，国人也有多篇研究。朱锋及陈广东等对 34 例膝内侧间室骨关节炎患者采用了计算机导航下 HTO 的手术方式，他们发现 4 例膝（4/44，9.09%）术中有合页骨折，1 例术后出现伤口感染。随访 22.32 个月 ±7.88 个月，末次随访 HSS 评分显著优于术前（P<0.05），末次随访患者满意率为 94.12%。计算机导航以准确的数值来展现力线矫正的变化过程，具有更高精准度。计算机导航下 HTO 术后力线较传统术式更接近 Fujisawa 点，可显著减少术后

异常值,提高术后结果稳定度。史俊恒与黄永铨等进行了一项计算机导航辅助与传统开放胫骨高位截骨术后临床效果比较的 Meta 分析研究,他们发现相较于传统内侧开放 HTO,计算机导航辅助下行内侧开放 HTO 术后下肢负重线更接近于 Fujisawa 点、术后胫骨平台后倾角增大程度明显降低、术后机械胫股角更精准、术后出现胫股角异常的患者更少,相应的手术时间更长,但在术后 Lysholm 评分、膝关节活动度、胫骨截骨处延迟愈合率和手术部位感染率方面,计算机导航辅助下与传统内侧开放 HTO 的差异无统计学意义。

五、总结及展望

随着计算机技术的发展,计算机系统被应用于骨科相关手术的各个领域。颈椎、胸椎手术,髋膝关节置换术及韧带重建术等都可以看见计算机辅助技术的应用。KOA 的发病率高,有极高的致残率。以 HTO、UKA 及 TKA 为代表的膝关节手术复杂,手术准确性要求高。计算机导航辅助下行 HTO 的好处在于提高了手术的准确性和精确度。而且,导航系统可以调整合页的位置,降低合页骨折的风险。然而目前尚无明确证据表明计算机导航系统在提高患者术后功能评分上有明显优势,未来仍有必要进行更多的研究,以确定下肢对线和合页位置的改善是否会影响手术的长期结果和生存率,以抵消计算机导航所导致的手术时间延长和潜在并发症。除此以外,计算机导航系统会增加患者的手术费用,而住院时间及社会经济效益也是选择手术方式时需要考虑的。目前未见相关研究。

骨科医师的经验和计算机导航辅助 HTO 的技术知识积累是手术成功的关键。只有清楚了解导航系统的手术技巧、潜在缺陷、优势和局限性,骨科医师才能在 HTO 病例中熟练、合适地应用导航技术。此外,如三维打印模拟,机器人导航等新的技术手段也被引入到膝骨关节炎的手术治疗中。随着这些新技术的出现,手术效果会越来越好。

(李　铭)

参考文献

[1] WILSON R, ABBOTT J H. The projected burden of knee osteoarthritis in New Zealand: healthcare expenditure and total joint replacement provision [J]. N Z Med J, 2019, 132(1503): 53-65.

[2] BISTOLFI A, ROATO I, FORNELLI G, et al. Treatment of knee osteoarthritis by intra-articular injection of concentrated autologous adipose tissue: a twenty four month follow-up study [J]. Int Orthop, 2021, 45(3): 627-663.

[3] HANKEMEIER S, HUFNER T, WANG G, et al. Navigated open-wedge high tibial osteotomy: advantages and disadvantages compared to the conventional technique in a cadaver study [J]. Knee Surg Sports Traumatol Arthrosc, 2006, 14(10): 917-921.

[4] IORIO R, PAGNOTTELLI M, VADALÀ A, et al. Open-wedge high tibial osteotomy: comparison between manual and computer-assisted techniques [J]. Knee Surg Sports Traumatol Arthrosc, 2013, 21(1): 113-119.

[5] NOYES F R,GOEBEL S X,WEST J. Opening wedge tibial osteotomy:the 3-triangle method to correct axial alignment and tibial slope [J]. Am J Sports Med,2005,33(3):378-387.

[6] BAE D K,SONG S J. Computer assisted navigation in knee arthroplasty [J]. Clin Orthop Surg,2011,3(4):259-267.

[7] ROBINSON P D,MCEWAN J,ADUKIA V,et al. Osteoarthritis and arthroplasty of the hip and knee [J]. Br J Hosp Med (Lond),2018,79(4):C54-C59.

[8] YIM J H,SEON J K,SONG E K. Posterior tibial slope in medial opening-wedge high tibial osteotomy:2-D versus 3-D navigation [J]. Orthopedics,2012,35(10 Suppl):60-63.

[9] BAE D K,SONG S J,YOON K H. Closed-wedge high tibial osteotomy using computer-assisted surgery compared to the conventional technique [J]. J Bone Joint Surg Br,2009,91(9):1164-1171.

[10] JANG S,LEE K,JU J H. Recent updates of diagnosis,pathophysiology,and treatment on osteoarthritis of the knee [J]. Int J Mol Sci,2021,22(5):2619.

[11] GEBHARD F,KRETTEK C,HUFNER T,et al. Reliability of computer-assisted surgery as an intraoperative ruler in navigated high tibial osteotomy [J]. Arch Orthop Trauma Surg,2011,131(3):297-302.

[12] MUCHEDZI T A,ROBERTS S B. A systematic review of the effects of platelet rich plasma on outcomes for patients with knee osteoarthritis and following total knee arthroplasty [J]. Surgeon,2018,16(4):250-258.

[13] DE ZWART A H,DEKKER J,LEMS W,et al. Factors associated with upper leg muscle strength in knee osteoarthritis: a scoping review [J]. J Rehabil Med,2018,50(2):140-150.

[14] KYUNG B S,KIM J G,JANG K M,et al. Are navigation systems accurate enough to predict the correction angle during high tibial osteotomy? Comparison of navigation systems with 3-dimensional computed tomography and standing radiographs [J]. Am J Sports Med,2013,41(10):2368-2374.

[15] LUTZNER J,GROSS A F,GUNTHER K P,et al. Precision of navigated and conventional open-wedge high tibial osteotomy in a cadaver study [J]. Eur J Med Res,2010,15(3):117-120.

[16] YU Q B,E Z K,XIN H W,et al. Effect of total knee arthroplasty under computer navigation on intraoperative blood loss and joint function recovery [J]. Zhongguo Gu Shang,2020,25,33(1):15-20.

[17] KENDOFF D O,FRAGOMEN A T,PEARLE A D,et al. Computer navigation and fixator-assisted femoral osteotomy for correction of malunion after periprosthetic femur fracture [J]. J Arthroplasty,2010,25(2):333. e13-e19.

[18] YOUNG S W,SAFRAN M R,Clatworthy M. Applications of computer navigation in sports medicine knee surgery:an evidence-based review [J]. Curr Rev Musculoskelet Med,2013,6(2):150-157.

[19] GORADIA V K. Computer-assisted and robotic surgery in orthopedics:where we are in 2014 [J]. Sports Med Arthrosc, 2014,22(4):202-205.

[20] MAURER F,WASSMER G. High tibial osteotomy:does navigation improve results? [J]. Orthopedics,2006,29(10 Suppl):S130-S132.

[21] RIBEIRO C H,SEVERINO N R,MORAES DE BARROS FUCS P M. Opening wedge high tibial osteotomy:navigation system compared to the conventional technique in a controlled clinical study [J]. Int Orthop,2014,38(8):1627-1631.

[22] SARDANA V,BURZYNSKI J M,STONE N,et al. Short-term functional outcomes of computer assisted navigated high tibial osteotom [J]. J Orthop,2019,16(2):166-170.

[23] AKAMATSU Y,MITSUGI N,MOCHIDA Y,et al. Navigated opening wedge high tibial osteotomy improves intraoperative correction angle compared with conventional method [J]. Knee Surg Sports Traumatol Arthrosc,2012, 20(3):586-593.

[24] WANG M N,LI D H,SHANG X P,et al. A review of computer-assisted orthopaedic surgery systems [J]. Int J Med Robot,2020,16(5):1-28.

[25] HSU R W,HSU W H,SHEN W J,et al. Comparison of computer-assisted navigation and conventional instrumentation

for bilateral total knee arthroplasty: the outcomes at mid-term follow-up [J]. Medicine (Baltimore), 2019, 98(47): e18083.

[26] O'CONNOR A, ASAAD P. Unusual presentation of acute pancreatitis following high tibial osteotomy [J]. BMJ Case Rep, 2019, 12(2): e227438.

[27] 朱锋,陈广东,徐耀增,等. OrthoPilot 导航下内侧开放楔形胫骨高位截骨[J]. 中国矫形外科杂志,2022,30(21): 1992-1995.

[28] 史俊恒,钟的桂,洪伟武,等. 计算机导航辅助与传统开放胫骨高位截骨后临床效果比较的 Meta 分析[J]. 中国组织工程研究,2018,22(31): 5077-5084.

第三章　股骨远端截骨术

第一节　概　　述

各种原因引起的膝关节畸形，常伴不同程度的疼痛和功能障碍。截骨矫形术可以改善膝关节的负重轴线，矫正畸形，确保膝关节稳定并解除疼痛。因此截骨矫形术是膝骨关节炎阶梯治疗中重要的手术方法之一。截骨矫形术适用于青中年活动量大、力线不佳的单间室病变、膝关节屈曲超过90°、无固定屈曲挛缩畸形、无关节不稳定及半脱位、无下肢动静脉严重病变的患者。

膝外翻畸形是临床上一个具有挑战性的病理状态，如果不能及时矫正，久而久之将可能导致早期膝关节外侧间室的骨关节炎。膝骨关节炎患者中约有16%是由外翻畸形导致的。股骨远端截骨术（distal femoral osteotomy，DFO）可以通过改善膝关节的负重轴线以达到矫正畸形、确保膝关节稳定和解除疼痛三个目的，适用于早期膝关节外侧间室关节炎和软骨损伤的患者（图3-1-1）。

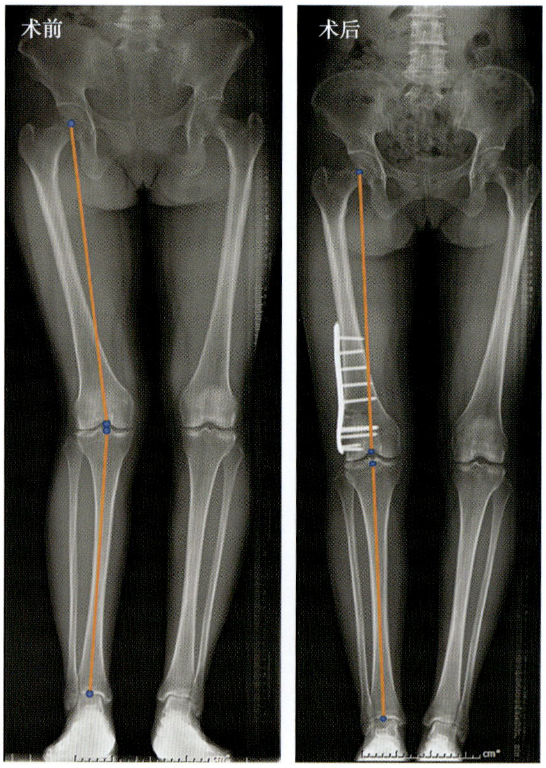

图3-1-1　股骨远端截骨术治疗膝外翻畸形手术前后X线片对比

除先天发育异常外，创伤、代谢性疾病、外侧半月板损伤，以及影响外侧骨骺板发育的因素均可以导致膝外翻。若膝外翻超过生理外翻角度（胫骨、股骨解剖轴夹角超过5°~8°），可导致膝关节外侧间室负荷过大，使外侧关节软骨磨损，进一步增加膝外翻的程度，从而增加骨关节炎进展的风险。需要注意的是，股骨远端截骨术仅用于纠正伸直膝外翻畸形而不是屈曲膝外翻畸形。因为股骨截骨只改变了股骨远端关节线，股骨后髁未予处理。虽然股骨远端截骨术被广泛应用于治疗膝外翻畸形导致的膝关节外侧间室骨关节炎，然而，临床上对于选择外侧开放股骨远端截骨术还是内侧闭合股骨远端截骨术的意见尚未统一。

外侧开放股骨远端截骨术是由 Puddu 等在 1987 年首先提出，该术式通过调整截骨间隙的大小来调整下肢的力线，并通过内固定装置来稳定截骨部位（图 3-1-2）。该术式可以准确地调整需要校正的角度，并避免缩短下肢，适用于患有膝外翻畸形的年轻患者。临床已有多项研究表明外侧开放股骨远端截骨术具有很好的随访结果，10 年手术有效率为 74%。然而，该术式也有一些并发症，主要问题是内固定装置刺激髂胫束和长骨愈合时间长。Jacobi 等研究报道了外侧开放股骨远端截骨术的术后并发症，其中 1 例患者的长骨愈合时间长达 9 个月，此外，在 86% 的患者中出现了髂胫束刺激症状。

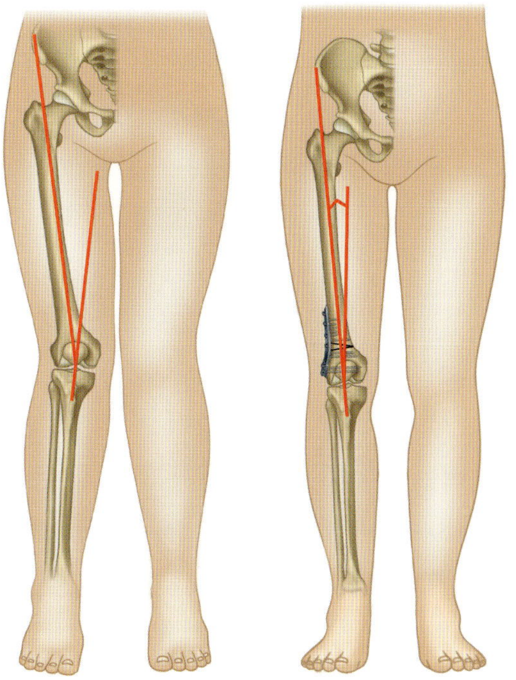

图 3-1-2　外侧开放股骨远端截骨术示意

内侧闭合股骨远端截骨术是由 Coventry 等首次提出并推广应用于临床。该术式通过股骨内侧楔形截骨，将截骨块取出后，闭合截骨端，并应用内固定装置进行加压固定。由于使用了加压钢板，骨折愈合时间明显缩短，同时软组织的刺激症状也减少。Backstein 等的研究报道，内侧闭合股骨远端截骨术后，患者膝关节功能得到了显著提高，10 年生存率可以达到 87%。内侧闭合股骨远端截骨术已经广泛应用于临床，因为它可以有效避免外侧开放股骨远端截骨术导致的并发症。

文献中关于股骨远端截骨术的长期临床效果报道不一。在 2016 年的 Meta 分析中，236 例接受股骨远端截骨术的患者中有 2 例（0.8%）发生了肺栓塞。虽然学者们认为，接受股骨远端截骨术的患者术后由于部分负重，可能会增加静脉血栓栓塞的风险，但其与全膝关节置换术后静脉血栓栓塞的发生率相似。2 例患者发生了内固定失效，2 例发生了伤口并发症，2 例出现了骨不愈合。在另外的 4 项研究中，68 例患者共出现了 3 例不愈合、4 例延迟愈合和 1 例感染。然而，Saithna 等和 Madeleine 等报道的接受股骨远端截骨术的患者术后分别有 21 例和 29 例矫正失败。Shivji 等对 2009—2017 年行股骨远端截骨术的患者进行了随访，结果显示，86 例患者中，平均随访 99 个月，患者手术并发症的发生率为 4.7%。使用 Kaplan-Meier 分析，该手术平均有效时间为 113 个月，10 年有效率为 89%。

髌股关节不稳定是临床上常见的骨科疾病，多发生于青少年儿童，在 10~18 岁青少年中发病率高达（77~148）/100 000。青少年的髌骨脱位会导致成年后髌股关节炎的发生，文献报道髌骨脱位 15 年后髌股关节炎的发生率高达 30%~50%。其发病机制包括一个或多个易感风险因素，如下肢力线排列不良、髌骨或股骨滑车关节发育不良、软组织约束的完整性丧失及周围肌肉的相互作用失衡等。因此，髌股关节不稳定的治疗通常取决于这些危险因素的存在与否。膝外翻畸形是导致髌股关节不稳定的重要病因之一，股骨远端截骨术可通过矫正力线来纠正过大的Q角和膝外翻状态，从而减小作用于髌骨的外侧矢向力，达到稳定髌骨并降低髌骨再脱位的风险的目的。

Omidi-Kashani等在2009年首次报道了股骨远端内翻截骨术治疗髌股关节不稳定的研究。在其研究中共包括6例髌骨半脱位患者，所有患者的术后髌骨适合角均得到了改善。在此之后，从2011—2017年，有多个研究报道了股骨远端内翻截骨术治疗髌股关节不稳定的病例，所有髌骨不稳定均得到了有效纠正。股骨远端内翻截骨术治疗合并膝外翻的髌股关节不稳定是有广泛应用前途的。该手术可以从形态学上改变膝外翻并纠正髌股关节不稳定，降低疼痛及髌股关节不稳定复发的风险，改善临床膝关节预后评分，同时改善髌股关节的软骨损伤。无论是内侧闭合股骨远端截骨术还是外侧开放股骨远端截骨术均可以改善患者放射学表现和临床症状。然而，与开放截骨术相比，闭合截骨术后不愈合或延迟愈合的发生率更低。此外还应评估其他伴随的髌股关节不稳定的易感因素，如下肢旋转畸形、髌骨或滑车发育不良、内侧髌股韧带松弛，以确定是否需要其他伴随的软组织或骨骼手术。

（纪 刚）

参考文献

[1] CAMERON J I, MCCAULEY J C, KERMANSHAHI A Y, et al. Lateral opening-wedge distal femoral osteotomy: pain relief, functional improvement, and survivorship at 5 years [J]. Clin Orthop Rel Res, 2015, 473(6): 2009-2015.

[2] KOSASHVILI Y, SAFIR O, GROSS A, et al. Distal femoral varus osteotomy for lateral osteoarthritis of the knee: a minimum ten-year follow-up [J]. Int Orthop, 2010, 34(2): 249-254.

[3] DEWILDE T R, DAUW J, VANDENNEUCKER H, et al. Opening wedge distal femoral varus osteotomy using the Puddu plate and calcium phosphate bone cement [J]. Knee Surg Sports Traumatol Arthrosc, 2013, 21(1): 249-254.

[4] COVENTRY M B, ILSTRUP D M, WALLRICHS S L. Proximal tibial osteotomy. A critical long-term study of eighty-seven cases [J]. J Bone Joint Surg Am, 1993, 75(2): 196-201.

[5] JACOBI M, WAHL P, BOUAICHA S, et al. Distal femoral varus osteotomy: problems associated with the lateral open-wedge technique [J]. Arch Orthop Trauma Surg, 2011, 131(6): 725-728.

[6] BACKSTEIN D, MORAG G, HANNA S, et al. Longterm follow-up of distal femoral varus osteotomy of the knee [J]. J Arthroplasty, 2007, 22(4 Suppl 1): 2-6.

[7] HINTON R Y, SHARMA K M. Acute and recurrent patellar instability in the young athlete [J]. Orthop Clin North Am, 2003, 34(3): 385-396.

[8] TAKEUCHI R, ISHIKAWA H, ARATAKE M, et al. Medial opening wedge high tibial osteotomy with early full weight bearing [J]. Arthroscopy, 2009, 25(1): 46-53.

[9] LOBENHOFFER P, KLEY K, FREILING D, et al. Medial closed wedge osteotomy of the distal femur in biplanar technique and a specific plate fixator [J]. Oper Orthop Traumatol, 2017, 29(4): 306-319.

[10] FREILING D, VAN HEERWAARDEN R, STAUBLI A, et al. The medial closed-wedge osteotomy of the distal femur for the treatment of unicompartmental lateral osteoarthritis of the knee [J]. Oper Orthop Traumatol, 2010, 22(3): 317-334.

[11] EKELAND A, NERHUS T K, DIMMEN S, et al. Good functional results of distal femoral opening-wedge osteotomy of knees with lateral osteoarthritis [J]. Knee Surg Sports Traumatol Arthrosc, 2016, 24(5): 1702-1709.

[12] OGAWA H, MATSUMOTO K, AKIYAMA H. Effects of lateral opening wedge andmedial closing wedge distal femoral osteotomies on axial load stability [J]. Knee, 2020, 27(3): 760-766.

[13] SHIVJI F S, FOSTER A, RISEBURY M J, et al. Ten-year survival rate of 89% after distal femoral osteotomy surgery for lateral compartment osteoarthritis of the knee [J]. Knee Surg Sports Traumatol Arthrosc, 2021, 29(2): 594-599.
[14] SAITHNA A, KUNDRA R, GETGOOD A, et al. Opening wedge distal femoral varus osteotomy for lateral compartment osteoarthritis in the valgus knee [J]. Knee, 2014, 21(1): 172-175.
[15] SMIRK C, MORRIS H. The anatomy and reconstruction of the medial patellofemoral ligament [J]. Knee, 2003, 10(3): 221-227.
[16] SPRITZER C E. Slip sliding away: patellofemoral dislocation and tracking [J]. Magn Reson Imaging Clin N Am, 2000, 8(2): 299-320.
[17] OMIDI-KASHANI F, HASANKHANI I G, MAZLUMI M, et al. Varus distal femoral osteotomy in young adultswith valgus knee [J]. J Orthop Surg Res, 2009, 4: 15.

第二节 外侧开放股骨远端截骨术

一、概述

膝外翻畸形是临床常见的膝关节周围畸形之一，主要发生于冠状面，根据病因可分为特发性膝外翻畸形和继发性膝外翻畸形。特发性膝外翻畸形的主要病因是股骨外侧髁发育不良；继发性膝外翻畸形的常见病因有骨折畸形愈合、外侧半月板损伤/缺如、内侧副韧带功能不全，以及影响骨骼生长发育过程的代谢性疾病，如佝偻病等。膝外翻畸形导致下肢机械力线外移，内外侧关节间室负荷失衡，外侧间室承受的压力增大，加速了外侧关节软骨的磨损与破坏，导致外侧间室骨关节炎的发生发展，严重者需行外侧单髁置换术或全膝关节置换术。早期矫正膝外翻畸形，纠正下肢力线，可以改善外侧关节间室的过度应力集中，避免或延缓骨关节炎的发生发展。

膝外翻畸形多由股骨远端外翻畸形导致的，可以通过股骨远端截骨术（distal femoral osteotomy，DFO）矫正。临床常用的 DFO 术式有外侧开放股骨远端截骨术（lateral opening wedge distal femoral osteotomy，LOWDFO）和内侧闭合股骨远端截骨术（medial closed wedge distal femoral osteotomy，MCWDFO）。本节主要介绍外侧开放股骨远端截骨术。

外侧开放股骨远端截骨术最早由 Puddu 等提出，适用于因股骨远端外翻畸形导致的膝外翻畸形。通过术前详细规划，术中精确截骨和坚强内固定，矫正膝外翻畸形，恢复下肢力线，改善关节功能，提高患者生活质量，避免或延缓外侧间室骨关节炎的发生发展。循证医学证据表明该术式具有良好的临床疗效。

（一）适应证

1. 以股骨远端外翻畸形为主，股骨远端外侧角（mLDFA）<85°。

2. 以膝关节外侧间室骨关节炎（Kellgren-Lawrence 分级 <Ⅲ级）及疼痛为主，可伴局灶性软骨缺损、外侧半月板损伤，不伴内侧和/或髌股关节间室重度骨关节炎。

3. 膝关节屈曲畸形 <10°，主动屈曲 >90°。

4. BMI<30kg/m^2，骨骺闭合。

5. 对日常活动要求较高，但不参加高强度运动。

6. 小儿麻痹后遗症、骨折畸形愈合等。

7. 佝偻病、骨软化症等引起的外翻畸形，且原发疾病已治愈。

根据适应证正确评估和选择合适的患者是手术治疗成功的基础。应遵循个体化诊疗的理念，综合考虑患者的年龄、基础健康状况、生活方式和预期活动水平等因素，评估关节同时存在的其他问题，结合影像学检查与体格检查，与患者充分沟通后选择适宜的术式。

文献报道的截骨适用人群年龄常以 <60 岁或 <65 岁为限，随着手术理念的进步，手术技术的提高和内固定物的迭代发展，年龄限制逐渐淡化。年轻患者，早期纠正下肢力线对防治骨关节炎进展有积极意义。中年和部分老年患者，预期日常活动水平较高，考虑远期生存率选择人工关节置换术为时较早，宜优先选择膝关节周围截骨术。部分 65 岁以上患者，应综合评估预期寿命、活动水平、矫形后力线改变对内侧关节间室的影响等因素，慎重选择截骨术或关节置换术。

膝外翻畸形合并韧带功能不全的情况应具体分析。合并交叉韧带损伤导致关节不稳定的患者，建议先一期行截骨手术矫正下肢力线，再二期行交叉韧带重建术恢复关节稳定性。长期外翻引起的内侧副韧带功能不全的患者，需要考虑术后韧带张力问题。Hetsroni 等通过尸体标本研究显示，外侧开放截骨术能改善内侧副韧带松弛程度，在膝关节屈曲 30°时张力恢复最显著，但尚缺乏与内侧闭合截骨术对比研究内侧副韧带稳定性的循证医学证据。术中矫形固定完成后要检查内侧副韧带的稳定性，若仍不稳定需要同时对内侧副韧带进行修复或重建。

膝外翻畸形合并其他间室骨关节炎的情况应综合考虑。对于合并轻中度髌股关节炎的患者，是否适用截骨术仍有争议；笔者建议在个体化治疗的同时，术前与患者充分沟通，告知截骨术后可能依然存在髌股关节相关症状。合并重度髌股关节炎的患者，建议额外行髌股关节置换或行全膝关节置换术。合并轻中度内侧间室骨关节炎的患者，可选择行截骨矫形术；合并重度内侧间室骨关节炎的患者，建议行全膝关节置换术。

膝外翻畸形合并髌骨不稳定的情况应引起重视。研究证实膝外翻畸形引起的下肢力线排列不良是髌骨不稳定的高危因素之一，股骨远端截骨术能通过矫正力线纠正过大的 Q 角和膝外翻状态，减小作用于髌骨的外侧矢向力，改善髌骨不稳定的症状。2009 年至今有多篇文献报道了股骨远端截骨术治疗髌骨不稳定的临床研究，均取得了良好效果。此外，术前应充分评估髌骨高度，相比于内侧闭合股骨远端截骨术，外侧开放截骨术后有增加髌骨高度的风险。

（二）禁忌证

1. 合并严重内侧和/或髌股关节间室骨关节炎者。

2. 类风湿关节炎。

3. 膝外翻固定畸形 >20°。

4. 严重关节不稳定或关节半脱位 >1cm。

5. 关节局部或全身感染性疾病。

6. 处于活动期的佝偻病、骨软化症。

肥胖、周围神经病变、营养不良、酒精依赖、骨质量差、糖尿病血糖控制不佳是股骨远端开放截骨术后骨延迟愈合/不愈合的高风险因素。存在高风险因素的膝外翻畸形患者，建议选择内侧闭合截骨术。

（三）优势

与内侧闭合截骨术比较，外侧开放股骨远端截骨术主要有以下优势。

1. 采用股骨远端外侧切口，通过肌间隙入路，对软组织的损伤小，重要神经、血管损伤的发生率低。

2. 骨量丢失少，而内侧闭合截骨需去除楔形骨块。

3. 仅需一刀截骨，操作难度低，术中通过控制撑开角度调整截骨间隙，准确矫正下肢机械力线，避免矫正过度或不足。

4. 适用于合并肢体短缩的患者，开放截骨可避免肢体进一步短缩，能在一定程度上矫正肢体不等长。

5. 适用于合并髌骨脱位且不伴髂胫束紧张的患者，可同期完成膝外翻矫形和髌骨稳定手术。术中接骨板置于股骨外侧，与内侧髌股韧带重建术互不影响。

二、术前规划

外侧开放股骨远端截骨术遵循截骨矫形的基本原则和目标：在畸形处矫形、恢复下肢力线、保持关节线水平、坚强稳定固定和早期康复活动。个体化的、精准的术前规划测量是取得良好手术效果的前提。

患者术前常规行双下肢负重全长 X 线及患侧膝关节正侧位 X 线检查，了解下肢机械力线偏移程度，确定膝外翻畸形来源，设定目标力线，测量矫正度数，设计术中截骨与合页位置。若合并侧副韧带损伤或功能不全，加行患侧膝关节应力位 X 线检查，评估侧副韧带张力。若合并髌股关节疾病，加行患侧髌骨 Merchant 轴位 X 线检查，评估髌股关节对合情况。如存在可疑下肢扭转异常，加行患侧髋膝踝 CT 同时平扫检查，评估股骨扭转与胫骨扭转情况。若存在可疑关节软骨、半月板或韧带损伤，加行患侧膝关节 MRI 检查。

术前首先从标准双下肢全长正位片中标记下肢机械力线，测量机械股胫角（mechanical femur tibia angle，mFTA）、机械股骨远端外侧角（mechanical lateral distal femur angle，mLDFA）、胫骨近端内侧角（medial proximal tibia angle，MPTA）和关节会聚角（joint line convergence angle，JLCA），量化分析以上角度判断膝关节冠状面畸形的来源。通过 mFTA 判断一侧下肢是否存在膝外翻或膝内翻畸形，通过 JLCA 确定畸形来源于关节外还是关节内，通过 mLDFA 和 MPTA 判断关节外畸形来源于股骨侧还是胫骨侧。膝外翻畸形单纯来源于股骨远端的患者，且 mLDFA<85°时，遵循在畸形处矫形的原则，行股骨远端截骨矫形即可。同时存在股骨远端和胫骨近端畸形的患者，单独行股骨远端或胫骨近端截骨不能在恢复下肢力线的同时纠正关节面的倾斜。关节面倾斜超过 5°会产生明显的剪切力，加速关节退变。因此，同时存在股骨远端和胫骨近端畸形的患者，应行股骨胫骨双水平截骨术

矫正畸形，同时恢复下肢力线的中立位和关节线的水平。

准确设定下肢目标力线是术前规划的重点。膝内翻畸形患者，下肢目标力线通常是过度矫正至通过胫骨平台外侧，临床常用 Fujisawa 点作为参考依据。膝外翻畸形患者，多数学者认为不需要将力线过度矫正至内侧，其矫正目标应是下肢机械力线处于中立位，即通过胫骨平台水平中心 50% 处（胫骨平台内、外侧髁间棘之间）。也有部分学者认为无外侧间室骨关节炎的患者，目标力线是中立位；合并外侧间室骨关节炎的患者，目标力线可适当内移，以不超过胫骨平台内侧髁间棘为准。Quirno 等通过生物力学研究建议将外翻膝目标力线均过度矫正 5°。笔者建议，在个体化规划的基础上，对多数患者应优先选择中立位目标力线。

正确选择合页位置也是术前规划的关键。Winkler 等研究指出合页位置选在内收肌结节以远可降低合页骨折的发生率。笔者建议合页位置选定在内收肌结节水平或稍偏远端。在此区域截骨，术中骨松质合页易于弯折，不易断裂；一旦发生合页骨折，大收肌止点能作为软组织合页提供一定的稳定性；术后干骺端骨松质间更易愈合。如果截骨线进一步偏向远端，则前方容易损伤股骨滑车，后方容易损伤股骨内侧后髁。如果截骨线进一步偏向近端，骨皮质比例更高，由于其质硬而韧性差，且愈合能力劣于骨松质，易发生术中合页骨折和术后延迟愈合。

在股骨远端截骨术前规划时，部分患者需要综合分析。一是双下肢不等长的患者，需要考虑术后肢体长短问题，术前患侧肢体短缩的患者，选择外侧开放截骨可避免肢体进一步短缩，并能在一定程度上矫正肢体不等长；术前患侧肢体延长的患者，更宜选择内侧闭合截骨术。二是合并髌股关节对合不良的患者，需要考虑是否存在下肢旋转异常，术前可行髋膝踝 CT 同时平扫评估股骨和胫骨的扭转情况，判断是否需矫形截骨的同时行股骨或胫骨的去旋转手术；髌骨脱位考虑同期行内侧髌股韧带重建术的患者，若髂胫束无过度紧张，推荐选择外侧开放截骨，术中内固定钢板置于股骨外侧，与同期进行的内侧软组织手术互不影响，可以一期完成膝外翻矫形和髌骨稳定手术。

临床常用 Miniaci 法进行膝关节周围截骨术前计划。相比于其他方法，Miniaci 法全面考虑了目标力线、截骨合页位置、截骨线和截骨种类（开放或闭合），测量更为精准。该方法适用于关节外畸形仅有一个来源（股骨或胫骨），且位于股骨远端或胫骨近端。但冠状位的韧带松弛，则需要调整目标力线。确定膝外翻畸形单纯来源于股骨远端，且不合并冠状位韧带松弛的患者，Miniaci 法股骨远端外侧开放截骨的术前设计步骤如下（图 3-2-1）。

1. 设定目标力线。标记踝关节中心，从踝关节中心起，通过膝关节胫骨平台中心向近端延伸，画出目标力线。

2. 设定合页位置。合页位于股骨远端内侧，股骨内侧髁硬化线上方，建议内收肌水平或稍偏远端。

3. 标记股骨头中心，连接合页与股骨头中心。

4. 以合页为旋转中心，以合页到股骨头中心的长度为半径，旋转至股骨头中心点与目标力线重合，所得旋转角度即为楔形截骨需要矫正的角度。

5. 合页点向外侧皮质斜行设计截骨线，根据截骨线长度和矫正角度，用三角函数，即 Hernigou 表格，换算截骨撑开的间距（图 3-2-2，表 3-2-1）。

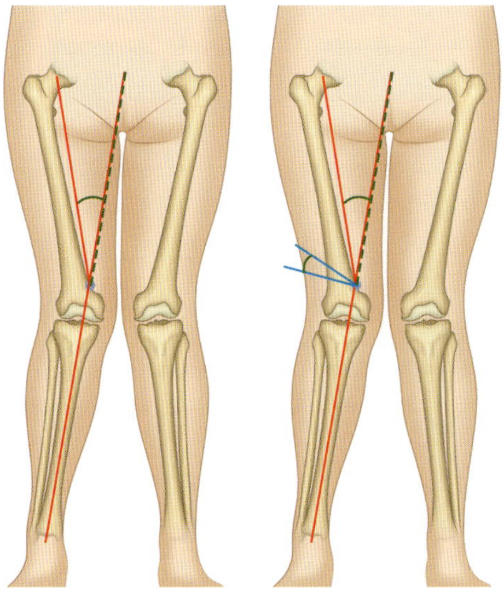

图 3-2-1　Miniaci 法术前设计示意

红长线为目标力线，蓝点为合页点。连接合页点与股骨头中心，以合页为旋转中心，以合页到股骨头中心的长度为半径，旋转至股骨头中心点与目标力线重合，所得旋转角度（两红短线夹角）即为楔形截骨需要矫正的角度（两蓝短线夹角）。

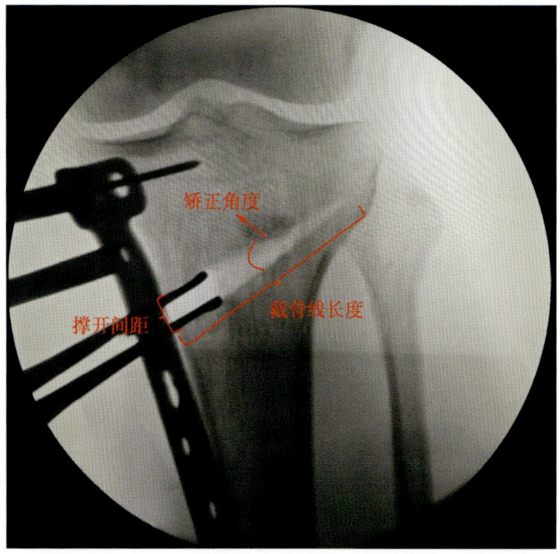

图 3-2-2　截骨线长度、矫正角度与截骨撑开的间距之间的三角函数关系

表 3-2-1　Hernigou 表格

单位：mm

	矫正角度 4°	矫正角度 5°	矫正角度 6°	矫正角度 7°	矫正角度 8°	矫正角度 9°	矫正角度 10°	矫正角度 11°	矫正角度 12°	矫正角度 13°	矫正角度 14°	矫正角度 15°	矫正角度 16°	矫正角度 17°	矫正角度 18°	矫正角度 19°
截骨线长度 50	3	4	5	6	7	8	9	10	10	11	12	13	14	15	16	16
截骨线长度 55	4	5	6	7	8	9	10	10	11	12	13	14	15	16	17	18
截骨线长度 60	4	5	6	7	8	9	10	11	12	14	15	16	17	18	19	20
截骨线长度 65	5	6	7	8	9	10	11	12	14	15	16	17	18	19	20	21
截骨线长度 70	5	6	7	8	9	11	12	13	15	16	17	18	20	21	22	23
截骨线长度 75	5	6	8	9	10	12	13	14	16	17	18	20	21	22	24	25
截骨线长度 80	5	6	8	9	10	12	13	14	16	17	18	20	21	22	24	26

注：根据截骨线长度和矫正角度，用三角函数换算处截骨撑开的间距。

此外，还可根据 Dugdale 等的方法进行截骨计划：在双下肢全长正位 X 线片上，取目标力线通过胫骨平台中心 50% 处做标记点。随后从股骨头中心到胫骨平台标记点上画一条线，并从踝关节中心点到胫骨平台的标记点上再画一条线。两条线的交角即是需要矫正的角度（图 3-2-3）。

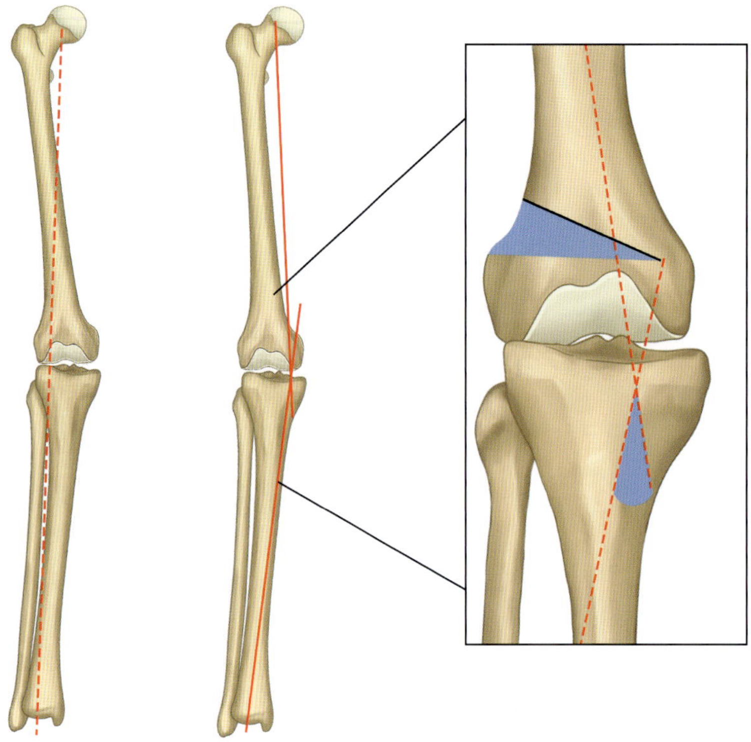

图 3-2-3　Dugdale 法术前设计示意

三、手术技术

（一）手术步骤

1. 术前准备　麻醉方式可选用硬膜外阻滞、腰硬联合阻滞或全身麻醉，疼痛敏感者可加行患侧股神经阻滞。麻醉满意后患者取仰卧位，于术侧大腿根部捆扎气囊止血带，驱血后加压止血带。可根据术者习惯在侧方和远端放置挡板，以便术中固定。患肢可屈曲 30°固定，以降低术中医源性神经、血管损伤的风险。

2. 关节镜下诊治　建议截骨前常规行关节镜下探查。通过标准前外侧和前内侧关节镜入路，探查内、外侧关节及髌股关节间室，处理可能合并存在的关节内软骨损伤和半月板损伤。关节镜下探查三个关节间室退变和软骨损伤情况，再次评估患者是否适合行截骨矫形术。

3. 手术入路　临床常用股骨远端外侧入路，做股骨远端外侧纵行切口，从股骨外侧髁远端约 2cm 距离开始，向近端延伸切口。纵行切开髂胫束，沿肌间隙钝性分离股外侧肌并向上牵拉部分肌束，显露股骨干下段及股骨外侧髁。选用骨撬和牵开器显露和维持术野，同时保护周围神经、血管。

4. 定位　在 C 臂透视下，将两枚直径 2.0mm 克氏针自股骨外侧髁上距离股骨滑车上缘约 1cm 处，先后斜行向远端钻入至股骨内侧髁近端的骨皮质，与关节线约成 20°夹角（图 3-2-4）。透视下定位满意后使用一枚相同长度的克氏针与前两枚比较，测量长度差即为股骨内外侧皮质间距，减去预留合页宽度即为截骨深度。术中可使用两枚细注射器针头置入内外侧关节间隙，供截骨时参考膝关节平面。

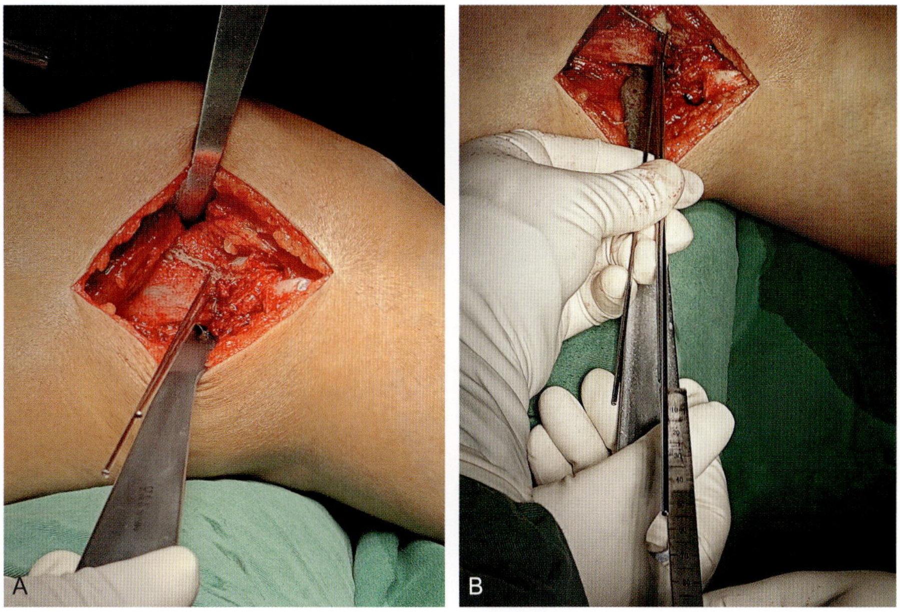

图 3-2-4　双平面截骨术定位
A. 两枚克氏针定位；B. 第三枚克氏针比较，测量长度差。

5. 截骨　可选择单平面截骨术或双平面截骨术（图 3-2-5）。截骨前放置骨撬保护后方神经血管。单平面截骨术时，先使用摆锯沿预先置入的导针方向截骨，近内侧皮质 2~3cm 处，改用骨凿截骨，内侧骨皮质保留约 1cm 作为合页，确保前方和后方皮质断裂后，可使用叠加骨刀的方法进行撑开截骨。截骨和撑开过程中关键是保持内侧骨性合页的完整性。截骨阻力较大时可用直径 2.0mm 克氏针沿截骨线和导针方向钻孔若干，然后沿小孔方向截骨，可避免骨质劈裂。截骨完成后可在截骨线两侧皮质用电刀做标记，固定时作为参考，避免两侧骨块发生旋转和移位。双平面截骨术时，截骨线可以适当向远端置于内收肌结节水平，这样既可以保证合页和截骨区域的骨松质比例更高，有利于术后骨性愈合，又不会损伤股骨滑车，有利于术后关节屈伸功能锻炼（图 3-2-6）。研究表明，相比于单平面截骨术，双平面截骨术中更易发生截骨两侧相对旋转，但术后能提供更好的旋转稳定

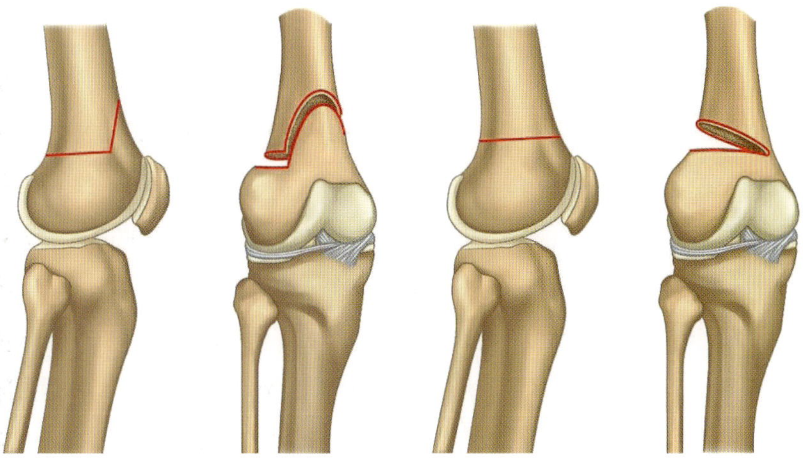

图 3-2-5　双平面和单平面截骨术示意

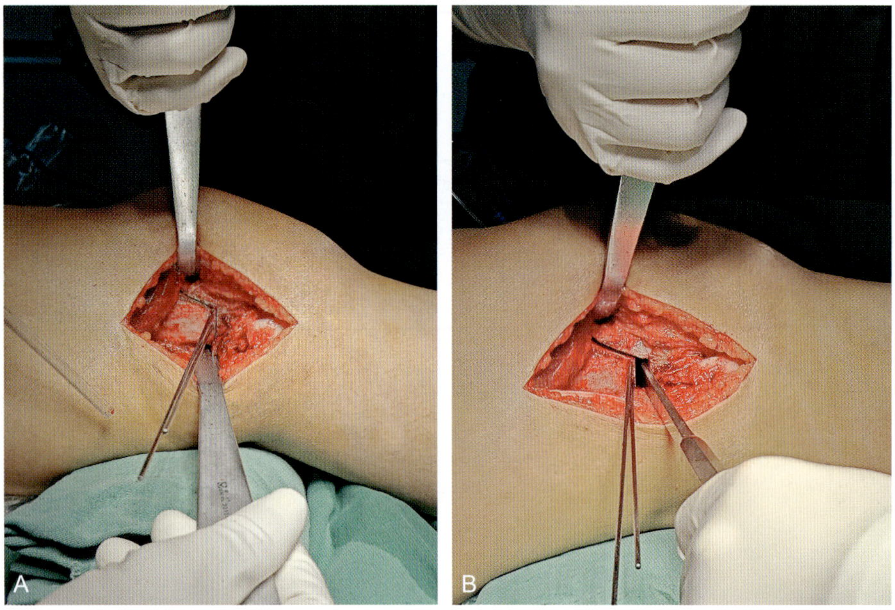

图 3-2-6　双平面截骨术
A. 摆锯截骨；B. 骨凿撑开。

性。双平面截骨术时需要注意，一是股骨前皮质斜面要足够长，以确保撑开后前方仍有骨皮质重叠；二是股骨前皮质斜面要足够厚，黄野等建议为股骨前后径的 1/3，以确保撑开后前方有足够的支撑强度；三是冠状面截骨线与轴状面成 90°~100°，平行于股骨干后方皮质。

6. 矫形固定　根据术前计划的矫正角度，使用专用撑开器缓慢撑开截骨间隙。透视下测量下肢力线，位置满意后保持角度，将撑开器替换为撑开钳，测量截骨间隙宽度为植骨做准备（图 3-2-7）。选择长度合适的股骨远端外侧锁定接骨板，平行于股骨干长轴放置，在钢板远端及近端分别拧入 3~4 枚锁定螺钉固定，螺钉应尽可能长至双皮质固定（图 3-2-8）。若内侧合页失稳，可先于截骨间隙一侧或两侧钉孔拧入拉力螺钉对骨块加压固定，待其余钉孔置钉完毕后评估合页稳定性，选择是否将拉力螺钉换为锁定螺钉。拉力螺钉可能会造成矫正角度改变，应加压后再次透视检查截骨角度是否改变。

7. 植骨　根据术中情况选择是否植骨。植骨有填充和支撑作用，能促进术后截骨间隙的愈合。截骨角度较小时通常不需要植骨，文献报道截骨间隙 >10~12mm 建议植骨，为骨愈合提供必要的条件。可取自体髂骨植骨，根据截骨后间隙大小切取合适髂骨块，适当修整后植入截骨撑开间隙内。也可使用同种异体骨植骨或其他植骨材料对截骨间隙进行填充。研究表明，使用不同种类的植骨材料，骨折愈合时间有差异。自体髂骨植骨愈合时间与长骨骨折愈合时间相近，比同种异体骨愈合速度更快，其他植骨材料愈合时间有待于进一步研究。

8. 验收　安装内固定物和植骨完成后，再次 X 线透视下检查内固定位置及螺钉长短是否合适，测量下肢力线是否矫正至目标力线。满意后屈伸活动膝关节检查有无异常，评估髂胫束张力是否需要松解，置引流管，冲洗、逐层缝合手术切口。可调节式膝关节支具固定患肢。术后 24 小时内应用抗菌药物预防感染。

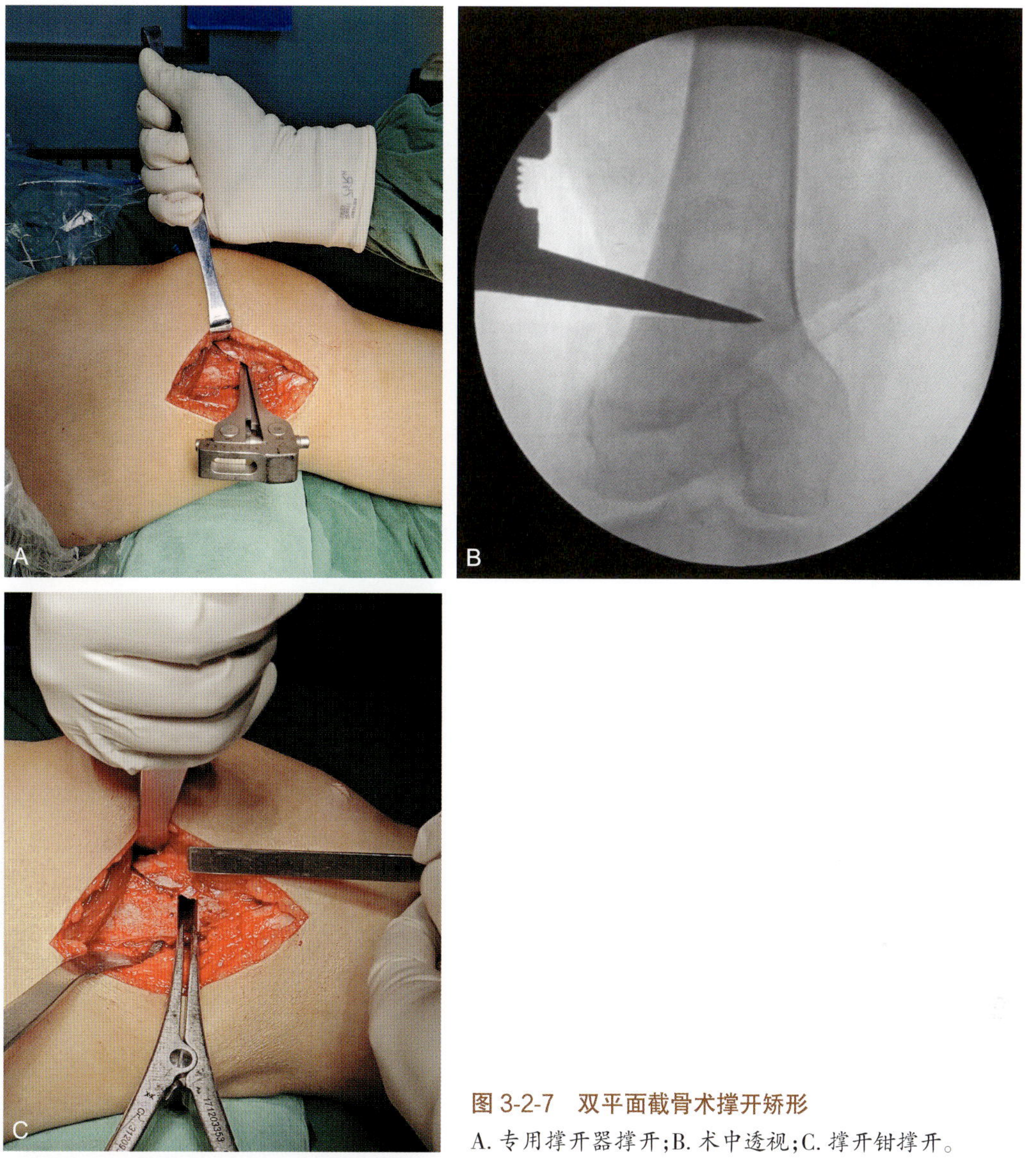

图 3-2-7　双平面截骨术撑开矫形

A. 专用撑开器撑开；B. 术中透视；C. 撑开钳撑开。

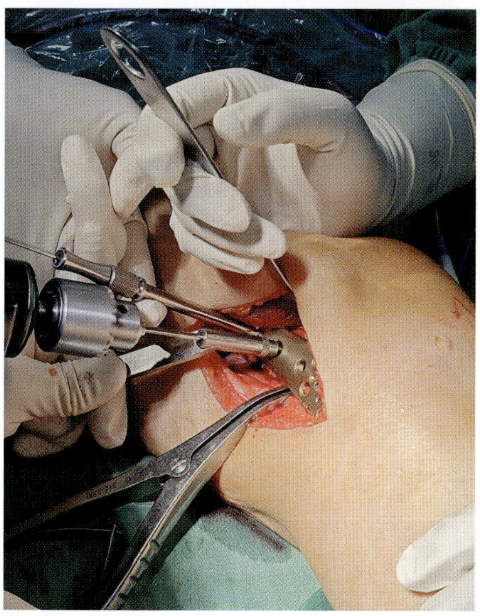

图 3-2-8　双平面截骨术钢板螺钉固定

(二) 术后康复计划

术后即可行膝关节主被动屈伸、直腿抬高运动、踝泵运动和股四头肌等长收缩锻炼。术后 1~2 天可拄拐下地部分负重活动。术后 6~8 周复查 X 线见恢复良好可拄拐逐步增加负重活动。术后 12 周复查 X 线见截骨处愈合良好后可完全负重活动,如延迟愈合应暂缓完全负重。股骨远端开放截骨相对于闭合截骨与胫骨近端截骨,愈合时间更长,因此建议术后完全负重应更为谨慎。

(三) 内固定物的选择

术中应选择坚强可靠的内固定物对截骨处进行固定,良好的稳定性既能促进截骨端骨性愈合,又能满足关节早期功能锻炼的要求。结合临床实际与术者习惯,选用合适的内固定物,提供良好的稳定性,是预后良好的基础。早期固定方法有石膏固定、单纯螺钉或门形钉固定,因稳定性较差已不常使用。外固定架固定可在术后调节截骨角度,进一步校正术后下肢力线;在合并肢体短缩时还能延长股骨长度。但外固定架不利于患肢早期功能锻炼,且钉道难护理易感染,临床未广泛应用。髓内固定有利于截骨愈合,但髓内钉置入时易损伤股骨远端关节面。因此临床更多选用接骨板固定,既往文献报道的有动态加压槽接骨板、Gieble 接骨板、Puddu 接骨板、角接骨板等种类,因术中预弯操作复杂或矫形准确性不佳等因素并未广泛使用。锁定加压接骨板(locking compression plate,LCP)是创伤骨科治疗长骨骨折常用的内固定物,近年来广泛应用于关节周围截骨矫形术,取得了良好效果。LCP 放置前无须预弯,操作简单便捷,可缩短手术时间。放置钢板时无须与骨皮质紧密贴合直接接触,可减少对骨膜和周围软组织的损伤刺激,更有利于骨质愈合。通过在截骨线两侧各置入数枚锁定螺钉进行双皮质固定,可增加对骨块的把持力。置钉过程中锁定螺钉对骨块无牵拉作用,不会改变矫正角度。锁定螺钉与钉孔螺纹成一定夹角,形成内固定支架,结合对侧骨性合页,可获得良好的稳定性。

四、并发症

(一) 术中并发症

1. 合页骨折 完整的骨性合页是内侧稳定的基础。截骨和撑开过程中应时刻注意保持内侧骨性合页的完整性,建议内侧骨皮质至少保留约 1cm 作为合页。截骨过当导致骨性合页保留过少、撑开过程过快或用力过大、矫形度数过大超过合页弹性形变极限是合页骨折的常见原因。术中可参考透视下的导针长度,与锯片和骨刀比较以防止截骨过当。若术中内侧合页失稳或骨折,可先于截骨间隙一侧或两侧钉孔拧入拉力螺钉对骨块加压固定,待其余钉孔置钉完毕后根据情况选择是否将拉力螺钉换为锁定螺钉。加压螺钉可能会造成矫正角度改变,应加压后再次透视检查截骨角度是否改变。Liska 等纳入 41 例股骨远端开放截骨患者,合页骨折发生率为 39%。Winkler 等纳入 100 例患者,合页骨折发生率为 46%,其研究将合页骨折分为 3 型,最常见的骨折是截骨线的延伸(76%),其次是向截骨线的近端(20%)和远端(4%),建议合页位置选在内收肌结节以远,可降低合页骨折的风险。

2. 关节内骨折　截骨线距离关节面过近、股骨前方或后方皮质截骨不完全、撑开过程中操作不当，都可能引起关节内骨折。准确且充分地截骨和缓慢撑开是避免关节内骨折的关键，可结合术中透视检查截骨的位置和深度是否适当。若术中出现关节内骨折，应遵循创伤骨科对关节内骨折的治疗原则，首先复位固定关节内骨折。

3. 矫正不当　术前设计不准确和术中撑开不恰当都会导致矫正角度不足或过度。多数外翻畸形患者，笔者建议选择中立位目标力线，不需要将力线过度矫正至内侧。精准的术前设计和术中撑开截骨是避免矫正不当的关键，术中可借助透视评估调整下肢力线。还可应用个体化截骨导向器或计算机导航等新技术，术中辅助调整力线。Nakayama 研究表明，股骨远端双平面截骨术中不可避免地会出现轴向和矢状面的旋转变化，易引发合页骨折或影响髌股关节稳定性，而单平面截骨术更易控制术中截骨两端相对旋转。

4. 神经、血管损伤　术中保持膝关节轻度屈曲体位可避免过度牵拉神经、血管。截骨操作前建议使用内侧闭合骨撬和牵开器等工具，尤其注意保护内侧和后方的神经、血管。外侧开放截骨矫正角度超过 15°时可能会过度牵拉腓总神经。矫正角度较大的患者建议选择股骨远端内侧闭合截骨术。

（二）术后并发症

1. 骨延迟愈合　Jacobi 等对 14 例行股骨远端外侧开放截骨术的患者随访发现仅 50% 的患者术后 3 个月完全愈合，其余均有不同程度的延迟愈合，最长 1 例术后 9 个月愈合。可能的原因一是术中内侧骨性合页断开，出现内侧失稳，影响了截骨端的稳定性，术后存在微动，导致骨性愈合延迟；二是截骨位置过高，股骨干骨松质不如股骨远端丰富，愈合时间相对长于股骨远端；三是截骨间隙未植骨填充，如间隙过大易出现延迟愈合或不愈合。相比于胫骨近端开放截骨，股骨远端开放截骨愈合时间相对更长，一是因为股骨远端截骨区域骨松质比例低于胫骨近端，二是因为股骨远端在下肢活动中比胫骨近端承受更大的扭转应力。通过术中精准操作，尽量保留内侧骨性合页的完整，同时避免截骨线过高以确保截骨面有一定的骨松质，可有效降低术后骨延迟愈合的发生率。截骨间隙较大时建议植骨填充，为骨愈合提供必要的条件。

2. 髂胫束激惹　部分患者术后外侧钢板刺激紧张的髂胫束，引发刺激性炎症。Jacobi 等的研究报道 86% 的患者术后出现了髂胫束局部刺激症状；其他研究报道的发生率为 20%~47%。解决方法一是术中细致操作，放置钢板时尽量与股骨远端贴合良好；二是术中评估髂胫束张力，松解紧张的髂胫束。黄野等研究指出术中显露的重点是松解髂胫束，建议暴露时对髂胫束纵向切开后加行横向切开，方便撑开截骨；置入钢板后再次评估髂胫束在钢板表面滑动时的张力，如果过度紧张 Z 形延长髂胫束，充分松解，可减轻术后髂胫束激惹症状；其研究纳入 23 例患者，术后仅 1 例早期存在外侧刺激症状。若术后外侧疼痛持续存在，可在截骨端完全愈合后早期取出内固定，即可缓解症状。

3. 矫正角度丢失　术中内固定放置不当，术后过早负重都可能导致矫正角度丢失。术中正确放置钢板与螺钉，形成坚强内固定，术后科学康复锻炼可在一定程度上避免矫正角度丢失。开放截骨相对于闭合截骨愈合时间更长，股骨远端截骨相对于胫骨近端愈合时间更长，过早负重会导致矫正角度丢失，因此建议术后完全负重应更为谨慎。

4. 感染　术中严格无菌操作，缩短手术时间，术后科学管理切口，及时更换敷料，预防性应用抗生素，可有效降低感染率。一旦出现感染，需早期清创，取出内固定，使用外固定架固定。取分泌物做细菌培养及药敏试验，有针对性地选用敏感抗生素治疗。

5. 关节活动障碍　继发术后关节活动障碍的主要原因是早期内固定不够坚强，常需要石膏或固定支具等辅助固定，进而造成关节早期活动受限导致的。坚强的内固定和早期关节活动锻炼是避免关节僵硬的关键。

6. 其他　其他常见并发症还有下肢深静脉血栓、骨筋膜隔室综合征等。

五、外侧开放股骨远端截骨术与内侧闭合股骨远端截骨术的对比

适合膝外翻畸形矫形的患者，应综合考虑临床实际与术者偏好、患者一般情况和合并关节疾病，选择适宜的术式。临床常用的外侧开放截骨术和内侧闭合截骨术均能有效矫正膝外翻畸形，但在实际应用中仍有不同之处，下面对两种术式进行比较。

1. 手术适应证对比见表 3-2-2。

表 3-2-2　外侧开放股骨远端截骨术与内侧闭合股骨远端截骨术手术适应证对比

手术适应证	外侧开放股骨远端截骨术	内侧闭合股骨远端截骨术
年龄	青中年	中老年
矫正角度范围	较小，建议截骨间隙 <15mm	可较大
合并肢体短缩	更适用，可避免肢体进一步短缩，并能在一定程度上矫正肢体不等长	—

2. 手术过程对比见表 3-2-3。

表 3-2-3　外侧开放股骨远端截骨术与内侧闭合股骨远端截骨术手术过程对比

手术过程	外侧开放股骨远端截骨术	内侧闭合股骨远端截骨术
软组织损伤	小，通过肌间隙入路	较大
截骨	一刀截骨，更易操作	两刀截骨，技术要求较高
角度调整	通过调整截骨间隙，准确控制矫正角度	需通过精确截骨达到目标矫正角度
骨量丢失	少	需去除楔形骨块，骨量丢失较多
出血	较多	较少
植骨	截骨间隙较大时需植骨	不需要

3. 手术并发症对比见表 3-2-4。

表 3-2-4　外侧开放股骨远端截骨术与内侧闭合股骨远端截骨术手术并发症对比

手术并发症	外侧开放股骨远端截骨术	内侧闭合股骨远端截骨术
术中并发症		
合页骨折风险	较高	较低
矫正不足或过度	少	相对较多
神经、血管损伤	截骨角度过大时可能过度牵拉腓总神经	可能损伤收肌管内神经、血管
术后并发症		
骨延迟愈合或不愈合	由于存在截骨间隙，相对内侧闭合截骨更易发生	截骨面为骨松质接触，愈合率高
髂胫束激惹	有	无
矫正角度丢失	相对较多	少
肢体短缩	无	有

（刘　磊）

参考文献

[1] PUDDU G, CIPOLLA M, CERULLO G, et al. Which osteotomy for a valgus knee? [J]. Int Orthop, 2010, 34(2): 239-247.

[2] WYLIE J D, JONES D L, HARTLEY M K, et al. Distal femoral osteotomy for the valgus knee: medial closing wedge versus lateral opening wedge: a systematic review [J]. Arthroscopy, 2016, 32(10): 2141-2147.

[3] JACOBI M, WAHL P, BOUAICHA S, et al. Distal femoral varus osteotomy: problems associated with the lateral open-wedge technique [J]. Arch Orthop Trauma Surg, 2011, 131(6): 725-728.

[4] PILONE C, ROSSO F, COTTINO U, et al. Lateral opening wedge distal femoral osteotomy for lateral compartment arthrosis/overload [J]. Clin Sports Med, 2019, 38(3): 351-359.

[5] DIAZ C C, LAVOIE-GAGNE O Z, KNAPIK D M, et al. Outcomes of distal femoral osteotomy for valgus malalignment: a systematic review and meta-analysis of closing wedge versus opening wedge techniques[J]. Am J Sports Med, 2023, 51(3): 798-811.

[6] SHERMAN S L, THOMPSON S F, CLOHISY J C F. Distal femoral varus osteotomy for the management of valgus deformity of the knee [J]. J Am Acad Orthop Surg, 2018, 26(9): 313-324.

[7] O'MALLEY M P, PAREEK A, REARDON P J, et al. Distal femoral osteotomy: lateral opening wedge technique [J]. Arthrosc Tech, 2016, 5(4): e725-e730.

[8] KIM Y C, YANG J H, KIM H J, et al. Distal femoral varus osteotomy for valgus arthritis of the knees: systematic review of open versus closed wedge osteotomy [J]. Knee Surg Relat Res, 2018, 30(1): 3-16.

[9] ZARROUK A, BOUZIDI R, KARRAY B, et al. Distal femoral varus osteotomy outcome: is associated femoropatellar osteoarthritis consequential? [J]. Orthop Traumatol Surg Res, 2010, 96(6): 632-636.

[10] EKELAND A, NERHUS T K, DIMMEN S, et al. Good functional results of distal femoral opening-wedge osteotomy of knees with lateral osteoarthritis [J]. Knee Surg Sports Traumatol Arthrosc, 2016, 24(5): 1702-1709.

[11] CAMERON J I, MCCAULEY J C, KERMANSHAHI A Y, et al. Lateral opening-wedge distal femoral osteotomy: pain relief, functional improvement, and survivorship at 5 years [J]. Clin Orthop Relat Res, 2015, 473(6): 2009-2015.
[12] CHAHLA J, MITCHELL J J, LIECHTI D J, et al. Opening- and closing-wedge distal femoral osteotomy: a systematic review of outcomes for isolated lateral compartment osteoarthritis [J]. Orthop J Sports Med, 2016, 4(6): 2325967116649901.
[13] SAITHNA A, KUNDRA R, GETGOOD A, et al. Opening wedge distal femoral varus osteotomy for lateral compartment osteoarthritis in the valgus knee [J]. Knee, 2014, 21(1): 172-175.
[14] MITCHELL J J, DEAN C S, CHAHLA J, et al. Varus-producing lateral distal femoral opening-wedge osteotomy [J]. Arthrosc Tech, 2016, 5(4): e799-e807.
[15] 柳剑，黄野，王兴山. 改良双平面股骨远端开放楔形截骨结合锁定钢板固定技术要点及疗效评估[J]. 中华关节外科杂志(电子版), 2016, 10(5): 481-486.
[16] YILMAZ G, BAKIRCIOĞLU S. Correction of distal femoral valgus deformities with fixator-assisted plating: how accurate is the correction? [J]. Acta Orthop Traumatol Turc, 2019, 53(2): 100-105.
[17] ELATTAR O, SWARUP I, LAM A, et al. Open wedge distal femoral osteotomy: accuracy of correction and patient outcomes [J]. HSS J, 2017, 13(2): 128-135.
[18] 黄德勇，张亮，王达成，等. 股骨远端楔形截骨结合锁定接骨板固定治疗膝外翻畸形[J]. 中华骨与关节外科杂志, 2016, 9(1): 22-25.
[19] LISKA F, VOSS A, IMHOFF F B, et al. Nonunion and delayed union in lateral open wedge distal femoral osteotomies-a legitimate concern? [J]. Int Orthop, 2018, 42(1): 9-15.
[20] WINKLER P W, RUPP M C, LUTZ P M, et al. A hinge position distal to the adductor tubercle minimizes the risk of hinge fractures in lateral open wedge distal femoral osteotomy[J]. Knee Surg Sports Traumatol Arthrosc, 2021, 29(10): 3382-3391.
[21] HETSRONI I, LYMAN S, PEARLE A D, et al. The effect of lateral opening wedge distal femoral osteotomy on medial knee opening: clinical and biomechanical factors [J]. Knee Surg Sports Traumatol Arthrosc, 2014, 22(7): 1659-1665.
[22] QUIRNO M, CAMPBELL K A, SINGH B, et al. Distal femoral varus osteotomy for unloading valgus knee malalignment: a biomechanical analysis [J]. Knee Surg Sports Traumatol Arthrosc, 2017, 25(3): 863-868.

第三节 内侧闭合股骨远端截骨术

膝外翻畸形的患者常伴有下肢机械轴线的外移，这类患者下肢外形欠佳，俗称 X 形腿（双侧外翻）或 K 形腿（单侧外翻），并通常伴有疼痛等症状。外翻畸形发生于股骨远端的患者，临床上常通过股骨远端截骨术以矫正下肢机械轴线，缓解患者的膝外侧疼痛。

膝外翻股骨远端截骨术可分为内侧闭合股骨远端截骨术及外侧开放股骨远端截骨术两种。相较于外侧开放股骨远端截骨术，内侧闭合股骨远端截骨术的优点在于不需要植骨，骨愈合率高、出血相对较少、可矫正度数大，以及不对髂胫束造成刺激症状等。本节旨在对内侧闭合股骨远端截骨术的手术适应证、手术步骤及手术并发症进行描述，以期为临床医师提供帮助。

一、内侧闭合股骨远端截骨术的适应证

在截骨术中，截骨位置的坚强内固定是骨愈合及功能恢复的重要保证。膝外翻畸形的原因

可以是股骨畸形、胫骨畸形或两种畸形同时存在。内侧闭合股骨远端截骨术的手术指征是膝外翻畸形主要来源于股骨侧(股骨远端干骺端),即机械股骨远端外侧角(mLDFA)<84°(正常范围为87°±3°),如果外翻畸形涉及胫骨侧,则可能需要同时对胫骨侧实施截骨术。除股骨及胫骨处畸形外,关节内软骨磨损所导致的外翻属于关节内畸形。如果希望通过关节外的截手术缓解症状,需要严格把握手术适应证,关节软骨磨损不应超过Ⅲ级,如果关节软骨磨损较为严重,可能需要行单髁置换术甚至是全膝关节置换术。除单纯的膝外翻畸形外,膝外翻常合并髌骨脱位,如果这两种畸形同时需要解决,股骨内侧接骨板可能会影响内侧髌股韧带重建。

内侧闭合股骨远端截骨术的适应证及禁忌证可参考本章第二节中相应内容,内侧闭合股骨远端截骨术的特殊情况如下。

1. 患者拒绝植异体骨、人工骨,不想增加切口取自体骨,建议使用内侧闭合股骨远端截骨术。

2. 外侧髂胫束张力较大,或已经有髂胫束综合征的患者,建议使用内侧闭合股骨远端截骨术。

3. 患者需要矫正角度较大时,建议使用内侧闭合股骨远端截骨术。

4. 必须配合内侧髌股韧带重建术者,建议谨慎使用内侧闭合股骨远端截骨术,因为股骨内侧的钢板可能会与重建的韧带发生撞击,而且由于钢板占位,给股骨侧的挤压钉置入造成困难。

5. 患肢已经较对侧肢体短缩者,建议使用外侧开放股骨远端截骨术。

其中,患者术前膝关节的活动范围应至少为0°~90°。关节活动度的丧失可以通过矢状面楔形截骨术在一定程度上得到纠正,但程度有限,因此关节活动度丧失较多的患者手术效果可能欠佳。

内侧闭合股骨远端截骨术的手术风险除包括血管和神经损伤、血栓形成、肺栓塞、伤口愈合延迟、早期和晚期感染等一般手术风险外,还包括骨愈合延迟、合页骨折、膝关节活动受限、大腿远端血肿、下肢肿胀和淋巴水肿等特发风险。必须向患者充分说明可能的并发症和风险。

截骨的类型、方向、定位及固定技术对截骨的初始稳定性至关重要。首先截骨类型的选择:内侧闭合股骨远端截骨及外侧开放股骨远端截骨需要综合多种因素选择。本节主要介绍内侧闭合截骨。内侧闭合截骨有两种截骨方式,即单平面及双平面截骨,这可以根据术者的偏好或患者的具体情况决定。例如,合并髌骨脱位的患者,需要对髌骨周围软组织进行重新调整,需要行内侧髌股韧带重建术时最好使用外侧开放截骨术,因为内侧截骨时钢板会与重建的韧带发生撞击。如果患者存在股骨的旋转畸形问题,使用单平面截骨术适当调整股骨旋转力线可能更为合适,因为双平面截骨术的设计初衷是尽量减少截骨造成的旋转力线改变。每位患者的股骨形态不同,可能截骨位置各有差异,因此需要根据具体情况进行术前充分规划,以选择更适合患者的手术方式。截骨的方向也是很重要的因素,如果截骨方向角度过大,可能导致两个截骨面剪切力较大,不利于骨折的稳定;如果截骨方向过小,可能同样的截骨角度需要截下更多的骨质。定位与截骨方向是密切相关的,两者同时决定截骨后临床结果的好坏。截骨后两侧的截骨面接触面应该尽可能贴合,这样可以提高骨折愈合成功率,减少骨不愈合的发生。接骨板的选择应该长度合适,与骨面贴合,螺钉数量足够,位置佳,这样才是优秀的内固定术。

临床检查包括对膝关节韧带功能、松弛程度及膝关节活动度的评估。膝关节韧带主要评估膝内外侧副韧带、前后交叉韧带及髌韧带的张力及完整性。放射学诊断需要3个平面(冠状面、矢状面、轴状面)的膝关节影像学资料,包括膝关节正侧位、髌骨轴位及双下肢负重全长X线片。除此以外,膝关节半月板及软骨损伤等信息可以从MRI获得。如果伴有内侧副韧带松弛,应力位X线片的补充是有价值的。术前规划整体矫正角度时,应考虑力线矫正后韧带松弛问题。术前规划越全面,适应证把握越严格,对患者就越有利,越可能减少手术并发症的发生。

髌股关节的术前评估同样也非常重要,由于外翻的矫正,髌骨不稳定的问题可能会稍稍矫正,但是术前评估依然重要,因此在术前需要患膝的CT及MRI资料,CT评估髌骨外移的程度,MRI可以评估髌股关节的软骨状况。存在严重髌骨外移及股骨滑车发育不良的患者应特别注意,可能需要一期或二期行额外手术,如通过内侧髌股韧带重建、滑车成形术等纠正髌骨不稳定,因此术前应与患者充分交流。

实施手术中,可以先进行关节镜检查以评估关节软骨的情况,内侧软骨表面和半月板应无明显磨损;而外侧软骨的过度磨损也可能导致术后效果欠佳,术后疼痛依然存在,软骨磨损最好不要超过OuterbridgeⅢ级,有时软骨的局部皲裂是可以保留的。

因为内侧闭合股骨远端截骨术在矫正下肢力线畸形的过程中需要进行两次截骨操作,所以准确的术前规划是非常必要的。目前,关于内侧闭合股骨远端截骨术后理想的下肢机械轴线还缺乏统一的共识。有研究建议将下肢机械轴恢复到正常值(即HKA为0°±3°),而有的研究则建议将机械轴控制在内翻1°~3°。总体而言,大部分文献建议将机械轴纠正到正常位置或轻度内翻,切忌矫枉过正,避免超过内翻3°。

内侧闭合股骨远端截骨术的放射学规划如图3-3-1所示。截骨的矫正角度是根据术前双下肢负重全长X线计算测量出来的,并在术中借助适当的锯片导向器和校准的角度计达到再现。此外,截骨楔底的高度可以通过影像学规划(规划时需要考虑X线的放大倍数,一般情况下X线片的测量常大于实际情况)确定;这些测量值可在术中用直尺或测深器检查。首先需要取得患者的双下肢全长X线片,然后确定解剖点,在矫正外翻膝时常需要矫正至稍内翻,所以矫正后的力线应经过膝关节中心偏内侧的点,Fujisawa点的对称点(A点),标记股骨头中心(B点)及踝关节中心(C点),通过A点及C点做连线,连线延伸至髋关节处为D点(图3-3-1),连线DC即为目标力线,而连线BC(虚线)则为当前力线;取股骨外侧髁上合页点为E点,使BE及DE等长,连接BE及DE,∠BED即为需要矫正的角度。根据截骨线长度和预计撑开角度,计算截骨撑开的间距(同本章第二节股骨外侧开

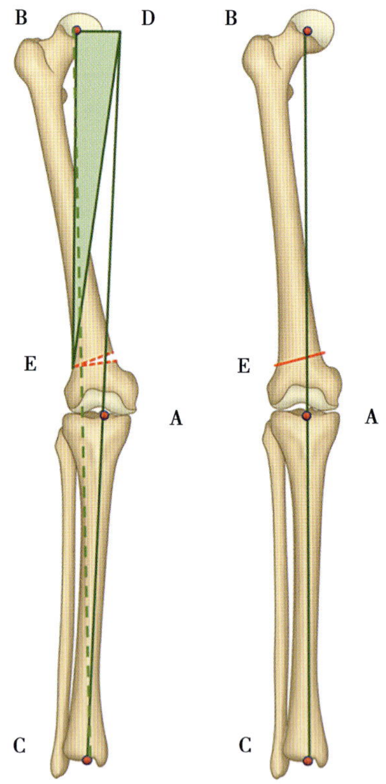

A点是Fujisawa点的对称点;B点是股骨头中心;C点是踝关节中心;D点是髋关节附近AC连线的延长线;E点是股骨外侧髁上合页点;∠BED则为需要矫正的角度。

图3-3-1 内侧闭合股骨远端截骨规划步骤示意

放截骨术术前规划）。

二、内侧闭合股骨远端截骨术的手术技术

体位及麻醉：患者取仰卧位，采取全身麻醉或蛛网膜下腔阻滞。

术前的手术室规划：患者取仰卧位于手术台上，以评估髋关节中心、膝关节中心和踝关节中心。悬垂下肢使整个下肢和髂嵴显露，以便术中评估下肢轴线。一般不需要使用止血带，但如果需要，应尽量靠股骨近端放置，为手术留下足够的操作空间。给予静脉全身性抗生素预防是手术放置内固定装置的常规步骤，为了减少术中出血也可以在术前或术中给予氨甲环酸或氨甲苯酸。术中透视的影像学C臂放置在手术患肢的外侧，术者在对侧实施手术，因为手术切口在患肢内侧，这样可以方便手术操作。

（一）单平面截骨术

在进行截骨术前，通过关节镜评估关节内的情况是非常有必要的，可能需要在关节镜下对半月板或软骨等进行修整，因为术前MRI对关节软骨的评估并不十分准确，可能干扰术者的判断；若在关节镜下发现截骨术的禁忌情况，及时终止截骨术。

膝关节处于伸直位，使用画线笔将重要骨性标志进行标记（包括髌骨轮廓、胫骨结节位置、股骨内外上髁等），手术切口选择沿下肢长轴平行的纵行切口，长度大致从髌上一掌处至髌骨中上1/3交界点处，切口位置大致为前内侧。切口选择在前内侧是为了避免可能需要后期手术（全膝关节置换术）时，伤口愈合出现问题。切开皮肤，分离皮下脂肪后，将肌筋膜切开。使用锐性及钝性相结合的分离方法将股内侧肌筋膜切开。之后使用Hohmann拉钩将股骨髁上的前内侧部分暴露。将骨骺周围的骨膜纵行切开。将Hohmann拉钩置于后方骨膜下，充分暴露，避免损伤后方的血管及神经。为了更好地暴露股骨远端，需要切开部分髌骨内侧支持带及股内侧肌远端止点（手术完成后可以对轻微髌骨外移的病例进行髌骨内侧支持带的紧缩缝合），暴露股骨内侧髁。

截骨的方向和位置对术后初期内固定的稳定性非常重要，首先需要确定截骨区及截骨线的位置。截骨区的选择，可以直接将股骨钢板放置于股骨远端骨面选取截骨位置，由于角度稳定的设计，并不要求钢板与骨面完全贴合，但必须确保远端螺钉不穿透股骨内外侧髁后侧，截骨面应位于钢板的无螺孔实心部位。截骨线需保持斜行（使接触面最大化）、等腰（确保闭合截骨区后完全的皮质接触）、自内侧干骺端截向股骨外侧髁（图3-3-2），并通过术前设计确定两条截骨线之间的距离（使用电刀标记）。透视下，在股骨外侧髁上缘，距离外侧皮质5~10mm的位

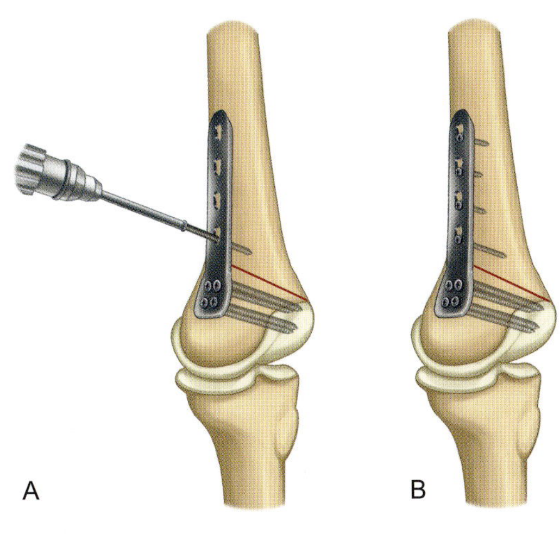

图3-3-2 内侧闭合股骨远端截骨术截骨线的确定
A. 钢板及螺钉固定过程；B. 固定完成。

置选择截骨铰链点，对着铰链点的位置打入两枚克氏针，使用钢尺依照术前计划决定两枚克氏针在内侧皮质进针点之间的距离，然后平行于这两枚克氏针的方向，再分别打入两枚克氏针。以打入的克氏针为导向进行截骨，持续使用流水帮助冷却，防止截骨时过热，要注意后方软组织有收缩，尤其需要避免损伤血管。截骨截至外侧皮质 10mm 时停止截骨，以利于从内侧制作楔形截骨块，取出楔形骨块并使用尺子测量。取出的楔形骨块应完整并呈等腰三角形，不能在后方遗留下骨皮质碎片。两条截骨线及之前标记的电刀线可以用于旋转力线的评估。检查截骨的外侧皮质处是否有残留的小骨片，截骨块的厚度也应再次评估，与术前规划是否相符。如果截骨块过小，可以沿截骨面实施再次截骨。如果截骨块过大，只能残留部分截骨间隙(但这种情况应尽量避免)，以免过度矫正。对小腿外侧施加持续的压力，稳定膝关节的同时对截骨间隙进行闭合。这种通过对外侧皮质的塑形实现截骨的闭合可能需要花费几分钟。通过旋转标记评估旋转力线的情况，触诊评估皮质的错位情况，在避开放置钢板处，可以使用两枚交叉的克氏针来稳定。随后截骨面接触完整，钢板稳定固定后，交叉的克氏针便可以去除。

使用长金属杆评估下肢力线，两端分别放置在髋关节中心及踝关节中心。根据术前的规划，金属杆应该经过膝关节中心或偏内侧些。使用锁定钢板固定系统进行固定。钢板远端置入 4 个钻孔导向器，钢板远端的板孔设计向前外倾斜 20°，以防止螺钉头向后方穿出。因此钢板是区分左右的。钢板放置于股骨的前内侧，截骨线位于没有钉孔的实心钢板下方无孔区。钢板的长轴与股骨长轴一致，通过钢板上的套筒，使用 2mm 的导针暂时固定钢板远端。钢板的位置与截骨线之前的位置关系以及导针的方向是可以通过透视进行确认的。钢板的置钉排列顺序非常重要，这决定了后面螺钉的长度，如果股骨髁变形，可以将钢板位置做前置或旋转的调整，以改变锁定螺钉的角度，防止从后侧穿出。

5mm 的自攻型螺钉是搭配 4.3mm 的钻头使用的，将套筒取下后使用测深器测量所需的螺钉长度。同时可以使用测深器来检查后方骨质的完整情况，之后使用改锥将螺钉锁紧。在这一阶段过程中，使用的是手动加压的方式。在截骨线的上方使用 4.5mm 自攻型皮质螺钉加压固定(孔 1)，螺钉应垂直于钢板表面置入来达成良好的骨折块间加压，如果在关闭截骨区时造成股骨外侧皮质的铰链断裂，这一步骤则尤为重要。如果需要更大的压力，可以使用铰链式加压器在孔 4 的位置实施加压，但这需要对近端软组织造成额外剥离。当螺钉全部置入完毕后，去除孔 1 的皮质螺钉，将其替换为一枚双皮质自攻锁定钉。

最后通过透视评估截骨的稳定性及螺钉的位置和长度。将切开的关节囊、内侧髌股韧带及部分松解的髌内侧远端止点进行缝合重建。股内侧肌下方放置一根负压引流管，并向远端引出，减少肌肉下血肿的形成，防止骨筋膜隔室综合征的发生，以及观察术后出血量。最后关闭肌间膜，缝合皮下组织及皮肤。用弹力绷带包扎后术后拍摄正侧位 X 线片评估。

(二) 双平面截骨术

2006 年底，Staubli 提出了一种可替代单平面股骨远端内侧闭合截骨术的技术双平面股骨远端内侧闭合截骨术。由于双平面股骨远端内侧闭合截骨，需要去掉一定的骨量，使用此种截骨方式时

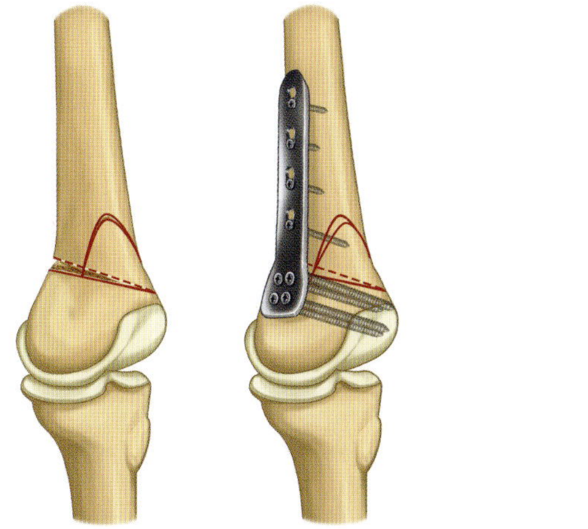

虚实直线之间为水平截骨间隙；
两弧线间为上行截骨间隙。

图 3-3-3　双平面截骨术示意

需要使用摆锯截骨 3 次，对手术技术也存在一定的考验。双平面截骨术计划中的横行截骨面垂直于后侧及内侧皮质，需要截断股骨的后 3/4，剩余前 1/4 保持完好，截骨深达距离外侧皮质 5~10mm 处，留下一个外侧铰链。冠状面的纵行截骨面与横行截骨面成 90°~110° 夹角，沿前方骨面向上，走行 2~5cm 后截出前方皮质，横行截骨面应该位于钢板的无螺孔实心部分，这样螺钉可以打在截骨区的远端部分（图 3-3-3）。注意在股骨的前 1/4 实施纵行截骨，用软组织拉钩保护软组织并随时冲洗冷却锯片。

双平面截骨术的优点，一是股骨远端髌上囊及股四头肌背侧的脂肪垫可以完整保留，此外肌腱及股骨远端的前部分也可以保留。此脂肪垫是一个非常重要的结构，可以帮助膝关节在屈曲及伸直时辅助软组织滑动。术中通过牵拉股四头肌可以保护此脂肪垫。二是双平面截骨术具有抗旋转的作用，增强旋转稳定性。由于没有滑车的限制，可使截骨线更靠近股骨远端。

一项研究显示，40 例使用内侧闭合股骨远端双平面截骨术的患者效果良好，由于截骨位置对髌上脂肪没有刺激，患者恢复膝关节运动更快，而更好地保护软组织也使股四头肌肌力可以得到更快恢复。由于更稳定，骨愈合更快，与单平面截骨术相比较可以缩短从术后到完全负重的时间。

需要特别注意的是，膝外翻畸形常合并髌骨脱位，如果膝外翻及髌骨脱位同时存在，就会给治疗带来困难，如果同时实施闭合截骨矫形及内侧髌股韧带重建术，重建的移植物可能会与钢板发生撞击，从而造成韧带移植物失效，最终导致手术失败。而且钢板的钉道与内侧髌股韧带重建的股骨侧隧道位置可能重合，给手术操作带来困难。有学者提出实施两步法或三步法分阶段解决这两种畸形。二步法和三步法的问题是，整个治疗周期较长，患者常中途放弃。另外，多次手术导致的创伤性关节炎及皮肤问题等也值得关注。因此，与其选择内侧闭合截骨术进行多次手术，不如选择外侧开放截骨术，这样一次手术就可能解决两个问题。还有一种解决方案是在实施截骨术的同时，对内侧支持带实施重叠缝合术，这样可以避免重建物与钢板之间的撞击发生，但是这种组合术式效果是否良好，还有待更多病例积累进行验证。

三、内侧闭合股骨远端截骨术的并发症

1. 螺钉位置异常　在使用锁定钢板时，应深入理解其钢板的特点及锁定技术。锁定钉的方向一定要遵循钢板的板孔方向，精确置入螺钉。当然，钢板位置的准确性也非常重要。钢板的长轴应与股骨长轴一致，钢板的远端应放置在股骨内侧髁上。钢板的外轮廓在此显得并不十分重要，并不需要钢板十分紧密地贴合骨质。应特别注意锁定螺钉与前平面的成角，防止螺钉从后皮质穿出。

2. 矫正不足或矫枉过正　为了预防此类问题的发生，精准的术前规划是非常必要的。在稳定

钢板前，一定要对机械轴进行评估，以便发现和处理可能发生的任何手术缺陷。矫正不足，患者术后下肢仍存在膝外翻畸形，症状改善不佳。矫正过度，患者下肢由膝外翻畸形转变为膝内翻畸形，内侧间室的磨损可能会加速。处理软组织时，一定要修复切开的髌内侧支持带及股内侧肌远端止点，以防止髌骨不稳定伴外侧半脱位的发生。髌股内侧软组织的精心处理不仅可以防止髌骨不稳定的发生，还可以对已有的髌骨不稳定进行矫正，术中和术后应注意评估髌骨的运动轨迹，防止髌骨轨迹不良的发生。

3. 神经、血管损伤　此手术区域靠近后面的股动静脉，若螺钉从股骨后皮质穿出，可能损伤股动脉及股静脉。坐骨神经也在股骨后方，同样有损伤风险。因此，只有在股骨后方的软组织被钝性拉钩保护时，才可以清理股骨后方的皮质。股动脉及股静脉在肌间隔的正后方，如果分离肌间隔会增加出血风险。因此在分离肌腱膜时应特别小心，一旦出血应进行彻底止血。如果损伤大血管，在松止血带时会导致大量出血，因此经验不足的术者应避免在松止血带之前进行缝合，以免延误对损伤血管的判断。此外，缝合包扎好后，要养成良好的习惯，触诊足背动脉搏动是否正常。若遇到血管损伤的情况，应实施血管修补术，可以选择前内侧入路或后入路。

4. 肢体肿胀　早期使用药物治疗及物理治疗可以很大程度上预防术后广泛的软组织肿胀及淋巴水肿。尤其是术后早期对患者进行宣教，踝泵运动的正确锻炼及术后早期下地锻炼可以较好地预防下肢深静脉血栓。

5. 关节僵直　血肿、下肢深静脉血栓、疼痛等常见并发症可能会延误膝关节的功能锻炼，因此会导致关节活动度丧失。除此以外，各种因素导致的复诊不及时、患者康复意识不足等，常使患者错过康复的最佳时机。应对患者进行详细的围手术期宣教并定期随访以防止关节活动度丧失。

6. 骨筋膜隔室综合征　股内侧肌下入路很少导致骨筋膜室隔综合征。即便如此，巨大的血肿也有可能导致骨筋膜隔室综合征的发生。临床上可有肿胀及感觉异常的表现，这种情况下需要立即手术切开清除血肿。因此，手术过程中及内固定放置后的及时止血、引流管的放置，是预防这一严重并发症发生的重要措施。

7. 感染　一般情况下，术前 30 分钟使用抗生素，术后 24 小时内使用抗生素是预防感染的常规措施，由于术中常使用透视 C 臂，可能会有各种潜在的感染风险，因此，一旦怀疑术区污染应立即更换手术衣或手套，必要时使用碘伏浸泡伤口。一旦发生感染，术后早期感染的治疗需要手术清创及翻修，全身使用抗生素，必要时使用抗生素骨水泥。如果骨的固定稳定且软组织覆盖完整，则不需要去除钢板，否则需取出钢板后使用外固定器（如环形固定架）进行固定。

8. 延迟愈合　截骨术后的延迟愈合表现为负重下的持续疼痛。在这种情况下，侧位 X 线片上会看到少量骨痂。治疗上需要移植骨松质，建议在术后 3 个月以上仍然存在延迟愈合的情况下实施手术。预防延迟愈合，首先需要截骨面的紧密贴合，不应留有过大的缝隙，其次还应避免反复更换螺钉，尤其是骨质疏松的患者。

（卢江枫　李　铭）

参考文献

[1] FRANCO V,CIPOLLA M,GERULLO G,et al. Open wedge osteotomy of the distal femur in the valgus knee [J]. Orthopäde,2004,33(2):185-192.

[2] CAMERON H U,BOTSFORD D J,PARK Y S. Prognostic factors in the outcome of supracondylar femoral osteotomy for lateral compartment osteoarthritis of the knee [J]. Can J Surg,1997,40(2):114-118.

[3] FINKELSTEIN J A,GROSS A E,DAVIS A. Varus osteotomy of the distal part of the femur. A survivorship analysis [J]. J Bone Joint Surg Am,1996,78(9):1348-1352.

[4] HEALY W L,ANGLEN J O,WASILEWSKI S A,et al. Distal femoral varus osteotomy [J]. J Bone Joint Surg Am,1988,70(1):102-109.

[5] LEARMONTH I D. A simple technique for varus supracondylar osteotomy in genu valgum [J]. J Bone Joint Surg Br,1990,72(2):235-237.

[6] MARTI R K,SCHRÖDER J,WITTEVEEN A. The closed wedge varus supracondylar osteotomy [J]. Op Tech Sports Med,2000,8(1):48-55.

[7] MATHEWS J,COBB A G,RICHARDSON S,et al. Distal femoral osteotomy for lateral compartment osteoarthritis of the knee [J]. Orthopedics,1998,21(4):437-440.

[8] MCDERMOTT A G,FINKELSTEIN J A,FARINE I,et al. Distal femoral varus osteotomy for valgus deformity of the knee [J]. J Bone Joint Surg Am,1988,70(1):110-116.

[9] MINIACI A,GROSSMANN S P,JAKOB R P. Supracondylar femoral varus osteotomy in the treatment of valgus knee deformity [J]. Am J Knee Surg,1990,3:65-72.

[10] MINIACI A,WATSON L W. Distal femoral osteotomy [M]. FU F H,HARNER C D,VINCE K G . Knee Surgery. Philadelphia:Lippincott William & Wilkins,1994:1173-1180.

[11] WYLIE J D,JONES D L,HARTLEY M K,et al. Distal femoral osteotomy for the valgus knee:medial closing wedge versus lateral opening wedge:a systematic review [J]. Arthroscopy,2016,32(10):2141-2147.

[12] BARNAVON T,ODRI G A,VENDEUVRE T,et al. Medial closing-wedge distal femoral varus osteotomy:symptoms and functional impact in cases of associated patellofemoral osteoarthritis. A two-year follow-up prospective pilot study [J]. Knee,2020,27(3):615-623.

[13] SHERMAN S L,THOMPSON S F,CLOHISY J C F. Distal femoral varus osteotomy for the management of valgus deformity of the knee [J]. J Am Acad Orthop Surg,2018,26(9):313-324.

[14] DUETHMAN N C,BERNARD C D,CAMP C L,et al. Medial closing wedge distal femoral osteotomy [J]. Clin Sports Med,2019,38(3):361-373.

第四节 股骨远端截骨术治疗膝内翻畸形

一、股骨远端截骨术治疗膝内翻畸形概述

膝关节内外翻畸形的主要原因分为先天发育性及后天获得性两类,其中先天发育性疾病包括先天性骨骼生长障碍性疾病、布朗特病等,而后天获得性疾病包括佝偻病、骨折、膝骨关节炎、肿瘤、脊髓灰质炎、脑瘫。这些情况均可导致下肢力线排列紊乱,并伴有不同程度的疼痛和功能障碍。股骨远端截骨术(distal femur osteotomy,DFO)与胫骨高位截骨术原理相同,对于单纯存在股骨畸形的

患者，股骨远端截骨术可以通过纠正膝关节冠状面上的股骨畸形从而改变下肢力线，并最大限度地保留关节，维持膝关节的稳定性，改善骨性关节炎患者的关节功能，是目前膝骨关节炎阶梯治疗的重要手术方法之一。

近几十年来，关节外科理论知识与手术技术飞速发展，许多治疗方法及手术方式应用于临床，成为治疗膝骨关节炎的有效手段。其中，单髁置换术置换单侧关节间室，解除软骨磨损带来的疼痛症状，而膝关节周围截骨术通过截骨矫正畸形、调整力线，减小相应间室压力负荷减缓症状。两者都是为了改善和恢复膝关节功能，并且适应证存在一定程度的交叉重合，但治疗原理却截然不同，术前应严格依照患者的病情及治疗目的选择手术方式。

截骨术不适用于有严重骨缺损的患者，因为矫正角度很难确定，且严重骨缺损（磨损）患者截骨术后临床效果不佳。膝关节不稳定的患者，除严重内侧副韧带损伤的患者外，截骨术均可应用，单髁置换术对于膝关节韧带的稳定性要求较高。关节畸形的原因来自关节内磨损时考虑行单髁置换术，而畸形原因来自关节外时考虑行截骨术。交叉区域的患者，若患者存在内侧间室软骨磨损，同时存在下肢力线的明显偏移，此时手术方式的选择取决于患者对膝关节功能的要求和疾病本身的特点。患者年龄轻，对术后膝关节功能要求高则首选截骨术，或规划时发现单髁置换术后患者仍有明显的下肢畸形，会严重影响假体寿命，也建议首选截骨术；若患者关节内磨损重，年龄高且关节外畸形轻则首选单髁置换术。需要注意的是单髁置换术和膝关节周围截骨术都是治疗膝关节病的手术方式，都是为了最大程度地保留膝关节自然的运动方式和功能，都有其各自的适应证和特点，不能互相替代。

膝内翻畸形通常来源于关节内或者关节外，关节内因素造成的膝内翻畸形可通过膝关节置换术纠正。而关节外因素导致的膝内翻畸形可以被区分为单纯型和复杂型，单纯型又可以分为单纯胫骨畸形及单纯股骨畸形，除此之外，还有少量的复杂型膝内翻畸形患者，即同时存在胫骨和股骨畸形（图 3-4-1）。

单纯胫骨畸形造成的膝内翻目前主要通过胫骨高位截骨术（high tibial osteotomy，HTO）治疗，可同时行膝关节镜下清理术，目前手术技术成熟，并取得了良好的手术效果。复杂型膝内翻患者，通常需要通过双水平截骨纠正下肢力线（图 3-4-2），目前临床上常使用双下肢负重位 X 线片进行术前分析，从而确定股骨侧和胫骨侧病变在膝内翻畸形中的影响程度。如果仅纠正单一侧的畸形，通常力线纠正不充分，术后依然遗留冠状面上的内翻畸形，随着时间的推移出现关节软骨的变性及损伤，甚至造成膝关节周围韧带的损伤和松弛，最终进展为重度骨关节炎。值得注意的是，如果仅通过胫骨截骨术纠正股骨畸形造成的膝内翻，尽管下肢机械轴可以得到纠正，关节线却会出现倾斜进而造成膝关节软骨损伤。

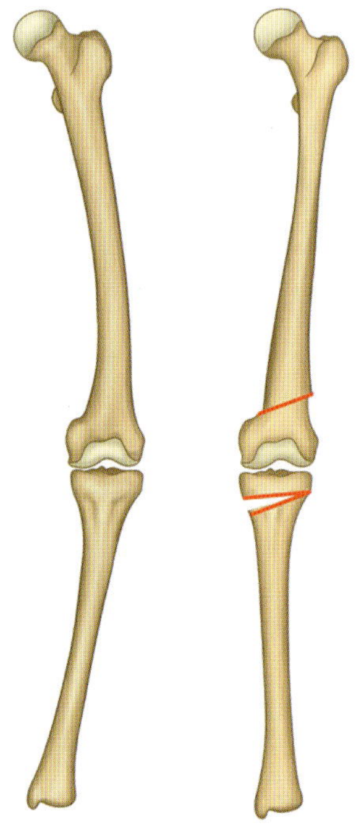

图 3-4-1 复杂型膝内翻畸形示意
患者同时存在股骨远端及胫骨近端畸形。

近年来，临床和学术上关于股骨远端截骨纠正膝外翻畸形的报道很多，然而通过单纯的股骨远端截骨术纠正膝内翻畸形的报道较少。这可能是由于股骨截骨术技术要求高，并发症多，对于许多外科医师而言，股骨截骨术通常不作为首选，然而，目前一系列研究将造成影响膝关节功能关节线倾斜角度阈值定义为≥4°，由此可见，膝关节对于关节线倾斜的容忍度较低，各种因素造成的膝关节畸形，均应该尽量予以纠正。因此，由先天发育异常、骨折外伤畸形愈合等造成股骨畸形，并由此造成的膝内翻畸形，进行最大程度的矫形是合理且必要的。

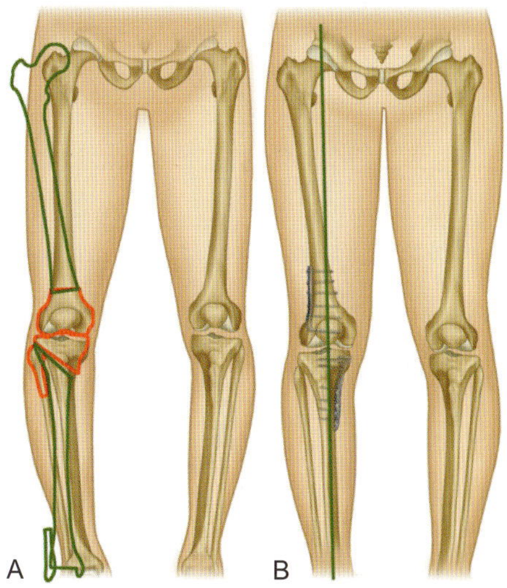

图 3-4-2　复杂型膝内翻畸形患者，股骨和胫骨存在畸形，通过股骨和胫骨的双水平截骨纠正下肢力线

A. 患者术前存在复杂膝内翻畸形，红绿轮廓为股骨及胫骨的目标矫正形态；B. 双水平截骨后患者下肢力线恢复正常，绿线为矫正后下肢力线通过膝关节中心。

同为纠正冠状位力线手术，单纯膝内翻股骨远端截骨术与膝外翻股骨远端截骨术的手术原理相似，可分为外侧闭合股骨远端截骨术及内侧开放股骨远端截骨术。术前严格掌握手术适应证及禁忌证是手术成功的关键，否则可造成下肢力线纠正不足或过度从而导致手术失败。通常截骨术的手术指征是存在下肢整体内翻畸形，存在轻度的内侧间室关节炎，并伴有股骨的关节外畸形，通常认为 mLDFA>90°是股骨远端截骨术的适应证。重度骨性关节炎并同时存在股骨畸形的年轻患者，也应该考虑适当放宽手术指征，通过截骨术对这类患者进行适度的早期干预治疗，从而延迟其行膝关节置换术的手术时间。

手术适应证：①各种因素造成的膝内翻畸形且局限于股骨远端；②造成股骨畸形的原发因素或者原发疾病已得到纠正或控制；③脊髓灰质炎后遗症，骨骺线已经闭合；④局限于股骨远端的骨折畸形愈合等；⑤男性应 <65 岁，女性应 <60 岁，运动要求高的单纯内侧间室骨关节炎（Kellgren-Lawrence 分级低于Ⅲ级）；⑥BMI<27.5kg/m^2；⑦术前膝关节活动度 >100°，屈曲挛缩 <15°。

手术禁忌证：①关节内因素造成的关节内翻畸形；②交叉韧带及侧副韧带损伤或者关节松弛；③关节感染、骨髓炎；④骨坏死或严重的剥脱性软骨炎；⑤重度骨性关节炎，关节炎累计两间室或三间室；⑥膝关节内侧骨性关节炎同时合并外侧半月板撕裂、软骨 OuterbridgeⅢ级及以上损伤。

术前常规行双下肢负重全长位 X 线检查，注意膝关节伸直，髌骨朝向正前方，否则下肢的内外旋会影响下肢内外翻的测量。可行膝关节轴位 X 线检查，评估髌骨是否存在脱位或者倾斜，必要时应该行膝关节 CT 或 MRI 检查。在行截骨术前，最好常规行膝关节镜探查，可进一步明确病情，同时对半月板、软骨及韧带进行必要的外科干预。如果韧带重建术不可避免，截骨术可以同韧带重建术同时或分期进行。

从生物力学角度来看，股骨同胫骨的下肢轴线存在显著性差异。股骨解剖轴与机械轴存在明显的角度，而胫骨两轴大致平行，因此股骨会承受巨大的剪切应力，这可能是股骨截骨术后相对于胫骨会出现较多并发症的主要原因。因此，股骨截骨术对手术技术要求更高，同时，在股骨侧截骨，闭合截骨术相对于开放截骨术更为合适，只有在特殊情况下，如对下肢长度存在要求，开放截骨术才作为首选。

二、外侧闭合股骨远端截骨术

外侧闭合股骨远端截骨术由于是闭合手术，可避免开放截骨术的一些弊端，闭合截骨术后患者下地更早，截骨不愈合发生率更低，同时闭合术后结构稳定性优于开放手术，因此外侧闭合股骨远端截骨术是治疗膝内翻畸形的首选手术方式。但也应该重视闭合手术的缺点，如闭合截骨造成的下肢短缩畸形，手术技术较为复杂，术中可能需要多次截骨等。开放截骨术手术技术简单，术中暴露相对容易，截骨角度的调整也更为精准，目前在临床上的应用也在逐渐增加。

目前临床上多采用股骨双平面截骨术。双平面截骨术存在诸多优点：①增大截骨面积，利于骨愈合；②出现合页骨折时保留了旋转平面从而更加稳定。

（一）术前测量及注意事项

术前确定患者下肢力线的整体状态、关节内及关节外的畸形情况，手术类型及股骨切割平面至关重要。首先通过标准的下肢负重全长 X 线测量机械股骨远端外侧角（mLDFA），正常的 mLDFA 值为 86°~87°，通常当 mLDFA>90°时达到临床上所认为的手术临界值。由于笔者介绍的是单纯股骨侧畸形的患者，因此适合采用 Miniaci 法进行分析和确定手术的截骨角度，Miniaci 法也是目前最准确的手术截骨测量方法，但需要注意的是，若存在下肢韧带松弛，需要适度调整下肢的目标力线（图 3-4-3）。

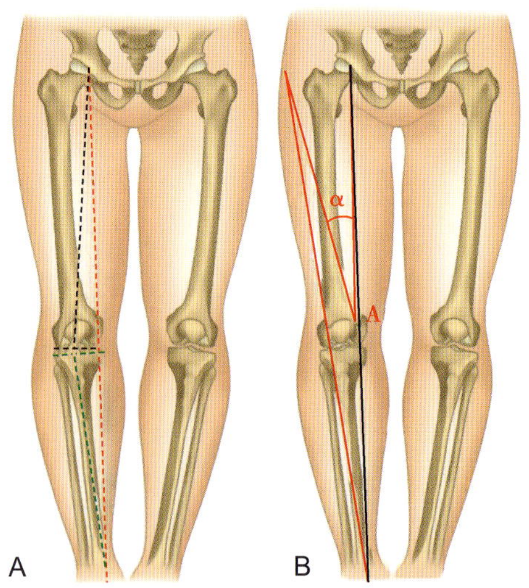

图 3-4-3 外侧闭合股骨远端截骨术前使用 Miniaci 法进行分析并确定截骨角度

A. 股骨、胫骨机械轴及下肢力线示意；B. Miniaci 法示意。黑色及绿色虚线分别为股骨、胫骨机械轴，红虚线为术前下肢力线。红实长线为通过踝关节中心与胫骨平台约 55%~57% 的轴线，即目标力线。确定股骨远端内侧、骨干与干骺端交界处、股骨内侧髁硬化线上方为合页点（A 点），连接合页点与股骨头中心，以合页点为中心，以到股骨头中心的距离为半径，进行旋转，旋转至与目标力线相交，此时所得夹角为闭合楔形截骨的截骨角度（角 α）。

Miniaci 法的具体步骤如下。

1. 画出目标力线。通过踝关节中心与胫骨平台 55%~57% 的轴线。

2. 确定合页位置。股骨远端内侧，骨干与干骺端交界处，股骨内侧髁硬化线上方。

3. 连接合页顶点与股骨头中心，以合页顶点为中心，以到股骨头中心的距离为半径，进行旋转，旋转至与目标力线相交，此时所得夹角为闭合楔形截骨的截骨角度。

4. 自合页起向股骨外侧皮质做垂线，以此垂线作为闭合楔的角平分线，画出截骨线的方向。根据截骨线的长度，通过 Hernigou 表格计算闭合的距离。注意事项：合页应当尽量靠近股骨内上髁，以获得最大的机械阻力，还需要注意当矫正度数超过 8°或者 mLDFA>95°时存在合页骨折的可能性大大增加。

股骨侧的合页骨折与胫骨相同，可以分为 3 型，Ⅰ型为截骨线延伸骨折，Ⅱ型为延伸至股骨近侧的骨折，Ⅲ型为延伸至股骨远侧的骨折（图 3-4-4）。文献报道合页骨折的总体发生率接近 50%，而且接近 50% 的骨折发生在手术过程中。骨折的发生率与合页和股骨内侧皮质的距离以及斜行截骨密切相关，且当合页骨折并向内侧脱位 >2mm 时，术后发生畸形愈合的概率明显增加。为减少骨折的发生，可在手术过程中打入一枚保护性克氏针，这枚保护针自股骨远端内侧中心，由内侧向外侧，由远端至近端，打入股骨内上髁下方，位于截骨定位的两枚克氏针下方，研究表明这枚克氏针可显著减小截骨后合页铰链承受的局部应力，减少骨折的发生。

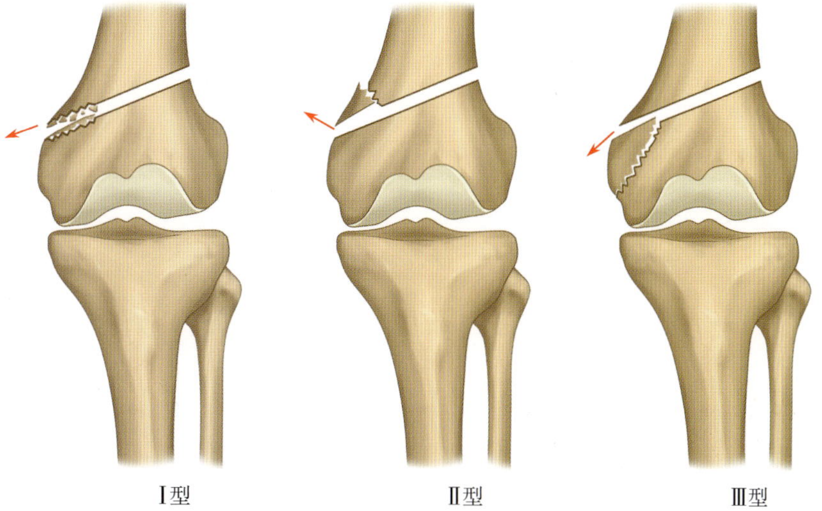

图 3-4-4 外侧闭合股骨远端截骨术合页骨折分型示意

（二）手术步骤

患者取仰卧位，大腿近端固定止血带，在手术过程中保持下肢的旋转中立位。手术切口采用标准股骨外侧入路，大腿外侧正中切口，远端起自髌骨上级，向近侧延伸切口长度 5~6cm，分离脂肪后切开深筋膜，用手指将股骨外侧纤维与髂胫束钝性分离，同样钝性分离股外侧肌间隔，注意小动脉出血，及时止血。仔细剥离截骨处的骨膜，拉钩拉开暴露股骨，注意保护股骨后侧的血管束。

截骨应当在 X 线透视辅助下进行，自股骨外侧皮质打入上下各两枚直径为 2.0mm 的克氏针作为导针用以控制锯片方向。导针倾斜向下向内侧，顶点位于股骨内上髁，四根导针互相平行放置，截骨线应为等腰三角形，以利于截骨面对合，保留 5mm 的合页厚度，注意如果合页骨质预留过多，反而更易引起合页骨折（若合页骨质较厚，可使用锯片适度削弱合页区的骨质厚度）。以股骨横截面的前 1/4 为起点，与克氏针平面成 90°~110°上行截骨，前方保留 1~2cm 高度骨块。整体的截骨过程应当精确，注意截骨过程中对锯片进行冷却，避免对组织的热损伤（图 3-4-5）。

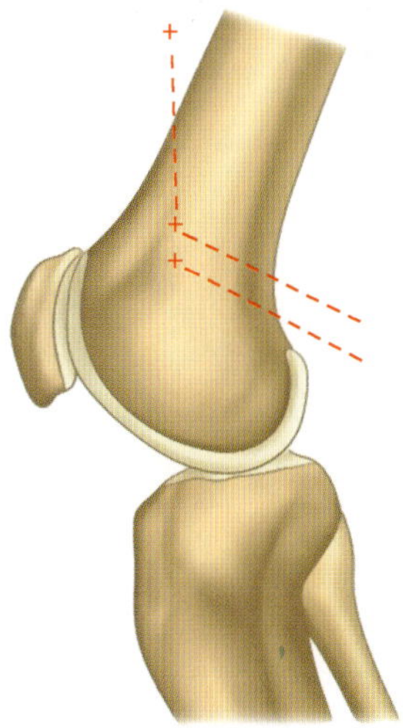

图 3-4-5 外侧闭合股骨远端双平面截骨术示意

先进行斜形截骨（冠状截骨），再进行常规截骨（横形截骨）。斜形截骨面以横截面的前 1/4 为起点，与横形截骨平面成 90°~110° 夹角。

小心取出截下的骨质后开始对截骨面进行“复位”,下肢轴向加压缓慢闭合截骨面,避免暴力复位造成的合页骨折,截骨面“复位”后,保持轴向的力量防止骨面分离(截骨面闭合困难的原因通常是双平面的截骨未完全完成,应当仔细探查并完成锯片对骨皮质的切割)。“复位”完成后,使用下肢力线杆检查下肢力线,达到满意的力线后使用锁定钢板固定截骨面。固定钢板采用股骨远端锁定钢板,在透视下确定钢板位置,钢板远端打入锁定螺钉,远端第 1 孔先置入骨皮质螺钉加压,与钢板垂直或者稍微偏近端一点,以更好地加压(图 3-4-6),在其他孔置入锁定螺钉,建议使用双皮质固定。移除第 1 孔的骨皮质螺钉,置入锁定螺钉(图 3-4-7)。

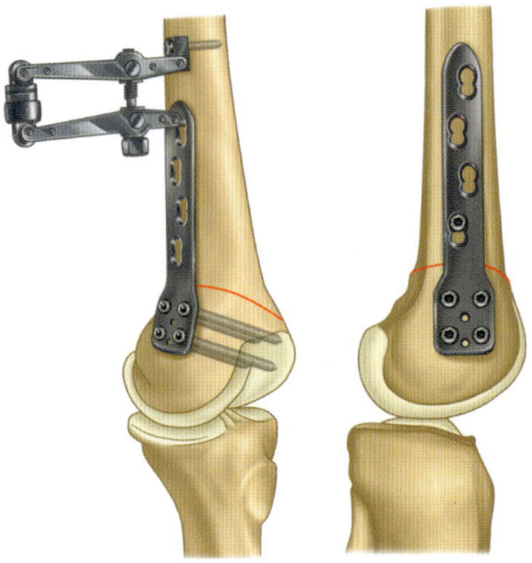

图 3-4-6 外侧闭合股骨远端截骨术中先固定远端锁定螺钉,后行截骨面加压示意

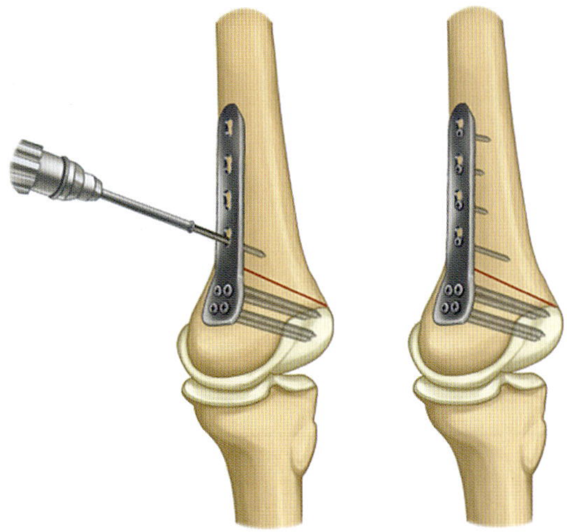

图 3-4-7 外侧闭合股骨远端截骨术中完成加压后,打入近端锁定螺钉示意

(三) 术后锻炼

术后无须石膏或者外固定支具固定,血肿是术后最常见的并发症,血肿可引起疼痛,增加感染的概率,应内置引流管并保证引流通畅,为减轻术后肿胀,应对膝关节常规行加压包扎和冷敷治疗。术后 2 周建议患肢可部分负重,4 周后可使用拐杖或者在助行器的辅助下行走。鼓励患者行主动及被动的膝关节的伸屈功能锻炼,一般可以在 3 个月时行有限制的体育运动,并在 6 个月时自由活动。

(四) 术后效果

接受股骨远端截骨术的患者一般都可以得到满意的手术效果,各项研究表明,患者术后疼痛症状及关节 IKDC 评分、HSS 评分均明显改善,在术后随访中,股骨远端截骨术后 10 年生存率接近 90%。然而,长时间的随访结果并不让人满意,术后 15 年生存率显著降低,甚至不足 50%。

股骨远端截骨术的主要并发症包括矫正过度或不足、术中操作不当出现关节内骨折、合页骨折、截骨面不愈合或延迟愈合、下肢力线不正、下肢深静脉血栓及伤口感染、下肢血管和神经损伤。若患者出现力线偏移发展为骨关节炎,可能需要进一步行膝关节置换术,相较于初次膝关节置换术而言,此时对手术技术要求更高,术后效果相对较差。吸烟和肥胖与截骨面不愈合的风险显著相关,而患者的年龄和性别、楔形截骨间隙的高度、单平面与双平面截骨术对截骨面的愈合并没有产生负面影响。

目前关于外侧闭合股骨远端截骨术的研究和报道较少，术后的长期随访结果也并不是十分充足，没有数据表明单纯外侧闭合股骨远端合截骨术对比胫骨截骨术的优势，双平面截骨术对比单平面截骨术的优势也没有明确支持。应该注意的是，胫骨行双平面截骨术虽然有利于截骨面愈合，但双平面截骨术可能增大胫骨平台后倾角，影响髌骨高度和髌股关节的对合关系，由于股骨远端截骨位于髌股关节近端，双平面截骨术对髌股关节的影响较小。目前股骨远端截骨术采用内侧开放手术还是外侧闭合手术的优劣选择并不明确，但外侧闭合股骨远端术后负重早、截骨面稳定，因此在绝大多数情况下，临床上治疗股骨畸形造成的膝内翻，外侧闭合双平面截骨术是目前首选的手术方式。另外，若患者存在由先天性或继发性股骨病变造成的下肢短缩畸形，内侧开放股骨远端截骨术可以在一定程度上纠正下肢短缩畸形，恢复双下肢等长性，从而成为这类患者的手术选择。

三、内侧开放股骨远端截骨术

（一）概述

除先天股骨畸形造成的膝内翻畸形外，临床上由创伤造成的股骨骨折畸形愈合导致的膝内翻畸形也不少见，股骨远端骨折在股骨骨折中的发生率为3%~6%。股骨远端骨折一部分为年轻患者股骨骨折，通常是由高能量创伤造成的粉碎性骨折，而另一部分为老年患者，多为低能量骨折，这两类患者均容易出现骨折并发症，如内植物固定失败、畸形愈合及骨不连等。此时，若出现内翻畸形愈合，由于受到膝关节周围肌肉的牵拉，常伴有股骨远端的屈曲畸形和肢体缩短。

股骨的发育畸形及骨折继发的膝骨关节炎很难治疗，全膝关节置换术（total knee arthroplasty，TKA）可纠正畸形治疗骨缺损，同时适用于伴有症状的创伤性关节炎，尤其对老年患者效果显著。然而，股骨畸形患者在行膝关节置换术时截骨定位困难，常需要定制假体或高限制性膝关节假体，术后翻修率较高，感染等并发症也明显高于普通关节炎行TKA的患者。更重要的是，很多创伤性关节炎患者为年轻人，必须考虑到假体的使用寿命，因此，对于这部分患者而言，通过截骨术恢复膝关节功能，改善症状是重要的手段之一。

在进行术前设计时，股骨的发育畸形往往位于股骨远端，而骨折导致的畸形比较复杂，畸形部位不一定位于股骨远端，同时往往存在旋转畸形。对于这部分患者而言，在进行截骨时，截骨的位置一般应位于骨折畸形愈合处，术前应行X线及CT检查，确定畸形愈合的部位及旋转畸形的程度，确定截骨的位置，同时对股骨行旋转截骨术，最大程度地纠正因骨折畸形愈合造成的下肢力线异常。

关于内侧开放股骨远端截骨术的报道很少。截骨术的原则之一是精确地纠正下肢的角度畸形，而且对手术技术要求较高，闭合截骨术成功率高，愈合更快。对于本身存在下肢短缩畸形的患者而言，闭合截骨术会随着截骨角度的增加进一步加重下肢短缩畸形，增大本身就存在的下肢长度差异。另外，相较于闭合截骨术，开放截骨术更适用于畸形角度过大的患者，手术技术也相对简单。日本的一项研究显示，在行内侧开放股骨远端截骨术后，测量下肢长度差异，差异从32mm减少到5mm，目前关于内侧开放股骨远端截骨术后截骨面延迟愈合和不愈合的文献报道较少。

对于由于股骨畸形愈合导致膝内翻畸形同时伴有下肢短缩畸形的患者而言，内侧开放股骨远端截骨术因为可同时纠正这两种畸形，从而成为首选手术方式。因此，在选择股骨远端内侧开放截骨术前需要认真做好术前规划，较为理想的适应证为：①骨骺已经闭合；②既往股骨远端骨折病史；③股骨骨折后或股骨侧手术后内翻短缩畸形；④各种先天发育畸形造成的膝内翻畸形。

另外，若患者同时存在胫骨侧畸形、病理性骨折、严重的关节内缺损及股骨的远端旋转畸形，不宜行单纯内侧开放股骨远端截骨术。

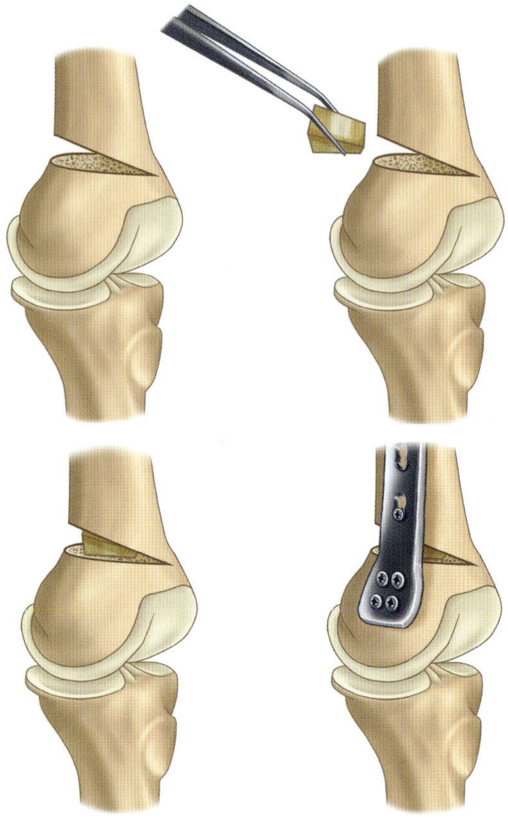

图 3-4-8　内侧开放股骨远端单平面截骨术示意

（二）术前设计及手术步骤

初步确定患者的治疗方式后，需为患者拍摄标准的双下肢负重全长 X 线片及膝关节 CT 和三维重建。通过双下肢负重全长 X 线片可以测量患者的股骨胫骨角（femoro-tibial angle，FTA），股骨远端外侧角（mechanical lateral distal femur angle，mLDFA），股骨远端后方角（posterior distal femoral angle，PDFA）和双侧下肢长度差（leg length discrepancy，LLD）。其中，股骨远端后方角可从膝关节侧位片测量，其为矢状位上股骨后皮质轴与股骨解剖轴的夹角（正常值范围为 79°~87°）。股骨远端后方角可以显示由股骨畸形造成的膝关节屈曲畸形。

如果患者既往行股骨内固定治疗，手术应先取股骨外侧原手术切口入路，去除内固定钢板及螺钉。然后，内侧切口自内侧膝关节线开始，沿大收肌后缘向上，约 12cm，切开深筋膜后，分离股内侧肌和大收肌，暴露股骨远端，注意保护股骨后侧的血管及神经。确定合页位于股骨外侧髁上缘的近端，距离外侧皮质 5~10mm，自股骨内上髁至合页点打入两枚直径 2.0mm 的克氏针，第一枚克氏针进针点位于股骨前 1/3 处，第二枚克氏针进针点位于股骨后 1/3 处，打入导针时应注意避免打入髌股关节，在矢状位应注意与股骨干保持垂直，使用摆锯截骨，均保留股骨外侧约 1cm 的皮质，截骨可以为单平面（图 3-4-8）也可以是双平面，为了追求更大的骨接触面积，双平面截骨术依然是首选（图 3-4-9）。使用 Hohmann 牵开器保护软组织，尤其注意保护后方血管、神经，截

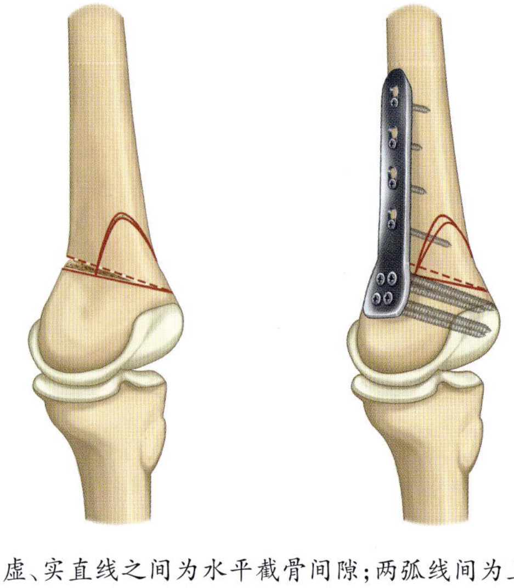

虚、实直线之间为水平截骨间隙；两弧线间为上行截骨间隙。

图 3-4-9　内侧开放股骨远端双平面截骨术示意

骨过程中注意冷却锯片。在与插入克氏针平行的股骨后 3/4 进行横向截骨，然后起自股骨前 1/4 完成斜行截骨，斜行截骨尽量采用较薄的锯片完成，以防止进一步的组织损伤。

使用骨凿小心打开截骨间隙，开放楔形截骨既可以纠正内翻畸形，也可以适度纠正屈曲畸形，若合并膝关节屈曲畸形时，截骨间隙应倾向于向后撑开，从而减小股骨远端后方角。最后，截骨间隙进行自体髂骨移植或同种异体骨移植进行填充，再次确认下肢力线正常后，应用内侧锁定钢板固定，在远端使用双皮质锁定螺钉，在近端可使用单皮质锁定螺钉。由于开放截骨术后出血量相对较多，建议放置引流管。

（三）术后康复

术后第 2 天观察引流量，尽早拔除引流管，早期行膝关节屈伸功能锻炼，术后加速康复方案（enhanced recovery after surgery，ERAS）可促进患者的康复，措施包括物理治疗、冷敷、肌力训练、关节松动训练、持续被动功能训练。可部分负重（患肢不超过 20kg，早期部分负重不会影响术后恢复，也不会增加并发症的发生风险）。术后行影像学评估，截骨线愈合良好后可完全负重。尽管尚无明确文献数据报道，但是前述的研究提出内侧开放股骨远端截骨需要 6 个月时间填补截骨的间隙，1 年时间达到完全骨愈合。因此，笔者依然建议，行内侧开放股骨远端截骨术相对于外侧闭合截骨术而言，术后完全负重时间应当更长，应更为谨慎。

四、股骨联合胫骨截骨术治疗膝内翻畸形

膝内翻畸形，胫骨高位截骨术为常用术式，然而在严重内翻的膝关节患者，畸形通常同时存在于胫骨和股骨两侧，仅单水平截骨可能导致关节线倾斜，此时应采用双水平截骨术（double level osteotomy，DLO）。双水平截骨术，手术技术复杂、创伤大、并发症多，常应用于 50 岁以下的患者，老年患者，为减少创伤及并发症的影响，尽量应用单水平截骨术解决下肢力线问题。

双水平截骨术由 Benjamin 于 1969 年首次报道，由于手术技术要求较高，目前对其进一步的研究并不多见，部分研究报道显示了双水平截骨术良好的术后结果，更重要的是，当膝关节炎出现进展，需行单间室置换或全膝关节置换术时，相较于胫骨高位截骨术，双水平截骨术后患者由于更为接近正常的解剖结构使手术更为容易。相较于单纯内侧开放胫骨高位截骨术而言，双水平截骨术的优势在于：①截骨后韧带张力较小；②避免了当 MPTA>94°时剪切力的增加。

拟实行双水平截骨术的患者，通常存在严重的膝内翻畸形，因此建议常规行膝关节镜探查，处理关节内病变，在关节镜下去除部分骨赘，改善患者的膝关节活动范围。研究表明，由于双水平截骨术创伤大，组织损伤严重，双水平截骨术后并发症的发生率明显高于单水平截骨术（如单纯胫骨高位截骨术）。目前已经有微创方法应用于股骨远端截骨术，荷兰 Heerwaarden 在行双水平截骨术时，在股骨髁外上方做一个长 4~5cm 的纵行切口，并应用了微创钢板接骨术，在股外侧肌下完成截骨固定。应用现代外科理念的微创技术可以缩短皮肤的切口长度，尽量减少组织损伤，提高手术安全性，减少手术并发症，并有利于截骨面的愈合，最终获得更好的膝关节功能，然而，微创手术对术者

的技术和操作能力要求更高，建议做好严格的术前、术中规划，可借助术中导航技术准确矫正畸形。

以往研究表明，在实施单纯内侧开放胫骨高位截骨术后，过度的楔形开口会导致髌骨低位并增加髌股关节的接触应力，在严重的内翻畸形膝关节中这种现象更加明显。通常认为，髌骨低位发生的原因包括截骨术后出现胫骨结节的远端移位，术后组织挛缩及瘢痕形成导致的髌腱短缩。而双水平截骨术通过双侧截骨调整下肢力线，胫骨截骨可以保持适度角度，不至于出现髌骨低位，同时研究显示双水平截骨术后髌骨外倾角显著减小，髌骨运动轨迹良好，这可能是在手术过程中股骨侧截骨松解了髌骨外侧支持带，从而减小了髌骨外倾，同时并没有增加髌股关节的接触应力。因此，严重的膝内翻畸形尤其是合并髌骨轨迹异常的患者，选择双水平截骨术既可以避免髌骨低位，同时又可以改善髌股关节对合关系，减少术后膝前疼痛的发生。

五、股骨远端截骨术的一些讨论

对于股骨远端截骨术而言，无论内侧开放截骨术还是外侧闭合截骨术，目前笔者都推荐双平面截骨术，因为其明显的愈合和稳定优势。然而，双平面截骨术后理论上会引起所有平面的三维旋转变化，而内外旋和屈伸角度的改变会导致膝关节生物力学改变，有报道描述了胫骨双平面截骨术后对下肢旋转的影响，但对于股骨侧的研究很少。Nakayama 的研究表明在股骨远端双平面截骨术中，不可避免地会出现其他层面的（矢状面和轴状面）旋转变化，有研究表示，在同时行双平面股骨远端和胫骨近端截骨时，对患者行三维 CT 检查，分析后发现股骨截骨术后股骨的前倾角增加了约 2.1°，而胫骨侧没有明显的旋转变化，而在单平面截骨术中，通过调整截骨面的位置和角度，更容易控制这些耦合旋转变化。双平面截骨术后出现的这种旋转变化是不可避免的，有研究显示若截骨后的股骨远端出现内旋角度增加，更容易出现合页骨折。此外，众所周知，股骨的远端旋转势必影响髌股关节的接触应力，影响髌骨的稳定性。合页骨折或髌骨稳定性下降都会影响膝关节的功能，这些都必须在选择行双平面截骨术时进行详细评估，本身存在髌股关节炎或髌骨不稳定的患者，可选择单平面截骨术或者同时行髌骨侧的手术。对于经验丰富的外科医师而言，在行双平面截骨术时，也可通过适当调整前侧上升截骨线的角度来减少内旋，尽量减少截骨后旋转对膝关节的影响。

此外，股骨远端截骨术后，目前也有应用外固定术的报道，并取得了与内固定术相似的临床效果，术后的截骨精度及膝关节活动度均达到理想的效果，从考虑外固定术的优点及患者的意愿方面来说，应用外固定架对截骨面进行固定也可以成为临床上一种手术选择。膝关节周围截骨术应尽量精准测量，仔细手术操作，避免关节线的倾斜，因为关节线的倾斜可能导致膝关节术后疼痛，矫正力线手术失败，最终需行膝关节置换术挽救，也可能同时提高了膝关节置换的手术难度，目前计算机导航辅助技术已经应用于膝关节周围截骨术，计算机辅助技术允许在手术的每一步中控制髋-膝-踝角（HKA），从而使手术更为精确。

总的来说，目前股骨远端截骨术治疗内翻畸形膝骨关节炎的研究较少，术后长期随访及评估欠缺，由于存在大量发育性及获得性股骨远端畸形患者，尤其是其中年轻患者居多，对于这些患者而言，股骨远端截骨术依然是可靠的手术选择。目前，临床上截骨术的理论知识、手术技术及器械应用都很成熟，但对于股骨远端截骨术而言，远期的手术效果、膝关节力线的变化及并发症的发生率等，都需要进一步的研究和长期的观察。

（张立康）

参考文献

[1] BENJAMIN A. Double osteotomy for the painful knee in rheumatoid arthritis and osteoarthritis [J]. J Bone Joint Surg Br, 1969, 51(4): 694-699.

[2] SHERMAN S L, THOMPSON S F, CLOHISY J C F. Distal femoral varus osteotomy for the management of valgus deformity of the knee [J]. J Am Acad Orthop Surg, 2018, 26(9): 313-324.

[3] WYLIE J D, JONES D L, HARTLEY M K, et al. Distal femoral osteotomy for the valgus knee: medial closing wedge versus lateral opening wedge: a systematic review [J]. Arthroscopy, 2016, 32(10): 2141-2147.

[4] SONG J H, BIN S I, KIM J M, et al. What is an acceptable limit of joint-line obliquity after medial open wedge high tibial osteotomy? Analysis based on midterm results [J]. Am J Sports Med, 2020, 48(12): 3028-3035.

[5] MINIACI A, BALLMER F T, BALLMER P M, et al. Proximal tibial osteotomy. A new fifixation device [J]. Clin Orthop Relat Res, 1989(246): 250-259.

[6] WINKLER P W, RUPP M C, LUTZ P M, et al. A hinge position distal to the adductor tubercle minimizes the risk of hinge fractures in lateral open wedge distal femoral osteotomy [J]. Knee Surg Sports Traumatol Arthrosc, 2021, 29(10): 3382-3391.

[7] LEE Y S, MOON G H. Comparative analysis of osteotomy accuracy between the conventional and devised technique using a protective cutting system in medial open-wedge high tibial osteotomy [J]. J Orthop Sci, 2015, 20(1): 129-136.

[8] JACQUET C, MARRET A, MYON R, et al. Adding a protective screw improves hinge's axial and torsional stability in high tibial osteotomy [J]. Clin Biomech, 2020, 74: 96-102.

[9] PAPE D, DUECK K, HAAG M, et al. Wedge volume and osteotomy surface depend on surgical technique for distal femoral osteotomy [J]. Knee Surg Sports Traumatol Arthrosc, 2013, 21(1): 127-133.

[10] GANGAVALLI A K, NWACHUKU C O.. Management of distal femur fractures in adults: an overview of options [J]. Orthop Clin North Am, 2016, 47(1): 85-96.

[11] GILL S, MITTAL A, RAJ M, et al. Extra articular supracondylar femur fractures managed with locked distal femoral plate or supracondylar nailing: a comparative outcome study [J]. J Clin Diagn Res, 2017, 11(5): RC19-RC23.

[12] MOLONEY G B, PAN T, ECK C F V, et al. Geriatric distal femur fracture: are we underestimating the rate of local and systemic complications? [J]. Injury, 2016, 47(8): 1732-1736.

[13] PAPADOPOULOS E C, PARVIZI J, LAI C H, et al. Total knee arthroplasty following prior distal femoral fracture [J]. Knee, 2002, 9(4): 267-274.

[14] HOUDEK M T, WATTS C D, SHANNON S F, et al. Posttraumatic total knee arthroplasty continues to have worse outcome than total knee arthroplasty for osteoarthritis [J]. J Arthroplasty, 2016, 31(1): 118-123.

[15] FERNER F, LUTTER C, DICKSCHAS J, et al. Medial open wedge vs. lateral closed wedge high tibial osteotomy-Indications based on the findings of patellar height, leg length, torsional correction and clinical outcome in one hundred cases [J]. Int Orthop, 2019, 43(6): 1379-1386.

[16] MATSUI G, AKIYAMA T, IKEMURA S, et al. Medial opening wedge distal femoral osteotomy for post-traumatic

secondary knee osteoarthritis [J]. BMJ Case Rep, 2014, 2014: bcr2013200273.

[17] SABHARWAL S, ZHAO C X, MCKEON J, et al. Reliability analysis for radiographic measurement of limb length discrepancy: full-length standing anteroposterior radiograph versus scanogram [J]. J Pediatr Orthop, 2007, 27(1): 46.

[18] VAN DER WOUDE J A, SPRUIJT S, VAN GINNEKEN B T, et al. Distal femoral valgus osteotomy: bone healing time in single plane and biplanar technique [J]. Strategies Trauma Limb Reconstr, 2016, 11(3): 177-186.

[19] GUGENHEIM J J Jr, BRINKER M R. Bone Realignment with use of temporary external fixation for distal femoral valgus and varus deformities [J]. J Bone Joint Surg Am, 2003, 85(7): 1229-1237.

[20] KAISER P, KONSCHAKE M, LOTH F, et al. Derotational femoral osteotomy changes patella tilt, patella engagement and tibial tuberosity trochlear groove distance [J]. Knee Surg Sports Traumatol Arthrosc, 2020, 28(3): 926-933.

[21] KENAWEY M, LIODAKIS E, KRETTEK C, et al. Effect of the lower limb rotational alignment on tibiofemoral contact pressure [J]. Knee Surg Sports Traumatol Arthrosc, 2011, 19(11): 1851-1859.

[22] JANG K M, LEE J H, PARK H J, et al. Unintended rotational changes of the distal tibia after biplane medial open-wedge high tibial osteotomy [J]. Journal of Arthroplasty, 2016, 31(1): 59-63.

[23] KUWASHIMA U, TAKEUCHI R, ISHIKAWA H, et al. Comparison of torsional changes in the tibia following a lateral closed or medial open wedge high tibial osteotomy [J]. Knee, 2019, 26(2): 374-381.

[24] NAKAYAMA H, KANTO R, ISEKI T, et al. How the orientation of osteotomy in biplanar lateral closed-wedge distal femoral osteotomy influences the rotational alignment of the knee in all dimensional planes [J]. Knee, 2021, 29: 167-173.

[25] IMHOFF F B, SCHNELL J, MAGAÑA A, et al. Single cut distal femoral osteotomy for correction of femoral torsion and valgus malformity in patellofemoral malalignment-proof of application of new trigonometrical calculations and 3D-printed cutting guides [J]. BMC Musculoskelet Disord, 2018, 19(1): 215.

[26] NAKAYAMA H, KANTO R, ONISHI S, et al. Hinge fracture in lateral closed-wedge distal femoral osteotomy in knees undergoing double-level osteotomy: assessment of postoperative change in rotational alignment using CT evaluation [J]. Knee Surg Sports Traumatol Arthrosc, 2021, 29(10): 3337-3345.

[27] SEAH K T, SHAFI R, FRAGOMEN A T, et al. Distal femoral osteotomy: is internal fixation better than external? [J]. Clin Orthop Relat Res, 2011, 469(7): 2003-2011.

[28] BABIS G C, AN K N, CHAO E Y, et al. Double level osteotomy of the knee: a method to retain joint-line obliquity. Clinical results [J]. J Bone Joint Surg Am, 2002, 84(8): 1380-1388.

[29] KAMBARA S, NAKAYAMA H, KANTO R, .et al. Three dimensional CT analysis of the change in rotational alignment in double level osteotomy after double level osteotomy performed for varus osteoarthritic knees [J]. Asia Pac J Sports Med Arthrosc Rehabil Technol, 2021, 25: 16-21.

[30] RUPP M C, WINKLER P W, LUTZ P M, et al. Dislocated hinge fractures are associated with malunion after lateral closing wedge distal femoral osteotomy [J]. Knee Surg Sports Traumatol Arthrosc, 2022, 30(3): 982-992.

[31] HERNIGOU P, MEDEVIELLE D, DEBEYRE J, et al. Proximal tibial osteotomy for osteoarthritis with varus deformity. A ten to thirteen-year follow-up study [J]. J Bone Joint Surg Am, 1987, 69(3): 332-354.

[32] SARAGAGLIA D, RUBENS-DUVAL B, CHAUSSARD C. Computer-assisted combined femoral and tibial osteotomy for severe genu varum: early results in 16 patients [J]. Rev Chir Orthop Reparatrice Appar Mot, 2007, 93(4): 351-356.

[33] VISSER J, BRINKMAN J M, BLEYS R L, et al. The safety and feasibility of a less invasive distal femur closing wedge osteotomy technique: a cadaveric dissection study of the medial aspect of the distal femur [J]. Knee Surg Sports Traumatol Arthrosc, 2013, 21(1): 220-227.

[34] OKAMOTO R, KOSHINO T, MORII T. Shortening of patellar ligament and patella baja with improvement of quadriceps muscle strength after high tibial osteotomy [J]. Bull Hosp Jt Dis, 1993, 53(3): 21-24.

[35] LAPRADE R F, ORO F B, ZIEGLER C G, et al. Patellar height and tibial slope after opening-wedge proximal tibial osteotomy: a prospective study [J]. Am J Sports Med, 2010, 38(1): 160-170.

第五节　股骨远端截骨术的临床效果-循证医学证据

股骨远端截骨术是矫正膝关节下肢力线排列不良的常用手段，常用于矫正源自股骨的下肢力线不良，可分为针对膝外翻畸形的内翻截骨术和针对膝内翻畸形的外翻截骨术，其中以前者更为常见，尤其适用于伴有轻中度外侧间室骨关节炎的膝外翻畸形患者。据报道，股骨远端截骨术临床结果和并发症发生率各不相同。本文就股骨远端截骨术的临床效果进行统计，以期获得可以帮助骨科医师评估和治疗有症状的下肢力线对齐不良患者的循证医学证据。

一、股骨远端内翻截骨术

股骨远端内翻截骨术（distal femoral varus osteotomy，DFVO）是治疗膝外翻畸形的常用手术方式，其典型适应证是年轻、活动量较大的单纯外侧间室骨关节炎（Kellgren-Lawrence Ⅰ~Ⅲ级）膝外翻畸形患者。其绝对禁忌证包括极度膝外翻畸形（>20°）伴有胫骨半脱位、膝关节不稳定、多间室骨关节炎、屈曲挛缩 >15°等。股骨远端内翻截骨术的主要术式有内侧闭合股骨远端截骨术（medial closing wedge distal femoral osteotomy，MCWDFO）和外侧开放股骨远端截骨术（lateral opening wedge distal femoral osteotomy，LOWDFO）。

（一）内侧闭合股骨远端截骨术

内侧闭合股骨远端截骨术（MCWDFO）是目前治疗膝外翻性膝骨关节炎常用的截骨术，最早由 Coventry 提出并推广到临床应用。通过去除股骨内侧楔形骨块来矫正下肢力线（图 3-5-1）。内侧闭合股骨远端截骨术具有一定优势，加压固定钢板的使用缩短了骨愈合时间，内侧入路减轻了对软组织的刺激，可以矫正较大角度外翻畸形，截骨区域骨与骨直接接触，结构稳定性好，骨延迟愈合、骨不连发生率低等。内侧闭合股骨远端截骨术适用于以下患者：矫正角度超过 17.5°，手术肢体偏长，

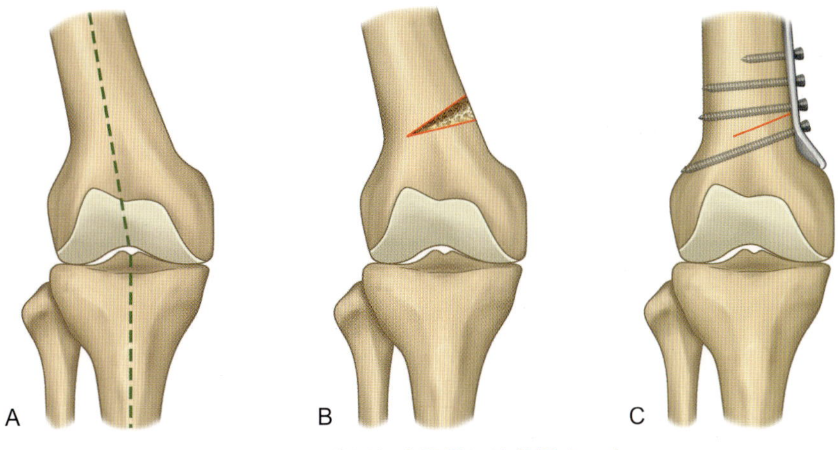

图 3-5-1　内侧闭合股骨远端截骨术示意

A. 膝外翻畸形，绿色虚线为股骨及胫骨机械轴；B. 股骨内侧截下楔形骨块；C. 闭合截骨间隙并行钢板内固定，膝外翻畸形得到矫正。

需要早期负重，存在延迟愈合的危险因素（如吸烟、神经病变、骨质量差、肥胖）的患者。Buda 等研究发现内侧闭合股骨远端截骨术后截骨区愈合相关并发症发生率低，即使体重指数较高的老年患者也可获得成功，因此高龄和体重指数高只是其相对禁忌证。

Finkelstein 等对 21 例内侧闭合股骨远端截骨患者进行了长达 133 个月的随访，其中手术生存率达 62%，患者术后下肢力线，疼痛症状及膝关节功能均显著改善；7 例转为全膝关节置换。Wang 等报道了 30 例膝外翻畸形合并外侧间室骨关节炎患者接受内侧闭合股骨远端截骨术治疗，术后膝关节力线基本矫正，83% 患者获得满意结果，以人工全膝关节置换术为终点，10 年手术生存率为 87%。Sternheim 等对接受内侧闭合股骨远端截骨术治疗的 41 例（45 膝）患者（年龄 24~67 岁）进行了长期随访，10、15、20 年生存率分别为 90%、79% 和 21.5%，20 年后多数患者接受了 TKA。Backstein 等报道了 38 例（40 膝）膝外翻畸形患者接受内侧闭合股骨远端截骨术治疗的结果，平均随访 123 个月，60% 患者功能良好、7.5% 功能一般、7.5% 功能较差，20% 接受了全膝关节置换术，10 年和 15 年手术生存率分别为 82% 和 45%。Kosashvili 等随访了 33 例内侧闭合股骨远端截骨术的患者，15 年手术生存率为 52%，其中 58.8% 对手术疗效满意。然而，一项 Meta 分析表明，内侧闭合股骨远端截骨术的手术生存率在 4 年随访时为 83%~92%，在 20 年随访时为 21.5%。4 项研究报告发现内侧闭合股骨远端截骨术 10 年后生存率为 64%~89.9%。3 项研究报告了 15 年后内侧闭合股骨远端截骨术的生存率为 45%~78.9%。失败率随时间增加而增加，特别是在术后超过 10 年。总体来看，内侧闭合股骨远端截骨术是一种治疗膝外翻性骨关节炎安全、有效的手术方式，但超过 20 年后手术效果出现明显下降（表 3-5-1）。

表 3-5-1　内侧闭合股骨远端截骨术治疗外翻膝骨关节炎的效果

作者	年份	病例数量	随访时间	效果	结论
Finkelstein	1996 年	21 例	133 个月	13 例截骨术成功，7 例失败，1 例（膝关节仍有功能）死亡。在 7 例失败的患者中，3 例发生在早期（12 或 24 个月），4 例发生在晚期（72~98 个月）。10 年生存率为 64%（48%~80%）	通过适当的患者选择，内侧闭合股骨远端截骨术可有效治疗外翻畸形导致的外侧间室骨关节炎
Wang	2005 年	31 例	99 个月	末次随访时，根据 HSS 评分系统，25 例（83%）患者疗效满意，2 例患者疗效一般。其余 3 例患者已转为全膝关节置换术。以转为全膝关节置换术为终点，所有患者的 10 年累积生存率为 87%（69%~100%）。在 8 例伴有严重髌股关节炎的患者中，7 例髌骨轨迹改善	内侧闭合股骨远端截骨术是治疗伴有外翻畸形的膝外侧骨关节炎的可靠方法。截骨术的结果可能不受严重髌股关节炎的影响
Backstein	2007 年	40 例	123 个月	末次随访时，2 例失随访，24 例（60%）疗效优良，3 例（7.5%）疗效尚可，3 例（7.5%）疗效较差。8 例（20%）已转为全膝关节置换术。KSS 客观评分由术前平均 18 分（0~74 分）提高至术后平均 87.2 分（50~100 分）。KSS 功能评分由术前平均 54 分（0~100 分）提高至术后平均 85.6 分（40~100 分）。手术的 10 年生存率为 82%（75%~89%），15 年生存率为 45%（33%~57%）	内侧闭合股骨远端截骨术是治疗膝关节外侧间室关节炎的一种可行的手术方案，特别是对于年轻患者

续表

作者	年份	病例数量	随访时间	效果	结论
Kosashvili	2010 年	33 例	180 个月	末次随访时，15 例患者转为全膝关节置换术，1 例患者等待全膝关节置换术，总失败率为 48.5%。其余 17 例患者截骨手术依然有效，其中 10 例（58.8%）效果优良，2 例（11.8%）一般，5 例（29.4%）较差。平均改良 KSS 评分显著改善，由术前的 36.8 分提高至术后 1 年的 77.5 分	内侧闭合股骨远端截骨术是治疗外侧间室膝骨关节病的一种可行选择。预计约 50% 的患者需要在平均 15.6 年的时间内转为全膝关节置换术
Sternheim	2011 年	45 例	160 个月	术后 10、15 和 20 年的生存率分别为 90%、79% 和 21.5%。改良 KSS 评分：术前平均为 36.1 分；术后 1 年平均为 74.4 分；末次随访平均为 60.5 分	内侧闭合股骨远端截骨术是治疗膝外翻性外侧间室骨关节炎的有效方法。可适用于年轻、运动需求大、体重超标的患者。截骨术后 20 年，大多数患者需要转为全膝关节置换术
Buda	2017 年	32 例	62 个月	术前 KOOS 评分为 45 分 ±18 分，术后该评分显著提高。在术后 24 个月达到峰值，之后呈下降趋势，最终为 79 分 ±17 分。IKDC 评分也有类似趋势。NRS 由术前 6.1 分 ±1.4 分改善为 2.7±1.8 分，Tegner 评分由 2.65 分 ±1.89 分改善为 4.81 分 ±1.56 分。X 线片示 5 例膝关节退变进展，2 例患者末次随访时行膝关节置换术	内侧闭合股骨远端截骨术的中期随访证明，该术式是治疗外翻性膝骨关节炎、延缓疾病进展和推迟膝关节置换术的有效治疗方法

内侧闭合股骨远端截骨术治疗髌骨脱位也取得一定的疗效，Jannik Frings 等对 20 例复发性髌骨脱位并膝外翻患者行内侧髌股韧带重建联合内侧闭合股骨远端截骨术，术后下肢力线基本矫正，TT-TG 值明显减小，在平均时间的 16 个月随访中，疼痛症状减轻，膝关节功能改善，活动水平提高。Barnavon 等对 15 例膝关节行内侧闭合股骨远端截骨术，结果显示髌股关节对齐明显改善，髌股关节功能明显提高。

内侧闭合股骨远端截骨术的不足包括手术操作相对复杂，至少需要单独截骨 2 次，更依赖术前规划来保证楔形截骨的准确性；有血管损伤风险，且术中透视增加放射暴露。但随着三维打印技术的进步，内侧闭合股骨远端截骨术迎来了新的发展。Shi 等报道了在三维打印技术引导下实施内侧闭合股骨远端截骨术治疗膝外侧间室骨关节炎和外翻畸形的结果，与常规手术组相比，三维打印技术可以明显提高闭合楔形截骨手术准确度、缩短手术时间和减少透视次数。此外，外侧皮质损伤或者吸烟可能与延迟愈合有关，且具有一般骨科手术的并发症，如膝关节僵硬、切口浅表感染、肺栓塞、骨折畸形愈合等。

Closkey 等报道了关于内侧闭合股骨远端截骨术对下肢生物力学的影响，他们认为术后股四头肌腱长度缩短，Q 角减小。Flury 等通过新的三维测量方法探究下肢力线对齐矫正对 Q 角的影响，结果证明内侧闭合股骨远端截骨术每矫正 1°外翻，Q 角则相应减小 1°。Krause 等通过一项尸体研究，探究了内侧闭合股骨远端截骨术对踝关节压力的影响，在距下关节活动不受限时，内侧闭合股骨远端截骨术矫正不超过 10°，踝关节受力中心几乎不发生偏移，这提示内侧闭合股骨远端截骨术对踝关节的影响较小。

（二）外侧开放股骨远端截骨术

外侧开放股骨远端截骨术（LOWDFO）最早由 Puddu 等首先提出，根据楔形间隙大小调整下肢力线，并通过内固定来稳定截骨部位。该术式能够保持矫正后的角度，且能避免下肢缩短（图 3-5-2）。该手术适用于膝外翻畸形和韧带松弛的年轻患者。此外，许多研究表明，外侧开放楔形截骨术预后稳定，10 年生存率约为 74%。外侧开放股骨远端截骨术由于手术相对容易，矫正角度更准确，固定技术更简单，近年来越来越得到学者们的青睐。与内侧闭合股骨远端截骨术相比，外侧开放股骨远端截骨术的优点在于：手术入路是骨科常用的股骨外侧入路，暴露相对容易、安全；只需要 1 次截骨，术中通过撑开器可以调整内翻角度，整体操作更简单、精确。

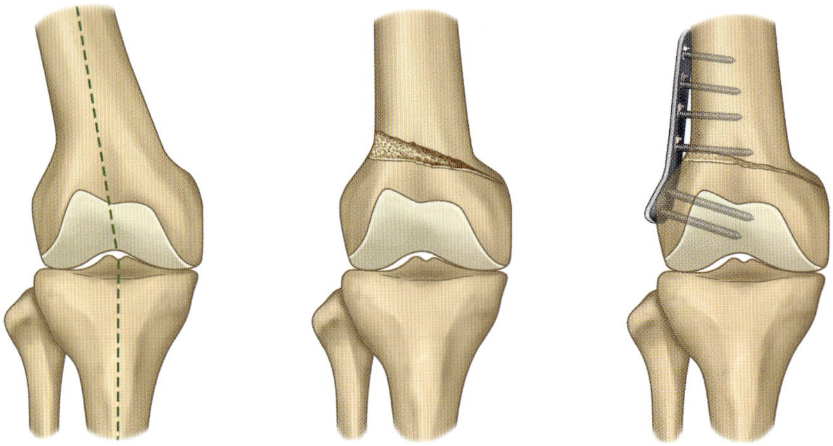

图 3-5-2 外侧开放股骨远端截骨术示意

Cameron 等对 31 例膝关节外侧开放股骨远端截骨术进行随访，发现术后疼痛缓解，功能改善，以关节置换术为终点的 5 年手术生存率为 80%，发生 1 例骨不连。Zarrouk 等对 22 例行外侧开放股骨远端截骨术的患者进行随访，89.5% 获得满意的临床疗效，膝关节功能明显改善，8 年膝关节生存率为 82%。Dewilde 等采用外侧开放股骨远端截骨术对 19 例外侧间室骨关节炎患者进行治疗，术中采用 Pudu 钢板固定，并在缺损处注射磷酸钙。术后膝关节评分明显改善，Kellgren-Lawrence 骨关节炎分级未见明显进展。以全膝关节置换术作为终点，7 年生存率为 82%。他们认为与内侧闭合股骨远端截骨术技术相比，使用 Puddu 钢板和可注射骨水泥的外侧开放股骨远端截骨术是一种等效的治疗选择，并在外翻对齐不良患者的中期随访中取得了良好的结果。Ekeland 等采用外侧开放股骨远端截骨术治疗 24 例外侧间室骨关节炎患者，术中角度校正为 9.6°。术后膝关节功能明显改善，截骨术 5 年生存率为 88%，10 年生存率为 74%。Elattar 等对 41 例膝外翻畸形患者行外侧开放股骨远端截骨术，术后下肢力线明显改善，矫正准确率为 95%。膝关节功能明显改善。截骨术后 2 年生存率为 100%。Kolb 分析了 22 例外侧开放股骨远端截骨术的术后效果，下肢力线明显改善，髌骨高度降低，骨愈合情况良好。

外侧开放股骨远端截骨术的并发症中，合页骨折不容忽视。Liska 等研究了 41 例外侧开放股骨远端截骨术的并发症，内侧皮质合页性骨折占 39%，3 例患者骨延迟愈合，1 例患者骨不愈合，需要翻修手术。Winkler 等发现在 100 例外侧开放股骨远端截骨术中，内侧皮质合页骨折的总发生率为 46%，常见的骨折类型是截骨线的延伸（76%），其次是截骨线的近端（20%）和远端（4%）。合页位置在内收肌结节的远端可最大限度地降低合页骨折的风险。另一个问题是固定钢板对髂胫束的刺激。Jacobi 等报道了 14 例外侧开放股骨远端截骨术并使用钢板固定的患者，其中 12 例（86%）患者出现髂胫束局部刺激症状。其他研究报道的因外侧钢板刺激引起不适的发生率为 20%~47%，取出内固定物后所有患者症状都得到改善。而内侧闭合楔形截骨术由于股骨内侧软组织相对丰厚，内侧刺激症状发生率相对较低（表 3-5-2）。

表 3-5-2 外侧开放股骨远端截骨术治疗外翻膝骨关节炎的效果

作者	年份	病例数量	随访时间	效果	结论
Puddu	2007 年	21 例	48~168 个月	IKDC 评分和 HSS 评分术后显著提高，患者膝关节功能和疼痛显著改善	膝外翻性外侧间室退变的中青年患者，外侧开放股骨远端截骨术是一种有效的手术治疗方法，能较大程度矫正外翻畸形，与内侧闭合股骨远端截骨术相比，更易操作，也更精确
Cameron	2015 年	31 例	24 个月	影像资料完整的 21 例患者中 50% 患者达到了中立力线矫正目标。术后 IKDC 评分较术前平均提高 20 分。手术 5 年生存率（以转为关节置换术为终点）超过 70%	外侧开放股骨远端截骨术矫正膝外翻畸形的准确性低于预期，但显著改善了关节疼痛和功能评分。临床和影像学结果与已发表的评估内侧闭合股骨远端截骨术的疗效相当。术后达到期望的中立位 3°以内的矫正是困难的。术前模板的改进和术中技术的改进可能会改善这一点。未来纳入更多患者和更长时间随访的研究将阐明这一问题
Zarrouk	2010 年	22 例	54 个月	18 例膝关节表现良好或优异（82%），2 例表现一般（9%），2 例表现较差（9%）。1 例在 8 年后接受了全膝关节置换术，另外 3 例患者正在等待全膝关节置换术。术前平均 IKS 评分从 49.28 分（范围 14~70 分）上升至末次随访时的 74.23 分（范围 41~92 分）。术前平均功能评分从 50.68 分（范围 30~80 分）上升至 72.85 分（范围 40~90 分）。8 年生存率为 91%（69%~100%）。9 例严重髌股骨关节病患者中有 7 例髌股关节功能改善	外侧开放股骨远端截骨术是治疗膝外翻性外侧间室骨关节炎的一个很好的选择。髌股关节骨关节炎不影响手术疗效

续表

作者	年份	病例数量	随访时间	效果	结论
Dewilde	2013 年	19 例	68 个月	平均膝关节评分从术前的 43 分 ±8 分显著提高到最终随访时的 78 分 ±23 分。Kellgren-Lawrence 分级保持不变。Kaplan-Meier 分析以翻修手术或转换为全膝关节置换术为终点，在 7 年随访中显示 82% 的生存率	与内侧闭合股骨远端截骨术相比，外侧开放股骨远端截骨术是一种等效的治疗选择。
Ekeland	2016 年	24 例	95 个月	术前和术后 X 线片测量的角度矫正平均为 9.6°（*CI* 7.7°~11.5°，范围 4°~20°）。截骨均愈合。KOOS 评分在第 1 年较术前显著增加 28%~122%。截骨术后存活的患者，这种改善在 10 年随访时仍然存在。6 例患者术后平均 6.4 年（*CI* 3.3~9.6 年，4.0~11.8 年）改行全膝关节置换术。5 年和 10 年的截骨生存率分别为 88% 和 74%。术前骨关节炎分级与术后 2 年 KOOS 评分呈负相关	外侧开放股骨远端截骨术治疗膝外翻性外侧间室骨关节炎术后 1 年功能恢复良好，中期疗效良好。膝外翻合并外侧骨关节炎的中年患者，外侧开放股骨远端截骨术可能是预防或延缓全膝关节置换术的一种较好的治疗选择
Elattar	2017 年	41 例	26 个月	膝外翻畸形矫正准确率为 95%。力线轴偏移由中线外侧 25.3mm 显著改善至中线内侧 8mm。股骨远端外侧角由 83.4°显著提高至 91.7°。髌骨适合角从外向 30.4°改善为外向 5.7°。SF-36 评分由 37.5 分显著提高至 50.2 分，AAOS 下肢评分从 71.6 分提高到 85.9 分，术后牛津膝关节评分为 35 分 ±6.2 分（范围 23~46 分）。在最后随访时，无患者需要全膝关节置换术	外侧开放股骨远端截骨术是治疗膝外翻畸形伴有或不伴有外侧间室关节骨炎的可靠方法。术后畸形矫正准确，患者预后明显改善。需要更长时间的随访来了解该手术的生存情况
Kolb	2019 年	23 例	65 个月	术后下肢力线轴偏移和股骨远端外侧角明显改善，患者的术后 KOOS 评分得到明显提高。所有患者均获骨性愈合。术后下肢长度显著增加。Blackburne-Peel 指数术后显著降低	年轻膝外翻患者，外侧开放股骨远端截骨术是一种可靠的治疗方法。除矫正力线轴偏移外，还可显著延长下肢长度和增加髌骨稳定性
Liska	2018 年	41 例	>12 个月	术后 1.3 年（0.6~2.1 年）取出内固定物的比例为 63%。术前外翻角度 2.0°~15.5°。术中楔形骨开口高度为 2~12mm，平均为 5.3mm。内侧皮质合页断裂发生率为 39%。3 例患者出现延迟愈合，1 例患者出现需要翻修手术的骨不连	外侧开放股骨远端截骨术是内侧闭合股骨远端截骨术的安全替代方案。尽管截骨间隙在 12 个月后的 X 线片上仍可见明显的透光，但这并不能影响术后临床效果。骨不连的发生率较低，与内侧闭合股骨远端截骨术和内侧开放胫骨高位截骨术骨不连的发生率相当

续表

作者	年份	病例数量	随访时间	效果	结论
Winkler	2021年	100例	—	共纳入100例患者(60%为女性),平均年龄为31岁±13岁。内侧皮质合页骨折的总体发生率为46%,有3种不同的骨折类型。最常见的骨折类型是截骨间隙延伸(76%),其次是骨折线位于合页的近端(20%)和远端(4%)。组间比较(合页骨折 *vs.* 无合页骨折)显示截骨间隙高度、楔形角度以及合页与内收肌结节近端边缘的垂直距离与骨折有关。此外,合页骨折组中合页与内侧骨皮质之间的水平距离显著较短。当截骨合页位置靠近收肌结节近端时,内侧皮质合页骨折的发生率显著高于合页位于收肌结节远端	外侧开放股骨远端截骨术内侧皮质合页骨折较常见,有3种不同的骨折类型。为最大限度降低内侧皮质合页骨折的风险,建议将截骨合页的位置定位于内收肌结节近端边缘的水平或远端
Jacobi	2011年	14例	45个月	术后3个月、6个月和12个月截骨愈合延迟,无继发性脱位,因钢板固定在髂胫束上,易出现刺激症状。但截骨愈合并取出钢板后,疗效满意	由于截骨愈合慢,钢板易引起激惹,作者建议慎用此手术,考虑内侧闭合股骨远端截骨术作为替代治疗

外侧开放股骨远端截骨术对下肢生物力学的影响也是骨科医师关心的问题。Quirno等通过尸体研究证明,随着外侧开放股骨远端截骨术矫正角度的增加,内侧间室的应力逐渐增加,外侧间室的平均接触面积和平均接触压力减小。与调整到中点对齐外相比,过度矫正5°会使外侧室压力和接触面积缩小最大,平均接触压力减小25%,平均接触面积缩小20%。相较于调整到中点对齐,过矫5°可更接近正常解剖对齐的膝关节的接触压力和面积。Wylie等发现外侧开放股骨远端截骨术减小了外侧间室的接触压力,且有效减小了外侧滑车软骨的接触压力。

(三)内侧闭合股骨远端截骨与外侧开放股骨远端截骨对比

无论内侧闭合股骨远端截骨或外侧开放股骨远端截骨,均可达到矫形力线不良的目的,从而减轻膝关节疼痛,改善关节功能。两种手术方式治疗膝外翻性骨关节炎的有效性已得到证实,而内侧闭合截骨术的愈合时间短于外侧开放截骨术,且外侧开放截骨术中可能需要植骨。但Ogawa等对比了外侧开放股骨远端截骨术和内侧闭合股骨远端截骨术对轴向负荷稳定性的影响,发现外侧开放股骨远端截骨术的最大轴向断裂载荷(5 511N±945N)显著高于内侧闭合股骨远端截骨术(4 303N±518N),提示外侧开放截骨术可能比内侧闭合截骨术更有利于早期负重。最近的一项包含23项研究的Meta分析表明,外侧开放股骨远端截骨术和内侧闭合股骨远端截骨技术均能获得良好的临床结果相关,两者在关节生存率、并发症、膝关节功能等方面无显著性差异。

二、股骨远端外翻截骨术

股骨远端外翻截骨术（distal femoral extraversive osteotomy，DFEO）是一种内翻畸形的解剖矫正手术，适用于股骨远端内翻畸形。股骨远端外翻截骨术主要术式有内侧开放股骨远端截骨术（medial open wedge distal femoral osteotomy，MOWDFO）和外侧闭合股骨远端截骨术（lateral closing wedge distal femoral osteotomy，LCWDFO）。但由于股骨远端内翻畸形相对并不常见，目前关于股骨远端外翻截骨的循证医学证据相对较少。

（一）内侧开放股骨远端截骨术

Matsui 等报道了一例内侧开放股骨远端截骨术（MOWDFO）治疗继发于股骨骨折畸形愈合伴内翻畸形和下肢不等长的膝骨关节病。在畸形股骨处进行截骨，锁定钢板固定并自体骨移植。术后 6 个月，截骨处均充满桥接骨痂。2 年后，KSS 评分从 45 分提高到 90 分。X 线片显示胫股角从 160°改善至 172°，股骨机械远端外侧角从 98°改善至 88°。体格检查也显示双下肢不等长由 32mm 改善为 5mm。He 等对 15 例股骨远端内翻畸形患者行内侧开放股骨远端截骨术，所有患者内翻畸形及肢体不齐均得到充分矫正。下肢机械角、机械股骨远端外侧角均得到有效改善，关节活动度明显增加。内侧开放股骨远端截骨术是治疗膝骨关节炎伴股骨远端内翻畸形的有效方法（图 3-5-3）。

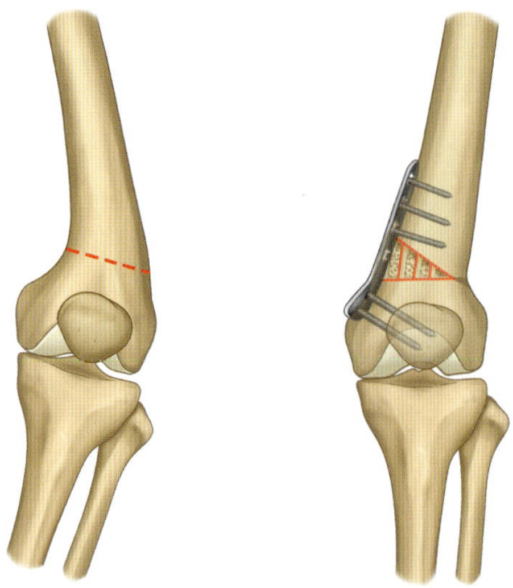

A　　　　B

图 3-5-3　内侧开放股骨远端截骨术示意

A. 虚线为内侧开放股骨远端截骨术术中截骨线；B. 撑开截骨间隙并行内固定。

（二）外侧闭合股骨远端截骨术

Ollivier 等对 75 例膝内翻畸形患者行外侧闭合股骨远端截骨术（LCWDFO）。术后患者下肢力线明显改善，关节功能得到明显提高。然而，其合页骨折的发生率相对较高（12%），建议截骨时合页位置更靠近股骨内上髁，以在更软、更厚的合页上操作远端骨折块。Rupp 等对 79 例行外侧闭合股骨远端截骨术的患者进行了 2 年的随访发现，内侧皮质合页骨折的发生率为 48%。最常见的骨折类型是伸展型（68%），其次是近端型（21%）和远端型（11%）。截骨长度增加（53.1mm±10.9mm *vs.* 57.7mm±9.6mm，合页无骨折组 *vs.* 合页骨折组），楔形切除高度增加（6.5mm±1.9mm *vs.* 7.9mm±3mm）以及合页位置偏内（*P*=0.049）更易发生内侧皮质合页骨折。内侧骨皮质骨折脱位超过 2mm 后，合页断裂后畸形愈合的发生率明显增加（图 3-5-4）。

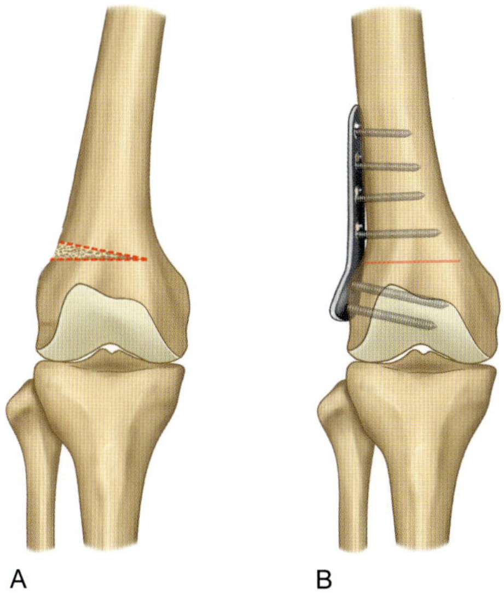

图 3-5-4 外侧闭合股骨远端截骨术示意

A. 虚线为外侧闭合股骨远端截骨术术中截骨线；B. 闭合截骨间隙后行内固定。

股骨远端截骨术（DFO）是一种保留关节的手术，可纠正膝内外翻畸形和髌股轨迹不良，从而恢复膝关节的运动学。生物力学研究表明，股骨远端截骨术后应力集中部位接触压力降低 20%~30%，患者关节功能改善，至少 10 年的长期随访中，关节生存率高达 87%。此外，也有文献报道股骨远端截骨术后重返劳动和运动的数据。2 项研究记录 106 例股骨远端截骨术后诸如爬楼梯、下蹲和在崎岖地形上行走等任务的结果，重返劳动率约为 90%，随访时间为 38.4~48.0 个月，80% 的患者能够在 6 个月内重返劳动岗位。

另有 6 项研究报道了股骨远端截骨术后患者重返运动的数据：术后参与运动的患者总数为 149 例，重返运动率的范围是超过 70%。4 项研究报道了 42 例患者重返运动的时间，范围为 8.3~16.9 个月。Hoorntje 等报道术后 6 个月重返运动的患者比例，65 例患者中的 46 例（70.8%）在术后 6 个月内恢复运动。另有 5 项研究报道了 54 例患者重返运动后的运动水平，在这些患者中，41.6%~100% 在股骨远端截骨术后恢复了相同或更高的运动水平。

三、总结

通过对以往文献的统计，股骨远端截骨术可以恢复下肢的机械轴，尤其适用于年轻、活动量较大的患者，对治疗伴有膝外翻性外侧间室骨关节炎的患者具有令人满意的临床疗效，20 年内关节生存率较高，同时，股骨远端截骨术的并发症与其他骨科手术相当，通过适当的患者选择、精心的术前计划、细致的手术技术和分期康复，可以改善预后，降低并发症的发生率，安全有效地为患者提供帮助。

（陈晓波）

参考文献

[1] SHERMAN S L, THOMPSON S F, CLOHISY J C F. Distal femoral varus osteotomy for the management of valgus deformity of the knee [J]. J Am Acad Orthop Surg, 2018, 26(9): 313-324.

[2] DUETHMAN N C, BERNARD C D, CAMP C L, et al. Medial closing wedge distal femoral osteotomy [J]. Clin Sports Med, 2019, 38(3): 361-373.

[3] KOSASHVILI Y, SAFIR O, GROSS A, et al. Distal femoral varus osteotomy for lateral osteoarthritis of the knee: a minimum ten-year follow-up [J]. Int Orthop, 2010, 34(2): 249-254.

[4] FORKEL P, ACHTNICH A, METZLAFF S, et al. Midterm results following medial closed wedge distal femoral osteotomy stabilized with a locking internal fixation device [J]. Knee Surg Sports Traumatol Arthrosc, 2015, 23(7): 2061-2067.

[5] BUDA R, CASTAGNINI F, GORGOLINI G, et al. Distal femoral medial closing wedge osteotomy for degenerative valgus knee: mid-term results in active patients [J]. Acta Orthop Belg, 2017, 83(1): 140-145.

[6] FINKELSTEIN J A, GROSS A E, DAVIS A. Varus osteotomy of the distal part of the femur. A survivorship analysis [J]. J Bone Joint Surg Am, 1996, 78(9): 1348-1352.

[7] WANG J W, HSU C C. Distal femoral varus osteotomy for osteoarthritis of the knee [J]. J Bone Joint Surg Am, 2005, 87(1): 127-133.

[8] STERNHEIM A, GARBEDIAN S, BACKSTEIN D. Distal femoral varus osteotomy: unloading the lateral compartment: long-term follow-up of 45 medial closing wedge osteotomies [J]. Orthopedics, 2011, 34(9): e488-e490.

[9] BACKSTEIN D, MORAG G, HANNA S, et al. Long-term follow-up of distal femoral varus osteotomy of the knee [J]. J Arthroplasty, 2007, 22(4 Suppl 1): 2-6.

[10] CHAHLA J, MITCHELL J J, LIECHTI D J, et al. Opening-and closing-wedge distal femoral osteotomy [J]. Orthop J Sports Med, 2016, 4(6): 2325967116649901.

[11] FRINGS J, KRAUSE M, AKOTO R, et al. Combined distal femoral osteotomy (DFO) in genu valgum leads to reliable patellar stabilization and an improvement in knee function [J]. Knee Surg Sports Traumatol Arthrosc, 2018, 26(12): 3572-3581.

[12] BARNAVON T, ODRI G A, VENDEUVRE T, et al. Medial closing-wedge distal femoral varus osteotomy: symptoms and functional impact in cases of associated patellofemoral osteoarthritis. A two-year follow-up prospective pilot study [J]. Knee, 2020, 27(3): 615-623.

[13] UQUILLAS C, ROSSY W, NATHASINGH C K, et al. Osteotomies about the knee: AAOS exhibit selection [J]. J Bone Joint Surg Am, 2014, 96(24): e199.

[14] SHI J H, LV W, WANG Y, et al. Three dimensional patient-specific printed cutting guides for closing-wedge distal femoral osteotomy [J]. Int Orthop, 2019, 43(3): 619-624.

[15] CLOSKEY R F, WINDSOR R E. Alterations in the patella after a high tibial or distal femoral osteotomy [J]. Clin Orthop Relat Res, 2001(389): 51-56.

[16] FLURY A, JUD L, HOCH A, et al. Linear influence of distal femur osteotomy on the Q-angle: one degree of varization alters the Q-angle by one degree [J]. Knee Surg Sports Traumatol Arthrosc, 2021, 29 (2): 540-545.

[17] KRAUSE F, BARANDUN A, KLAMMER G, et al. Ankle joint pressure changes in high tibial and distal femoral osteotomies: a cadaver study [J]. Bone Joint J, 2017, 99-B (1): 59-65.

[18] COVENTRY M B. Proximal tibial varus osteotomy for osteoarthritis of the lateral compartment of the knee [J]. J Bone Joint Surg Am, 1987, 69 (1): 32-38.

[19] PUDDU G, CIPOLLA M, CERULLO G, et al. Osteotomies: the surgical treatment of the valgus knee [J]. Sports Med Arthrosc Rev, 2007, 15 (1): 15-22.

[20] PUDDU G, CIPOLLA M, CERULLO G, et al. Which osteotomy for a valgus knee? [J]. Int Orthop, 2010, 34 (2): 239-247.

[21] DEWILDE T R, DAUW J, VANDENNEUCKER H, et al. Opening wedge distal femoral varus osteotomy using the Puddu plate and calcium phosphate bone cement [J]. Knee Surg Sports Traumatol Arthrosc, 2013, 21 (1): 249-254.

[22] EKELAND A, NERHUS T K, DIMMEN S, et al. Good functional results of distal femoral opening-wedge osteotomy of knees with lateral osteoarthritis [J]. Knee Surg Sports Traumatol Arthrosc, 2016, 24 (5): 1702-1709.

[23] CAMERON J I, MCCAULEY J C, KERMANSHAHI A Y, et al. Lateral opening-wedge distal femoral osteotomy: pain relief, functional improvement, and survivorship at 5 years [J]. Clin Orthop Relat Res, 2015, 473 (6): 2009-2015.

[24] ZARROUK A, BOUZIDI R, KARRAY B, et al. Distal femoral varus osteotomy outcome: is associated femoropatellar osteoarthritis consequential? [J]. Orthop Traumatol Surg Res, 2010, 96 (6): 632-636.

[25] ELATTAR O, SWARUP I, LAM A, et al. Open wedge distal femoral osteotomy: accuracy of correction and patient outcomes [J]. HSS J, 2017, 13 (2): 128-135.

[26] KOLB A, ISAK V, HOBUSCH G M, et al. Distal femoral varus osteotomy: results of the lateral open-wedge technique without bone grafting [J]. Int Orthop, 2019, 43 (10): 2315-2322.

[27] LISKA F, VOSS A, IMHOFF F B, et al. Nonunion and delayed union in lateral open wedge distal femoral osteotomies-a legitimate concern? [J]. Int Orthop, 2018, 42 (1): 9-15.

[28] WINKLER P W, RUPP M C, LUTZ P M, et al. A hinge position distal to the adductor tubercle minimizes the risk of hinge fractures in lateral open wedge distal femoral osteotomy [J]. Knee Surg Sports Traumatol Arthrosc, 2021, 29 (10): 3382-3391.

[29] JACOBI M, WAHL P, BOUAICHA S, et al. Distal femoral varus osteotomy: problems associated with the lateral open-wedge technique [J]. Arch Orthop Trauma Surg, 2011, 131 (6): 725-728.

[30] SAITHNA A, KUNDRA R, GETGOOD A, et al. Opening wedge distal femoral varus osteotomy for lateral compartment osteoarthritis in the valgus knee [J]. Knee, 2014, 21 (1): 172-175.

[31] QUIRNO M, CAMPBELL K A, SINGH B, et al. Distal femoral varus osteotomy for unloading valgus knee malalignment: a biomechanical analysis [J]. Knee Surg Sports Traumatol Arthrosc, 2017, 25 (3): 863-868.

[32] WYLIE J D, SCHEIDERER B, OBOPILWE E, et al. The effect of lateral opening wedge distal femoral varus osteotomy on tibiofemoral contact mechanics through knee flexion [J]. Am J Sports Med, 2018, 46 (13): 3237-3244.

[33] MA X L, HU Y C, WANG K Z, et al. Chinese clinical practice guidelines in treating knee osteoarthritis by periarticular knee osteotomy [J]. Orthop Surg, 2022, 14 (5): 789-806.

[34] OGAWA H, MATSUMOTO K, AKIYAMA H. Effects of lateral opening wedge and medial closing wedge distal femoral osteotomies on axial load stability [J]. Knee, 2020, 27 (3): 760-766.

[35] DIAZ C C, LAVOIE-GAGNE O Z, KNAPIK D M, et al. Outcomes of distal femoral osteotomy for valgus malalignment: a systematic review and meta-analysis of closing wedge versus opening wedge techniques [J]. Am J Sports Med, 2023, 51 (3): 798-811.

[36] HE Q F, WANG H X, SUN H, et al. Medial open-wedge osteotomy with double-plate fixation for varus malunion of the distal femur [J]. Orthop Surg, 2019, 11(1): 82-90.

[37] OLLIVIER M, FABRE-AUBRESPY M, MICICOI G, et al. Lateral femoral closing wedge osteotomy in genu varum [J]. Orthop Traumatol Surg Res, 2021, 107(7): 102989.

[38] RUPP M C, WINKLER P W, LUTZ P M, et al. Dislocated hinge fractures are associated with malunion after lateral closing wedge distal femoral osteotomy [J]. Knee Surg Sports Traumatol Arthrosc, 2022, 30(3): 982-992.

[39] WILSON P L, BLACK S R, ELLIS H B, et al. Distal femoral valgus and recurrent traumatic patellar instability: is an isolated varus producing distal femoral osteotomy a treatment option? [J]. J Pediatr Orthop, 2018, 38(3): e162-e167.

[40] DE CARVALHO L H Jr, TEMPONI E F, SOARES L F, et al. Physical activity after distal femur osteotomy for the treatment of lateral compartment knee osteoarthritis [J]. Knee Surg Sports Traumatol Arthrosc, 2014, 22(7): 1607-1611.

[41] HOORNTJE A, VAN GINNEKEN B T, KUIJER P P, et al. Eight respectively nine out of ten patients return to sport and work after distal femoral osteotomy [J]. Knee Surg Sports Traumatol Arthrosc, 2019, 27(7): 2345-2353.

[42] AGARWALLA A, LIU J N, GARCIA G H, et al. Return to sport following isolated lateral opening wedge distal femoral osteotomy [J]. Cartilage, 2021, 13(1_suppl): 846S-852S.

[43] BARON J E, DAY M A, DEMIK D E, et al. Return to collegiate athletics after distal femoral osteotomy: a report of three cases and review of the literature [J]. Iowa Orthop J, 2020, 40(1): 143-146.

[44] PUZZITIELLO R N, LIU J N, Garcia G H, et al. Return to sport and outcomes after concomitant lateral meniscal allograft transplant and distal femoral varus osteotomy [J]. Arthroscopy, 2020, 36(1): 253-260.

[45] VOLETI P B, WU I T, DEGEN R M, et al. Successful return to sport following distal femoral varus osteotomy [J]. Cartilage, 2019, 10(1): 19-25.

第四章　股骨胫骨双水平截骨术

第一节　概　　述

股骨胫骨双水平截骨术是指在胫骨近端和股骨远端同时进行的截骨矫形术。虽然目前大量的研究已经证明单纯的胫骨近端或股骨远端截骨术能够有效治疗膝外翻或膝内翻畸形等关节外畸形，但是一些复杂的关节外畸形，进行股骨和胫骨的双水平截骨术可能是更有效的治疗方法。在前面的章节中，已经详细讨论了胫骨和股骨截骨术的术前规划及手术方法，但是采用单水平截骨术矫正复杂的冠状面畸形可能会导致关节线过度倾斜，从而增加关节表面软骨的剪切力。胫骨高位截骨术是目前治疗关节外畸形采用最多的手术方式之一，其对轻中度内翻畸形的治疗结果令人满意，然而一些研究指出胫骨高位截骨术对于治疗重度内翻畸形可能效果不佳，其对关节线的改变可能会增加之后需要进行的膝关节置换手术的难度。因此，截骨方式的最终决定因素不应仅基于术前畸形程度，还应考虑关节线的倾斜方向。

双水平截骨术是指通过两次不同水平的截骨完成冠状位力线的矫正。这种手术最初是由 Benjamin 在 1969 年对 57 例类风湿性关节炎和骨关节炎患者进行治疗时提出的，最初提出的主要原因是其能够减轻膝关节的疼痛症状，而不是因为生物力学原理或下肢力线的矫正。之后的一些研究者反对股骨胫骨双水平截骨术，认为该手术的并发症发生率及失败率较高，主要表现为疼痛缓解不佳、术后活动度丢失等情况，当时的外科医师也没有考虑膝关节力线的矫正，缺乏与之相关的详细术前计划。近年来通过大量生物力学研究，股骨胫骨双水平截骨术的手术原则已被重新定义。在计划双水平截骨术时，需要全面考虑生物力学因素，主要包括关节线倾斜、冠状位力线、矢状位力线、下肢旋转力线及髌股关节等。因此，精确的术前规划和设计是极其重要的，否则不仅可能会加重原本的畸形，甚至可能引起新的畸形。研究证明 31% 的下肢内翻畸形仅来源于胫骨侧，59% 的内翻畸形位于股骨侧，10% 的内翻畸形同时累及股骨侧和胫骨侧。外翻畸形与其相似。在外翻畸形中，23.6% 的外翻畸形发生在股骨侧，41.0% 的外翻畸形位于胫骨侧，26.9% 同时累及股骨侧和胫骨侧，8.5% 的外翻畸形来源于关节内。因此，我们经常引用的通过单水平截骨术矫正胫骨内翻和股骨外翻畸形的原则是不严谨的。

关节软骨由于其缓冲作用能够有效分散轴向应力，但是对于剪切应力的代偿则是有限的。人们重点关注的冠状面畸形矫正之后，由于对关节线倾斜及矢状位上胫骨平台后倾角的忽略常会导致新的症状出现。梅奥诊所利用计算机辅助生物力学分析程序进行的一项前瞻性研究表明，关节线的最大倾斜度不应超过 4°。他们通过精确观察关节线，发现双水平截骨术可取得良好的术后效果，其术后 8 年生存率为 96%，这与单髁置换术后的结果相似。因此，双水平截骨术有助于防止关节线过度倾斜并恢复最佳的下肢力线。这与 Schroter 等的发现相似，他们研究了 28 例接受双水平截骨手术的患者，并观察到术后解剖角度值恢复正常范围（MPTA 为 89°±2°，LDFA 为 87°±2°），关节线倾斜角未增加。Nakayama 等报道了一组应用坚强锁定钢板实施股骨胫骨双水平截骨术治疗膝内翻畸形的患者，结果显示所有患者术后获得了良好的下肢力线和关节线方向，并取得良好的临床疗效。除此之外，另一个不得不考虑的因素则是髌股关节问题，这也是截骨术常忽略的一个重要因素，其中 Q 角、胫骨结节-股骨滑车间距（tibial tubercle-trochlear groove distance，TT-TG）、髌骨高度则是几个需要重点关注的焦点。在进行下肢力线矫正时，尤其是旋转截骨矫正时（这将在第五章 下肢去旋转截骨术中进行讨论），常会导致 TT-TG 改变，这可以通过胫骨结节截骨术进行调整。此外，术前就存在髌骨低位的患者进行截骨手术时，需要谨慎进行胫骨近端开放截骨术，这可能导致髌骨下极和胫骨之间距离进一步缩短。研究指出单纯的胫骨近端截骨术常会导致术后髌股关节骨关节炎的发生，这可能是由髌骨低位及过度矫正造成下肢异常力线导致，而双水平截骨术则有效避免了髌股关节骨关节炎的发生。研究指出与胫骨高位单水平截骨术相比，双水平截骨术降低了髌骨低位的发生率及延缓了髌股关节炎进展的速度。

虽然双水平截骨术已经被证实能够有效恢复下肢力线及关节线的方向，并取得了良好的术后效果，但是仍然有学者质疑双水平截骨术后患者重返工作和活动的能力。研究指出患者在双水平截骨术后短期随访时可获得与一般人群相当的生活质量和活动能力。所有膝内翻畸形导致的骨关节炎并严重影响生活质量的患者都能在术后返回工作岗位并完成中等甚至繁重的工作量。基于这些研究结果，外科医师可以在术前判断无论工作强度如何，患者在双水平截骨术后能够在短期内恢复工作，这也为外科医师和患者增强了信心。

（戴益科）

参考文献

[1] MORREY B F，EDGERTON B C. Distal femoral osteotomy for lateral gonarthrosis [J]. Instructional course lectures，1992，41：77-85.

[2] COVENTRY M B，ILSTRUP D M，WALLRICHS S L. Proximal tibial osteotomy. A critical long-term study of eighty-seven cases [J]. J Bone Joint Surg Am，1993，75（2）：196-201.

[3] RINONAPOLI E，MANCINI G B，CORVAGLIA A，et al. Tibial osteotomy for varus gonarthrosis. A 10-to 21-year followup study [J]. Clin Orthop Relat Res，1998（353）：185-193.

[4] SHOJI H, INSALL J. High tibial osteotomy for osteoarthritis of the knee with valgus deformity [J]. J Bone Joint Surg Am, 1973, 55(5): 963-973.
[5] BENJAMIN A. Double osteotomy for the painful knee in rheumatoid arthritis and osteoarthritis [J]. J Bone Joint Surg Br, 1969, 51(4): 694-699.
[6] EBERBACH H, MEHL J, FEUCHT M J, et al. Geometry of the valgus knee: contradicting the dogma of a femoral-based deformity [J]. Am J Sports Med, 2017, 45(4): 909-914.
[7] TERAUCHI M, SHIRAKURA K, KATAYAMA M, et al. Varus inclination of the distal femur and high tibial osteotomy [J]. J Bone Joint Surg Br, 2002, 84(2): 223-236.
[8] BABIS G C, AN K N, CHAO E Y, et al. Double level osteotomy of the knee: a method to retain joint-line obliquity. Clinical results [J]. J Bone Joint Surg Am, 2002, 84(8): 1380-1388.
[9] SCHRÖTER S, NAKAYAMA H, YOSHIYA S, et al. Development of the double level osteotomy in severe varus osteoarthritis showed good outcome by preventing oblique joint line [J]. Arch Orthop Trauma Surg, 2019, 139(4): 519-527.
[10] AKAMATSU Y, KOBAYASHI H, NEJIMA S, et al. Can double-level osteotomy prevent patellofemoral osteoarthritis progression compared with open wedge high tibial osteotomy? [J]. Arch Orthop Trauma Surg, 2023, 143(4): 2073-2085.
[11] IHLE C, DORN J, ATESCHRANG A, et al. Work intensity and quality of life can be restored following double_level osteotomy in varus knee osteoarthritis [J]. Knee Surg Sports Traumatol Arthrosc, 2023, 31(4): 1546-1555.
[12] CAUBÈRE A, BARBIER O, KLEY K, et al. Double level osteotomy for genu varum: is a return to sport possible? [J]. Orthop Traumatol Surg Res, 2023, 109(4): 103397.

第二节 股骨胫骨双水平截骨术的适应证

股骨胫骨双水平截骨术的适应证主要是复杂的下肢畸形。该类畸形，如果仅在股骨或胫骨一个水平进行矫正，会导致膝关节线的生理方向发生改变。同时，仅有轻微或并无明显下肢畸形的严重关节线病理性倾斜的患者，双水平截骨术也是一种有效的治疗方式。这类患者可能是由发育异常导致，也可能是曾经下肢截骨术的后遗症，主要临床表现为膝关节不稳定和关节疼痛。膝关节线方向的病理改变会导致膝关节承受较大的持续的剪切力，这种持续的剪切应力可导致侧副韧带松弛，增加不稳定性，诱发膝关节的病理改变。Nakayama 等报道，在胫骨高位截骨术后，若关节线倾斜 >5°则胫骨表面软骨的侧向剪切应力增加近 2 倍。最近的另一项研究表明，若胫骨高位截骨术后 MPTA>95°，则术后更容易出现膝关节外侧持续疼痛。因此严格把握手术适应证极为重要。

目前双水平截骨术的适应证尚无定论，大部分研究结果虽有不同，但相对一致。其适应证和禁忌证虽然与前几章节中的股骨远端截骨术及胫骨近端截骨术相对一致，但是仍需对畸形严重程度及关节线倾斜情况等因素进行更细致的分析。对于大多数膝关节疾病患者来说，较严重的膝内翻畸形（平均内翻 13.9°）加上关节线倾斜是采用双水平截骨术的常见手术指征，术后可以达到良好的生物力学和临床效果。也有研究指出内翻角≥10°的严重膝内翻畸形，仅对胫骨侧进行矫正可能会导致非生理性关节线倾斜，因为股骨远端和胫骨近端往往都存在联合畸形，这是进行双水平截骨术的手术指征。最近的一篇系统综述指出如果 HTO 通过术前规划发现术后 MPTA>95°、LDFA>90°，或者楔形撑开的高度 >15mm 则需要进行双水平截骨术。下肢轻度畸形，同时关节线无倾斜的患者，则没有必要进行双水平截骨术。此外，伴有炎性关节病的患者，如类风湿关节炎，进行双水平截骨术的长期效果较差，应该谨慎采用。

因此，笔者通过对既往文献和研究进行复习，总结双水平截骨术的手术适应证主要有：①较严重的膝内翻畸形（内翻 >10°），同时伴有非生理性的关节线倾斜；②膝内翻若行胫骨单水平高位截骨术，术前规划发现术后 MPTA>95°、LDFA>90°的情况；③膝外翻和膝内翻相似，若行股骨侧截骨后预计出现关节线非生理性倾斜的情况。

同时，进行双水平截骨术也会伴随着一些并发症，这与股骨远端及胫骨近端截骨术的并发症相似：①腓神经和腘动脉等损伤；②关节内骨折；③骨折延迟愈合或愈合不良；④感染；⑤下肢深静脉血栓或肺栓塞；⑥外翻畸形矫正不足或内翻畸形矫正过度导致的髌骨轨迹不良；⑦股骨髁上部分塌陷导致的外翻畸形，这主要与内固定强度不足有关。

综上所述，股骨胫骨双水平截骨术能够有效纠正患者下肢畸形并保持关节线处于生理状态。采用坚强内固定、正确地选择适应证、良好的术前规划、准确的手术技术和规范的术后康复可以将并发症发生率降至最低，从而获得良好的术后效果。

（戴益科）

参考文献

[1] NAKAYAMA H, SCHRÖTER S, YAMAMOTO C, et al. Large correction in opening wedge high tibial osteotomy with resultant joint-line obliquity induces excessive shear stress on the articular cartilage [J]. Knee Surg Sports Traumatol Arthrosc, 2018, 26(6): 1873-1878.

[2] KIM G W, KANG J K, SONG E K, et al. Increased joint obliquity after open-wedge high tibial osteotomy induces pain in the lateral compartment: a comparative analysis of the minimum 4-year follow-up outcomes using propensity score matching [J]. Knee Surg Sports Traumatol Arthrosc, 2021, 29(10): 3495-3502.

[3] HOFMANN S, VAN HEERWAARDEN R J. General patient selection criteria and indication for double osteotomies around the knee [J]. Orthopädische Praxis, 2007, 43: 142-146.

[4] ALVES P, VAN ROOIJ F, KURATLE T, et al. Consistent indications, targets and techniques for double_level osteotomy of the knee: a systematic review [J]. Knee Surg Sports Traumatol Arthrosc, 2022, 30(12): 4078-4087.

第三节 股骨胫骨双水平截骨术的术前设计

同时存在股骨和胫骨畸形的患者，单纯行胫骨或股骨单水平截骨术可能无法较好地恢复下肢力线，或可能导致关节线的倾斜。倾斜的关节线可能带来更多潜在风险，如软骨应力和剪切力增大，导致骨关节炎进一步加重；负重增加时可能出现胫股关节半脱位，关节囊应力增大，膝关节活动受限，且在发展至需要行全膝关节置换术时会造成手术操作困难，术后效果欠佳。此类患者，股骨胫骨双水平截骨术可以恢复下肢力线，并保持关节线处于正常生理范围，是较好的手术选择。

需要行股骨胫骨双水平截骨术的患者，精准的术前计划是成功截骨的关键，恢复下肢正常解剖结构及其生理角度和轴线至关重要。股骨胫骨双水平截骨术比股骨或胫骨单水平截骨术更复杂，对适应证的要求也更苛刻。双水平截骨术可以有效改善下肢力线，纠正膝关节内外侧压力的失衡，随着其生物力学研究的增多，双水平截骨术得到进一步的发展。

一、生物力学原则

计划行双水平截骨术时，在规划和纠正下肢畸形的基础上，还需要考虑一些额外的生物力学因素。

下肢畸形最常发生在冠状面和矢状面。在截骨前，必须进行精确的规划。不精确的规划可能加重已有的畸形，甚至可能引起新的症状性畸形，并导致严重的步态障碍。膝关节线位于股骨远端关节基线和胫骨平台基线之间，与机械轴（Mikulicz 线）形成 87°±3°的股骨外侧和胫骨内侧夹角，其在过去的研究中没有得到足够的重视（图 4-3-1）。膝关节线在生理上轻微内翻倾斜，而在站立位和行走步态中，膝关节和踝关节关节线与地面平行保持水平，从而确保了最佳的生物力学负载分配。任何矫正手术都应考虑这种模式。若忽视该模式可能导致术后关节线倾斜，带来诸多的新问题：由于“缓冲原理”，软骨可以非常有效地分配机械载荷。然而，这种补偿机制在缓冲剪切力方面是有限的。慢性剪切力会导致软骨表面超负荷和软骨损伤。此外，畸形关节线的形成可能导致关节囊和韧带结构过载。1965 年的一项研究表明在截骨矫形术后，关节线在额状面的关节线倾角在 10°范围内是可以接受的，而梅奥诊所最近通过计算机辅助生物力学分析程序进行的一项研究表明，关节线的最大倾角不应超过 4°。

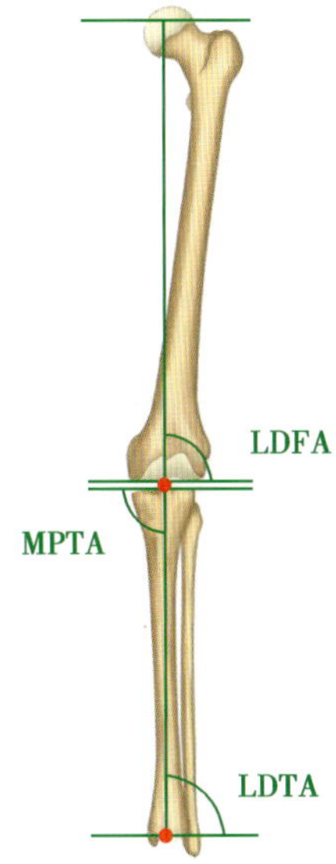

MPTA：胫骨近端内侧角；LDFA：股骨远端外侧角；LDTA：胫骨远端外侧角。

图 4-3-1　正常下肢力线示意

下肢力线通过膝关节中心，MPTA、LDFA 为（87°±3°），LDTA 为（89°±3°）。

双水平截骨术前应同样重视髌股关节的问题。矫形术对髌股关节的影响仍然是矫形术一大主题。Schoettle 指出“任何术前髌股关节紊乱”都是矫形截骨术的禁忌证。髌股关节生物力学的重要参数是 Q 角和髌股接触压力。髌骨的非生理性滑动机制可以通过滑车的重新定位或胫骨结节的内侧或外侧平移进行纠正。此外，在外侧闭合胫骨高位截骨术和内侧开放胫骨高位截骨术中，髌骨的高度可发生改变。已经存在髌骨低位的病例，应采用胫骨结节下行截骨术。

二、患者选择

双水平截骨术的适应证和禁忌证与单水平截骨术的适应证和禁忌证相对应。如前所述，下肢力线、机械股骨远端外侧角（mLDFA）和机械胫骨近端内侧角（mMPTA）代表了膝关节周围骨畸形的基本特征。膝关节线的位置应始终在负重视图中测量。

三、术前评估

术前评估检查包括评估膝关节的活动范围和韧带松弛程度。尤其是髌骨的运动轨迹，以及伸膝装置的对齐。同时评估旋转对齐，以排除额外的旋转畸形。皮肤和软组织应处于良好状态。

影像学诊断须包括 3 个平面的 X 线片和下肢负重视图。膝关节 45°屈曲的负重视图，即所谓的 Rosenberg 视图和 MRI 图像以提供膝关节轴位软组织信息。MRI 可以显示软骨下骨髓水肿区作为超负荷的信号，从而帮助选择手术方案。有研究表明，膝内翻畸形骨关节炎患者，MRI 显示在内侧关节间室中有软骨下骨髓水肿信号的患者，其退行性变进展的风险比没有水肿的患者高 4.5 倍。如果有额外的韧带不稳定，应力位 X 线片可能是有价值的。在术前规划整体矫正角度时，要考虑韧带松弛和关节间隙的不对称。如果怀疑髌骨对齐异常，则需要通过 CT 评估 TT-TG。TT-TG 的测量可以为胫骨结节截骨术的术前计划提供依据。如果怀疑肢体有额外的旋转畸形，应在股骨颈、股骨远端、胫骨和踝关节进行额外的横向 CT 扫描(详见第五章)。

四、术前计划

双水平截骨术的计划程序与单纯的胫骨侧或股骨侧畸形矫正术前设计一致，采用 Miniacci 法于术前双下肢负重全长 X 线片上进行，不过需要同时将 mLDFA 及 mMPTA 矫正至正常的角度(详见第二章和第三章)。计划应旨在恢复下肢正常的角度和膝关节线的正常对齐。内侧关节退行性变，笔者采用 Fujisawa 点作为术后下肢负重线的目标。在外翻退变中，根据退变的程度，矫正应以力线居中或轻微内翻对齐为目标。在这些情况下，过度矫正会导致关节中线轻微偏离生理值，但只要不超过 4°，是可以接受的。

在通常情况下，双水平截骨术选择一侧闭合截骨的同时，在另一侧选择开放截骨，两者的组合可以将闭合截骨中取出的骨块填充撑开截骨的截骨间隙。可以在追求手术疗效的同时最大程度地维持下肢长度和膝关节生理状态，减少手术并发症(图 4-3-2)。

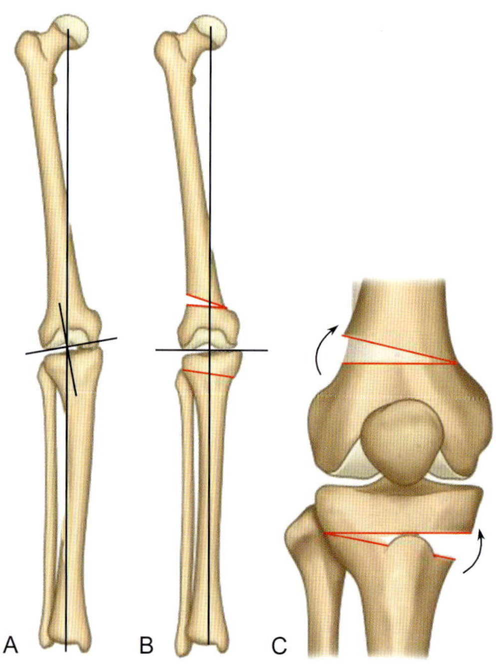

黑线：下肢力线；红线：截骨线。

图 4-3-2 股骨胫骨双水平截骨术矫正下肢力线不良合并关节线倾斜示意

A. 复杂膝外翻畸形，力线通过膝关节中心的外侧；B. 通过股骨、胫骨双水平截骨后力线通过膝关节中心；C. 术中行外侧开放股骨远端截骨术及内侧闭合胫骨高位截骨术。

同时，在计划双水平截骨术时必须重点考虑髌股关节的对齐和髌骨高度的变化。如通过股骨远端截骨，股骨滑车可于术中向外侧或内侧移位；在胫骨侧，如果采用结节上截骨的标准技术，结节会轻微向外侧移位，同时关节线抬高导致髌骨低位，从而影响髌股关节稳定性。因此，如果患者术前即存在髌骨低位或严重的髌股关节炎，应选择胫骨结节下行截骨术，从而避免这种影响。此外，计算机辅助规划有一些特殊的软件程序（如 OASIS 系统、MediCad），可以协助术前设计的参数校正，并模拟不同类型的截骨术，在术前全面测试髌股关节生物力学的改变。

（董振跃）

参考文献

[1] AMENDOLA A, BONASIA D E. Results of high tibial osteotomy: review of the literature [J]. Int Orthop, 2010, 34(2): 155-160.

[2] NAKAYAMA H, SCHRÖTER S, YAMAMOTO C, et al. Large correction in opening wedge high tibial osteotomy with resultant joint-line obliquity induces excessive shear stress on the articular cartilage [J]. Knee Surg Sports Traumatol Arthrosc, 2018, 26(6): 1873-1878.

[3] HERNIGOU P, DUFFIET P, JULIAN D, et, al. Outcome of total knee arthroplasty after high tibial osteotomy: does malalignment jeopardize the results when using a posterior-stabilized arthroplasty? [J]. HSS J, 2013, 9(2): 134-137.

[4] BABIS G C, AN K N, CHAO E Y, et al. Double level osteotomy of the knee: a method to retain joint-line obliquity. Clinical results [J]. J Bone Joint Surg Am, 2002, 84(8): 1380-1388.

[5] HOFMANN S, PASZICNEYK T, MOHAJER M. A new concept for transposition osteotomies around the knee [M]. Dienheim: Iatros-Verlag, 2004: 40-48.

[6] ARNOLDI C C, LEMPERG K, LINDERHOLM H. Intraosseous hypertension and pain in the knee [J]. J Bone Joint Surg Br, 1975, 57(3): 360-363.

[7] BENJAMIN A. Double osteotomy for the painful knee in rheumatoid arthritis and osteoarthritis [J]. J Bone Joint Surg Br, 1969, 51(4): 694-699.

[8] SCHÜLLER H M, VAN DIJK C N, FIDLER M W. Poor results of double osteotomy for the rheumatoid knee [J]. Acta Orthop Scand, 1987, 58(3): 253-255.

[9] 柳剑，王兴山，刘源，等. 股骨胫骨双截骨治疗严重膝内翻畸形的手术策略及中期临床结果[J]. 实用骨科杂志，2022, 28(10): 865-869.

[10] BENJAMIN A. Double osteotomy of the knee [J]. Scand J Rheumatol, 1974, 3(2): 65.

[11] PIETSCH M, HOFMANN S. Value of radiographic examination of the knee joint fort he orthopedic surgeon [J]. Radiologe, 2006, 46(1): 55-64.

[12] COOKE T D, PICHORA D, SIU D, et al. Surgical implications of varus deformity of the knee with obliquity of joint surfaces [J]. J Bone Joint Surg Br, 1989, 71(4): 560-565.

[13] PALEY D, HERZENBERG J E, TETSWORTH K, et al. Deformity planning for frontal and sagittal plane corrective osteotomies [J]. Orthop Clin North Am, 1994, 25(3): 425-465.

[14] MÜLLER K H, MÜLLER-FÄRBER J. Indications, localization and planning of posttraumatic osteotomies about the knee [M]//HIERHOLZER G, MÜLLER KH. Corrective osteotomies of the lower extremity after trauma. Berlin Heidelberg: Springer-Verlag, 1985: 195-223.

[15] CICUTTINI F M, WLUKA A E, STUCKEY S L. Tibial and femoral cartilage changes in knee osteoarthritis [J]. Ann Rheum Dis, 2001, 60(10): 977-980.

[16] TERAUCHI M, SHIRAKURA K, KATAYAMA M, et al. Varus inclination of the distal femur and high tibial osteotomy [J]. J Bone Joint Surg Br, 2002, 84(2): 223-226.
[17] COVENTRY M B, ILSTRUP D M, WALLRICHS S L. Proximal tibial osteotomy. A critical long-term study of eighty-seven cases [J]. J Bone Joint Surg Am, 1993, 75(2): 196-201.
[18] SCHOETTLE P B, WERNER C M, ROMERO J. Reconstruction of the medial patellofemoral ligament for painful patellar subluxation in distal torsional malalignment: a case report [J]. Arch Orthop Trauma Surg, 2005, 125(9): 644-648.
[19] DEJOUR H, WALCH G, NOVE-JOSSERAND L, et al. Factors of patellar instability: an anatomical radiographic study [J]. Knee Surg Sports Traumatol Arthrosc, 1994, 2(1): 19-26.
[20] GAASBEEK R D, SONNEVELD H, VAN HEERWAARDEN R J, et al. Distal tuberosity osteotomy in open wedge high tibial osteotomy can prevent patella infera: a new technique [J]. Knee, 2004, 11(6): 457-461.
[21] HOFMANN S, VAN HEERWAARDEN R J. General patient selection criteria and indication for double osteotomies around the knee [J]. Orthopädische Praxis, 2007, 43: 142-146.
[22] FELSON D T, MCLAUGHLIN S, GOGGINS J, et al. Bone marrow edema and its relation to progression of knee osteoarthritis [J]. Ann Intern Med, 2003, 139(5 Pt 1): 330-336.
[23] VAN HEERWAARDEN R J. Double osteotomy for valgus leg deformity due to lateral compartment osteoarthritis [M]// WAGNER M, R. FRIGG R. Internal Fixators.Stuttgart: Thieme, 2006: 611-620.
[24] GAASBEEK R D, TOONEN H G, VAN HEERWAARDEN R J, et al. Mechanism of bone incorporation of beta-TCP bone substitute in open wedge tibial osteotomy in patients [J]. Biomaterials, 2005, 26(33): 6713-6719.
[25] COVENTRY M B. Proximal tibial varus osteotomy for osteoarthritis of the lateral compartment of the knee [J]. J Bone Joint Surg Am, 1987, 69(1): 32-38.

第四节　股骨胫骨双水平截骨术的手术技术

一、概述

下肢机械轴在膝关节上的偏移会导致内侧或外侧间室局部压力增大，从而引起膝骨关节炎。中国人常见畸形为膝内翻畸形，对此有很多相应的截骨术。由于人工关节的广泛普及，膝关节周围截骨术的应用逐渐减少，但是随着人均寿命的延长和患者对膝关节生理功能要求的提高，截骨术又日趋复兴。尤其是随着手术技术的进步和锁定接骨板应用，近年来截骨术已经成为治疗膝骨关节炎合并下肢畸形的重要治疗手段。

下肢力线畸形可见于冠状面、矢状面及轴状面，其中以冠状面畸形最为常见。该畸形既可以来源于关节内，又可以来源于关节外（股骨侧和/或胫骨侧）。其中，关节外畸形导致的下肢力线不良可以通过膝关节周围截骨术纠正。

根据截骨的手术原则，截骨应该在畸形最明显的部位进行，这样可以实现最完美的矫正。若部位选择不合理可能会加重原有畸形甚至导致新的畸形。单纯的由股骨或胫骨畸形导致的下肢力线不良，施行单水平截骨术即可以获得满意的临床效果。然而有部分患者的下肢畸形较为严重，可同时来源于股骨及胫骨，该类畸形仅通过胫骨侧或股骨侧截骨显然是不合理的，其最直接的后果就是会使术后关节线发生非生理性倾斜，关节表面软骨遭受的剪切力增加。而长期的剪切应力会使得软骨超过其承载负荷的极限，造成软骨面的损伤，加快骨关节炎的发生和进展。此外，关节线倾斜还可能引起膝关节周围韧带的松弛，从而在负重时容易产生半脱位。

为了避免截骨术后关节线倾斜的发生，越来越多的学者主张在复杂畸形中应用双水平截骨术。双水平截骨术的优势在于可以在维持关节线位置的同时，恢复膝关节正常解剖角度，从而保证下肢应力的合理分布。然而其也存在一些缺点，如创伤较大、并发症发生率较高、康复及骨愈合的时间长等。下文旨在详细介绍双水平截骨术的手术选择、手术步骤及手术疗效，以期为临床医师选择及应用双水平截骨术提供帮助。

二、手术选择

胫骨股骨双水平截骨术纠正膝关节力线异常需要精确的术前计划，术前首先要从标准的双下肢全长正位片中标记下肢机械力线，测量机械股胫角（mechanical femur tibia angle，mFTA）、机械股骨远端外侧角（mechanical lateral distal femur angle，mLDFA）、胫骨近端内侧角（medial proximal tibia angle，MPTA）和关节会聚角（joint line convergence angle，JLCA），量化分析以上角度判断膝关节冠状面畸形的来源。同时术前还需精确测量胫骨平台后倾角和股骨前倾角。若计划不完善可能加重原有畸形或者产生新的畸形，引起其他不适症状。

（一）膝内翻畸形患者

膝内翻畸形患者，双水平截骨术通常选择外侧闭合股骨远端截骨术联合内侧开放胫骨高位截骨术（图 4-4-1）。股骨侧的闭合截骨术降低了股骨侧延迟愈合甚至不愈合的风险，胫骨侧的开放截骨术可以实现较大角度的调节范围，而且在股骨侧闭合截骨术中取出的骨块可以填充胫骨侧开放截骨的截骨间隙。两者的组合可以在追求手术疗效的同时最大程度地维持下肢长度和膝关节生理状态，减少手术并发症。

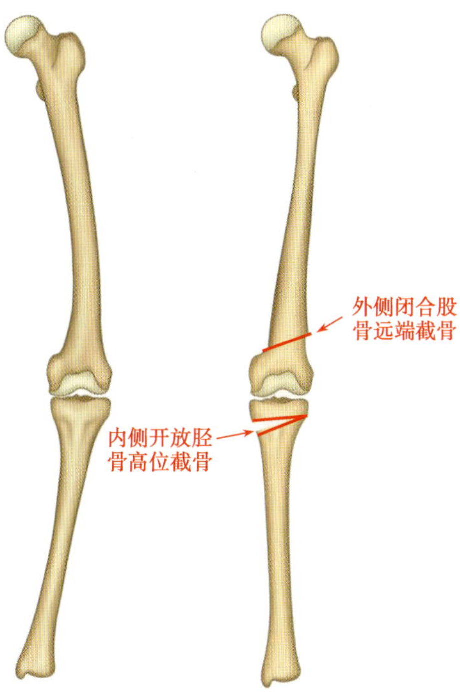

图 4-4-1　股骨胫骨双水平截骨术治疗膝内翻畸形示意

采用外侧闭合股骨远端截骨术联合内侧开放胫骨高位截骨术矫正下肢力线，并保持关节线方向正常。

手术适应证为：①较严重的膝内翻畸形（内翻 >10°），同时伴有非生理性的关节线倾斜；②如果单独行 HTO 的术前计划导致术后 MPTA>95°，LDFA>90°，以及预测撑开的楔形尺寸 >15mm，关节线倾斜 >4°。

（二）膝外翻畸形患者

临床上关于双水平截骨术治疗膝外翻畸形病例的报道较少，多采用外侧开放股骨远端截骨术联合内侧闭合胫骨高位截骨术（图 4-4-2）。双水平截骨术治疗膝外翻畸形的手术适应证与其治疗膝内翻畸形时一致，术前规划中，行股骨单水平截骨术后关节线明显倾斜的患者，应行双水平截骨术手术。

三、手术步骤

1. 术前准备　患者麻醉方式可选用硬膜外阻滞、腰硬联合阻滞或全身麻醉，疼痛敏感者可加行患侧股神经阻滞。麻醉满意后患者取仰卧位，于术侧大腿根部捆扎气囊止血带，驱血后加压止血带。

2. 关节镜探查　通过标准前外侧和前内侧关节镜入路，探查内、外侧关节及髌股关节间室，处理可能合并存在的关节内软骨损伤和半月板损伤。同时评估3个间室关节退变和软骨损伤情况，再次确定患者是否适合行截骨矫形术。

3. 双水平截骨术对于关节线的调整　双水平截骨术的优势在于对关节线的调整，若股骨和胫骨均存在畸形，需要以关节线作为参考规划合适的目标力线。首先股骨远端截骨术的目标是放平关节线，其次胫骨近端截骨术的目标是恢复整体的目标力线。

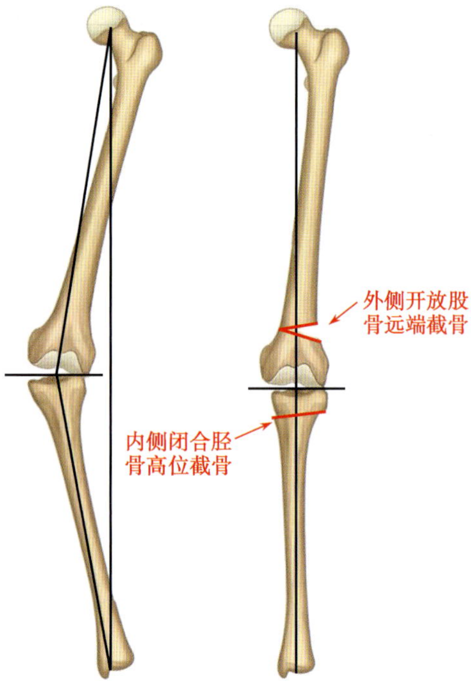

图 4-4-2　股骨胫骨双水平截骨术治疗膝外翻畸形示意

采用外侧开放股骨远端截骨术联合内侧闭合胫骨高位截骨术来矫正下肢力线，并保持关节线方向正常。

4. 截骨　膝内翻畸形的患者采用外侧闭合股骨远端截骨术（详见第三章第四节）联合内侧开放胫骨高位截骨术（详见第二章第二节）。膝外翻病例采用外侧开放股骨远端截骨术（详见第三章第二节）联合内侧闭合胫骨高位截骨术。

四、手术疗效

诸多文献报道了双水平截骨术治疗严重膝内翻畸形的良好临床效果。Akamatsu等对68例膝关节MPTA>95°的患者行截骨术，其中34例患者接受HTO，另外34例患者接受双水平截骨术。术后随访2年发现两组间KSS评分和KOOS评分无显著性差异，而HTO组MPTA和关节线倾斜角度（joint line orientation，JLO）要显著高于双水平截骨术组。Grasso等对22例行双水平截骨术（通过截骨导向器完成）的患者进行前瞻性随访发现，患者术后2年关节线无明显变化，患者对手术的满意率为100%（极其满意19例，满意2例，中等满意1例）。Nakayama等通过关节镜二次检查评估双水平截骨术的术后疗效发现，在患者行双水平截骨术纠正严重内翻畸形后平均17个月，超过90.0%的股骨和胫骨内侧髁及12.8%的髌股关节出现了一定程度的软骨修复。目前关于双水平截骨术治疗膝外翻畸形的报道较少。Saragaglia等报道了29例行膝关节周围截骨术治疗膝外翻畸形的患者，其中有 2 例应用了双水平截骨术，术后所有患者力线得到了纠正，KSS 评分明显提高。Egmond 报道了 4 例行双水平截骨术纠正膝外翻畸形的患者，所有患者术前术后进行步态分析发现，患者术后站立位膝关节内收力矩显著增加，并表现出与健康对照组相似的步态动力学和运动学。

关于双水平截骨术对髌股关节的影响，Akaoka 等对 26 例行双水平截骨术和 26 例行内侧开放胫骨高位截骨术的患者进行两年随访发现，双水平截骨术可使髌骨高度降低，外侧倾斜减小，这种变化同样发生在行内侧开放胫骨高位截骨术的患者中。两种手术方案对髌股关节生物力学的影响是相似的。

双水平截骨术还可以避免下肢长度的改变。Tomoya 等对 29 例行双水平截骨术和 35 例行 HTO 的患者进行随访发现，双水平截骨术组患者下肢长度变化为 2.3mm±4.8mm，而 HTO 组为 9.3mm±7.2mm，HKA>10°的患者，双水平截骨术可避免下肢长度发生明显变化。

（张 合 吴 羽）

参考文献

[1] SARAGAGLIA D, MERCIER N, COLLE P E. Colle Pecomputer-assisted osteotomies for genu varum deformity: which osteotomy for which varus [J]. Int Orthop, 2010, 34(2): 185-190.

[2] TERAUCHI M, SHIRAKURA K, KATAYAMA M, et al. Varus inclination of the distal femur and high bibial osteotomy [J]. J Bone Joint Surg Br, 2002, 84(2): 223-226.

[3] HOFMANN S, PASZICNEYK T, MOHAJER M. A new concept for transposition osteotomies around the knee [M]. Dienheim: Iatros-Verlag, 2004: 40-48.

[4] BENJAMIN A. Double osteotomy for the painful knee in rheumatoid arthritis and osteoarthritis [J]. Knee Surg Sports Traumatol Arthrosc, 2018, 26(6): 1873-1878.

[5] SARAGAGLIA D, CHEDAL-BORNU B. Computer-assisted osteotomy for valgus knees: medium-term results of 29 cases [J]. Orthop Traumatol Surg Res, 2014, 100(5): 527-530.

[6] VAN EGMOND N, STOLWIJK N, VAN HEERWAARDEN R, et al. Gait analysis before and after corrective osteotomy in patients with knee osteoarthritis and a valgus deformity [J]. Knee Surg Sports Traumatol Arthrosc, 2017, 25(9): 2904-2913.

[7] DUERR RA, HARANGODY S, MAGNUSSEN RA, et al. Technique for medial closing-wedge proximal tibia osteotomy in the valgus knee [J]. Arthrosc Tech, 2020, 9(7): e925-e933.

[8] BABIS G C, AN K N, CHAO E Y, et al. Double level osteotomy of the knee: a method to retain joint-line obliquity. Clinical results [J]. J Bone Joint Surg Am, 2002, 84(8): 1380-1388.

[9] DEJOUR H, WALCH G, NOVE-JOSSERAND L, et al. Factors of patellar instability: an anatomic radiographic study [J]. Knee Surg Sports Traumatol Arthrosc, 1994, 2(1): 19-26.

[10] AKAOKA Y, ISEKI T, KANTO R, et al. Changes in patellar height and patellofemoral alignment following double level osteotomy performed for osteoarthritic knees with severe varus deformity [J]. Asia Pac J Sports Med Arthrosc Rehabil Technol, 2020, 22: 20-26.

[11] ALVES P, VAN ROOIJ F, KURATLE T, et al. Consistent indications, targets and techniques for double-level osteotomy of the knee: a systematic review [J]. Knee Surg Sports Traumatol Arthrosc, 2022, 30(12): 4078-4088.

[12] AKAMATSU Y, NEJIMA S, TSUJI M, et al. Joint line obliquity was maintained after double-level osteotomy, but was increased after open-wedge high tibial osteotomy [J]. Knee Surg Sports Traumatol Arthrosc, 2022, 30 (2): 688-697.
[13] ISEKI T, ONISHI S, KANTO M, et al. Double-level osteotomy for severe varus osteoarthritic knees can prevent change in leg length and restore physiological joint geometry [J]. Knee, 2021, 31: 136-143.
[14] NAKAYAMA H, KANTO R, ONISHI S, et al. Cartilage repair examined by second-look arthroscopy following double-level osteotomy performed for osteoarthritic knees with severe varus deformity [J]. Knee, 2021, 29: 411-417.

第五节　股骨胫骨双水平截骨术的并发症

1969 年，Benjamin 首次报道了使用双水平截骨术（double-level osteotomy，DLO）治疗类风湿关节炎和骨关节炎的病例。这种治疗方法不仅矫正了膝关节力线、缓解了膝关节疼痛，还能保持可接受的膝关节线倾斜度。但是由于当时对手术适应证掌握不明确，手术操作技术较为落后，且由于内固定的稳定性较差需额外加用石膏外固定，导致手术并发症发生率高，从而限制了这种手术方式的推广。其常见的并发症包括外侧合页断裂、畸形矫正不足与过度矫正、截骨不愈合与延迟愈合、关节线倾斜、胫骨平台后倾角增大或减小、髌骨低位、内固定失效或感染、深静脉血栓、神经和血管损伤、关节炎进展需要全膝关节置换术等。近年来，由于手术技术的微创化、更先进可靠的内固定植入物和对术前力线规划的认识，越来越多的外科医师开始应用 DLO 治疗膝严重下肢力线不良导致的骨关节病。

股骨胫骨双水平截骨术的主要并发症如下。

（一）矫正不足或矫正过度

双水平截骨术治疗膝关节周围畸形，远期效果与力线矫正的准确性相关，最大的挑战就是矫正不足或矫正过度。矫正不足导致力线调整不满意，手术效果不佳而失败；矫正过度则造成新的下肢力线畸形，引起关节的部分间室负荷过大，远期出现另一侧间室的关节炎进展，同样导致矫形失败。

正常膝关节内侧间室承受了约 60% 的应力。下肢力线外翻 4°时，内侧应力会减小 50%；外翻 6°时，内侧应力减小 60%。大部分学者建议的目标力线是下肢力线外翻 2°~6°，即下肢力线矫正到胫骨平台外侧 30%~40%，避免外侧应力过大。这个目标力线与平台的交叉点，通常被称为 Fujisawa 点，然而该观点缺乏长期的临床研究支持，尚有争议（将胫骨平台的宽度进行百分比化，胫骨平台内侧为起点 0，平台外侧为终点 100%。矫正术后，下肢力线通过膝关节时位于胫骨平台的 62% 处，即为 Fujisawa 点）。临床中通常需要根据关节炎的轻重、患者的年龄等调整目标力线。

双水平截骨术的难点：无论是首先进行胫骨侧还是股骨侧的截骨，一旦首个部位的截骨完成之后，整个下肢的骨性标志就改变了，第二处截骨没有可靠的骨性标志，手术操作难度变高，难以达到满意的下肢力线。并且术中很难取得理想的双下肢全长负重 X 片评估手术效果，只能使用电刀线或力线杆进行大致评估，但是这种方法对于肥胖和关节松弛的患者欠缺可靠性。因此，Martres 建议将双水平截骨术分两期进行，以提高力线矫正的准确性和手术操作的可重复性，也避免了一期进行双水平截骨术而产生的较大创伤和较高的并发症发生率。

为了获得精准的截骨矫形，从而保证长期的临床疗效，准确的术前计划是非常重要的。术前拍摄双下肢负重全长X线片在术前规划防止矫正不足和过度矫形中十分重要。除此之外，还需要注意导致矫正不足或矫正过度的相关因素。股骨胫骨关节面半脱位如果为5~10mm，术后出现力线矫正过度的可能性增加。因为术前半脱位状态会加重内翻畸形，在复位后会有一部分内翻被纠正，且半脱位的患者内侧副韧带多是松弛的，均会导致截骨术后矫正过度。

近年来，随着骨科数字化的发展，计算机辅助导航下截骨术的应用使力线矫正越来越精确，满意率越来越高。然而在无法开展术中计算机导航的情况下，可以在术前规划时首先通过胶片裁剪旋转的方法确定一侧畸形的截骨角度，然后通过Miniaci法、Dugdale法或继续用胶片裁剪旋转的方法确定另一侧畸形的截骨角度达到最后目标力线（详见本章第三节）。

（二）合页骨折或关节内骨折

骨皮质的合页骨折会增加矫形角度丢失、内固定失败、骨不连、畸形愈合的风险，是导致手术失败的重要危险因素。因为骨皮质的可塑能力有限，当胫骨近端矫形 >8°时，外侧骨皮质合页骨折的风险高达90%。而Spahn认为当矫形较大角度时（>12°），合页处的骨皮质骨折在所难免。

外侧合页的骨折被分为3型。Ⅰ型骨折多由过深的截骨，截骨线向外侧延长导致外侧皮质的断裂；Ⅱ型骨折多由截骨线过低或截骨的方向有误导致合页在胫腓关节下方处断裂；Ⅲ型骨折则多由截骨深度不够，导致撑开时截骨线向距离更近的上方关节面劈裂，或由截骨的方向过度偏向外上方导致合页位置过于靠近关节面或直接截入至关节面。

合页骨折增加了术后延迟愈合和不愈合的风险，因此选择合适的截骨位置及保留合适大小的合页对于预防合页处的骨折非常重要。术中若发现合页断裂，首先应判断截骨处是否能够维持稳定。通过锁定钢板对外侧合页骨折进行复位、加压，截骨仍然可以获得良好的初始稳定性。如果固定后合页断裂处对位良好，则不需要额外固定。达到目标力线时，如果合页断裂处移位或张开，可以先临时固定，继续调整力线到目标力线后使用锁定钢板固定。如果锁定钢板固定后仍出现不稳定，则可以考虑在外侧增加辅助固定。

关节内骨折经常发生于胫骨高位开放截骨术，这种骨折常是没有移位的，而发生在胫骨高位闭合截骨术时，关节内骨折常导致骨折“台阶样”变化。

关于股骨远端合页骨折的报道很少，一般来说股骨远端合页骨折的原因是截骨前定位克氏针的放置位置离关节太近。Schröter为37例膝关节进行了双水平截骨术，其中1例出现了股骨远端截骨内侧合页骨折导致矫正过度，通过二次翻修手术移除外侧钢板，内侧合页处使用锁定加压接骨板固定，调整力线后外侧截骨处使用LISS钢板固定，最后顺利愈合。

（三）骨不连、延迟愈合

膝关节周围截骨延迟愈合报道的发生率为4.0%~8.5%，胫骨侧截骨骨不连的发生率为1.0%~5.7%，开放楔形截骨撑开间隙过大、合页骨折产生不稳定、截骨线在安全区域以下均可导致截骨术后延迟愈合。开放楔形截骨不愈合的发生率为0~8.3%，不同研究差异较大。最新的诸多文献报道中无不愈合患者。截骨的愈合依赖于内固定选择、手术方式、植骨与否及负重活动情况。另外，高龄、肥胖、吸烟、自身基础疾病等都对术后骨愈合起一定的消极作用。闭合截骨术后发生骨不连不常见，因为闭合截骨术后断端的稳定性和干骺端的加压促进了截骨端的生长。为了预防骨不连或延迟愈合，使用稳定的内固定装置、维持外侧合页的完整性和术中进行合理的植骨十分重要。目前锁定截骨矫形钢板的应用大大缩短了骨折愈合的时间。

国外的研究者发现使用骨填充物会增加手术部位的并发症发生率，当截骨撑开距离 >15mm 时才建议使用，除此范围内不使用骨填充物不会增加不愈合的风险。尽管在截骨区不进行骨移植可以获得满意的效果，但撑开间隙大小与愈合时间有明显的相关性。截骨间隙越大意味着填充骨小梁的面积越大，这很可能是引起截骨处延迟愈合或不愈合的重要原因。

植骨在总体上可以加快患者术后的康复时间，并发症发生率较低，可以合理使用。同时因为富血小板血浆含有多种生长因子，且安全性较高，使用富血小板血浆在一定程度上有利于加快截骨区的愈合，但是由于其价格较高，需视情况使用。截骨不愈合通常需要手术治疗。非手术治疗主要是延缓负重时间、使用石膏或支具固定等。手术治疗可以取自体髂骨植骨，通常可以获得愈合，也可以更换锁定钢板或加压型外固定。

（四）血管、神经损伤

尽管腘动脉损伤发生概率很低，却是可能致残的严重并发症，人工全膝关节置换术的血管损伤率为 0.003%~0.230%，Ferner 报道的截骨术中腘动脉的损伤率为 0.58%，高于全膝关节置换术。普遍认为腘动脉在屈膝 90°时能更好地得到保护，但这种说法受到 Zaidi 的质疑，他对 20 例膝关节进行超声检查中发现 12 例的腘动脉在屈膝 90°会比完全伸直时更靠近胫骨后方，所以在进行胫骨侧截骨时应注意，屈膝并不能完全保护腘动脉免受损伤。

外侧闭合胫骨高位截骨术中常损伤腓总神经。文献报道，外侧闭合胫骨高位截骨术腓总神经损伤的发生率高达 20%。Wotton 将腓骨分为 4 区，在第三区（腓骨头下方 8~15cm）最容易损伤腓神经，应避免在此区域进行操作。随着内侧开放胫骨高位截骨术的推广应用，腓总神经损伤的发生率逐渐降低。

（五）感染

文献中没有关于双水平截骨术感染率的报道，但胫骨高位开放截骨术后切口浅表部位感染发生率为 1%~9%，深部感染发生率为 0.5%~4.7%。外固定架应用于膝关节周围截骨中的表浅感染，尤其是钉道感染的发生率为 2%~71%。深部感染是严重并发症，并长期影响患者的功能预后和治疗效果。患者出现深部感染后，需要及时调整术后治疗方案，可以通过手术清创、更换内固定、负压封闭引流和应用敏感抗生素进行治疗，大大延长了住院时间。

糖尿病、吸烟是截骨术后发生感染的个体独立危险因素。而且，吸烟与截骨术后延迟愈合和骨不连呈正相关，并且截骨处持续的不愈合状态促进了感染的发生。因此，需行双水平截骨术的糖尿病患者，应予以胰岛素准确调控血糖在合理范围内，同时进行积极的健康教育，从戒烟、饮食、运动等方面督促患者养成良好的生活习惯。

较长的手术时间和较大的手术创伤也是各种骨科手术后感染的常见危险因素。手术时间延长，手术区域较长的时间暴露，延长了切口与空气接触的时间，使感染风险增加。若截骨撑开间隙>10mm，通常需要进行植骨处理，人工植骨替代物的使用也增加了术后感染的风险。

手术部位的不同对感染并发症的影响差异无统计学意义。同样，Reischl 没有发现手术中止血带时间使用和感染发生率之间存在联系。Smith 对 12 篇文献进行了 Meta 分析后，发现开放楔形截骨术和闭合楔形截骨术之间的感染率没有显著统计学差异。

因此，在手术患者存在高龄、糖尿病、肥胖、吸烟史及其他药物使用时，应该警惕感染的发生。

（六）骨筋膜隔室综合征

骨筋膜隔室综合征是严重的并发症，致残率高，通常发生在外侧闭合胫骨高位截骨术的患者中，尤其是联合了去旋转截骨。一旦出现骨筋膜隔室综合征的表现，必须及早诊断，进行筋膜切开、减压，避免进一步的缺血损害，越晚进行筋膜隔室切开，功能障碍越明显。Ferner 建议在旋转和外翻联合截骨的病例中，旋转超过 10°的，应预先进行筋膜切开术预防骨筋膜隔室综合征的发生。另外，术中严格止血、缝合前先松止血带、防止活动性出血、术后放置引流管及术区加压包扎等，均可降低术后患肢肿胀进而发生骨筋膜隔室综合征的风险。

（七）下肢深静脉血栓

术后急性静脉血栓形成是膝关节周围截骨术后一种比较危险的并发症，其导致的肺栓塞可致命。全膝关节置换术或单髁置换术后患者可以全部负重进行功能锻炼，截骨术后早期建议患者部分负重，然而截骨术后有症状的深静脉血栓的发生率为 2%~5%，与膝关节置换术相似。术后 3~4 天出现下肢静脉血栓的概率最高。

使用止血带可能是深静脉血栓的风险因素，但是 Motycka 在研究中发现使用止血带与否对深静脉血栓的发生率没有明显影响。Turner 对 81 例截骨术后的患者进行了静脉造影检查，发现下肢深静脉血栓的发病率为 41%，但只有其中 15% 得到了临床诊断，且均发生在小腿血管。深静脉血栓的风险为血栓脱落导致肺栓塞影响患者的生命安全，且因为制动的需要限制了下肢的康复锻炼，对于术后实现快速康复是一个很大的挑战。

BMI>30kg/m^2 被认为是静脉血栓栓塞发生的易感因素，因此这类患者应该考虑选择性提前预防。尽管目前发现内侧开放胫骨高位截骨术后发生静脉血栓的风险不高，但是仍然需要提前做好干预和预防。抗凝血药的使用被认为是内侧开放胫骨高位截骨术后的常规治疗方案，但是对于该类药物的使用应综合评估、个性化使用，当出血风险明显增加时应及时停用。同时，还可以根据 Autar 量表和 Caprini 量表对血栓形成风险的等级进行评估，针对不同的风险等级，个体化采取主被动锻炼、抗凝药物和/或间歇性充气加压装置联合预防和治疗，减少术后下肢深静脉血栓的形成。

在实施微创手术的同时，控制手术时间也是预防深静脉血栓的有效措施。

（八）内固定局部刺激

股骨远端外侧入路截骨后接骨板对外侧坚韧的髂胫束刺激较大，不过一旦截骨处的骨质愈合，取出内固定后相关的刺激症状都会消失。Madelaine 的研究中有 79%（23/29）的患者因术后内固定刺激症状需二次手术取出内固定。虽然股骨内侧没有髂胫束这样坚韧的组织，但是股骨内侧接骨板的远端前方容易在骨面上翘起，股骨髁前方较小的患者尤为明显，从而引发局部不适。内固定局部刺激产生的不适并不会明显减弱治疗效果，但会降低患者的满意率，应该引起重视。

（九）活动度下降

Benjamin 首次报道双水平截骨术治疗类风湿关节炎和骨关节炎之后，陆续有其他关于双水平截骨术治疗效果的报道，但同样面临一个问题，就是术后关节活动度受限明显，这也影响了双水平截骨术的推广应用。分析可能的原因，首先是受限于当时的手术技术，手术操作创伤较大，股骨远端截骨术时常需切开关节囊；其次应用的内固定稳定性不够，为了维持术中获得的矫正力线，术后通常加用石膏进行外固定，不能进行早期功能锻炼。

随着手术技术和器械的进步，内固定失效的可能性逐渐减小，手术操作开始有限切开，越来越微创化。目前还没有证据证明微创入路进行截骨具有明确的优势，但是一个小的皮肤切口永远是任何手术的优势。微创入路可获得更早期良好的膝关节功能。现在临床医师普遍采用角稳定锁定接骨板进行内固定，提供更好的稳定性和更小的角度丢失，可以鼓励患者尽早开始下床活动和功能锻炼，包括进行膝关节活动度的练习。

（十）对髌骨高度及髌股关节的影响

双水平截骨术治疗膝关节周围畸形，对髌骨高度和髌股关节的影响主要来自胫骨截骨的部分。

胫骨高位截骨术多采用内侧开放截骨，多为胫骨结节上行截骨，将髌韧带止点和胫骨结节保留在截骨线远端，增加了胫骨结节与胫骨关节面之间的相对距离，从而导致术后低位髌骨的发生，即早期的“假性低位髌骨”，后期由于手术创伤、功能康复不到位等因素导致髌韧带纤维化、瘢痕形成，最终形成“真性低位髌骨”。Amzallag 等在上行内侧开放胫骨高位截骨术的研究中，发现 1/3 的患者髌骨高度下降超过 20%。

研究表明上行胫骨高位截骨术后髌骨降低的程度与内翻矫正度数呈正相关。若髌骨高度降低 10%，会导致髌股适合角和髌股关节接触压力变化，从而引发膝前痛、髌骨锁定、膝关节活动受限的症状，最终导致髌股关节炎的发生。Yoon 等报道在截骨术后疼痛复发改行全膝关节置换术的患者中，髌骨低位是重要的原因。并且髌骨高度降低可能会在随后的膝关节置换术中给手术操作带来困难且影响全膝关节置换术后的功能。

相比经典的上行内侧开放胫骨高位截骨术，下行内侧开放胫骨高位截骨术可使胫骨结节附着在截骨近端，在保持髌骨高度上更加可行。而且下行胫骨高位截骨术的冠状胫骨切口远离髌韧带，避免了手术操作紧贴髌韧带后面而导致的医源性髌韧带损伤，同时避免了髌韧带纤维化短缩导致的髌骨低位。

（十一）对胫骨平台后倾角的影响

膝关节周围截骨术需要根据畸形的部位决定手术部位和方式。不准确的截骨方式可能导致关节线倾斜，从而引起应力分布异常。如果双水平截骨术中一处矫形不充分，就有可能造成畸形仍然存在，出现关节线倾斜。>8°的关节线倾斜在负重时会形成关节内的剪切应力，出现内外侧疼痛等症状。

双水平截骨术中胫骨截骨的部分常会导致胫骨平台后倾角的变化。以往的报道认为外侧闭合截骨术会减小胫骨平台后倾角；而内侧开放截骨术会增加胫骨平台后倾角。正常胫骨平台后倾角为9.0°±3.5°，胫骨平台后倾角的改变会加重前交叉韧带或后交叉韧带拉伸负荷。

胫骨平台后倾角的变化与以下几个原因有关。①胫骨近端是一个前窄后宽的三角柱形，手术截骨面与冠状面有成角。外侧闭合截骨术切除的楔形骨块底边位于胫骨的前外侧而不是正外侧，导致前方骨质去除多于后方，减小了胫骨平台后倾角；而内侧开放截骨术时，平行撑开的截骨间隙位于胫骨前内侧，前方撑开多于后方，会增加胫骨平台后倾角。②内侧副韧带浅层胫骨侧的止点在胫骨内后侧，内侧开放截骨术撑开时后方的阻力更大导致撑开间隙小于前方。③内侧开放截骨术时，由于手术切口在前内侧，而且前内侧解剖结构简单，造成胫骨前内侧比后内侧显露好很多，内固定很容易安放偏前。因此术中操作时要特别注意不要增加胫骨平台后倾角。

既往文献报道内侧开放截骨术会导致胫骨平台后倾角增加4°左右。生物力学研究结果表明，胫骨平台后倾角增加会导致膝关节在休息位时胫骨相对股骨前移，前交叉韧带应力增加，截骨术后1年、2年的二次关节镜检查也证实前交叉韧带的退变与胫骨平台后倾角的增加密切相关。

为了预防胫骨平台后倾角的增加，在截骨撑开过程中，需要将撑开器置于截骨间隙内侧的最后方，逐渐撑开过程中，保持前方上行截骨平面的贴合，这样可以保持胫骨平台后倾角不变。另外，保持外侧合页的完整性，可以维持截骨近端的稳定性，有助于维持胫骨平台后倾角。截骨合页断裂的患者，截骨近端不稳定，在截骨撑开调整内翻畸形的同时，常出现胫骨平台后倾角增大。此时，术中可以透视确认胫骨平台后倾角的情况。

因此，胫骨平台后倾角增大短时间内不一定会对关节功能造成严重影响，但因其增加了胫股关节间的剪切力而导致前交叉韧带张力持续升高，对前交叉韧带功能不良的患者可能加速关节功能的退化。

（刘长利）

参考文献

[1] SARAGAGLIA D，MERCIER N，COLLE P E. Computer-assisted osteotomies for genu varum deformity：which osteotomy for which varus? [J]. Int Orthop，2010，34(2)：185-190.

[2] NAKAYAMA H，KANTO R，ONISHI S，et al. Cartilage repair examined by second-look arthroscopy following double-level osteotomy performed for osteoarthritic knees with severe varus deformity [J]. Knee，2021，29：411-417.

[3] SARAGAGLIA D，SIGWALT L，RUBENS-DUVAL B，et al. Concept of combined femoral and tibial osteotomies [J]. J Knee Surg，2017，30(8)：756-763.

[4] SCHRÖTER S，NAKAYAMA H，YOSHIYA S，et al. Development of the double level osteotomy in severe varus osteoarthritis showed good outcome by preventing oblique joint line [J]. Arch Orthop Trauma Surg，2019，139(4)：519-527.

[5] VENA G, D'ADAMIO S, AMENDOLA A. Complications of osteotomies about the knee [J]. Sports Med Arthrosc Rev, 2013, 21(2): 113-120.

[6] BABIS G C, AN K N, CHAO E, et al. Double level osteotomy of the knee: a method to retain joint-line obliquity. Clinical results [J]. J Bone Joint Surg Am, 2002, 84(8): 1380-1388.

[7] FERNER F, LUTTER C, SCHUBERT I, et al. Perioperative complications in osteotomies around the knee: a study in 858 cases [J]. Arch Orthop Trauma Surg, 2022, 142(5): 769-775.

[8] NAKAYAMA H, ISEKI T, KANTO R, et al. Physiologic knee joint alignment and orientation can be restored by the minimally invasive double level osteotomy for osteoarthritic knees with severe varus deformity [J]. Knee Surg Sports Traumatol Arthrosc, 2020, 28(3): 742-750.

[9] RUPP M C, MUENCH L N, EHMANN Y J, et al. Improved clinical outcome and high rate of return to low impact sport and work after double level osteotomy for bifocal varus malalignment [J]. Arthroscopy, 2022, 38(6): 1944-1953.

[10] ONISHI S, ISEKI T, KANTO R, et al. Incidence of and risk factors for deep vein thrombosis in patients undergoing osteotomies around the knee: comparative analysis of different osteotomy types [J]. Knee Surg Sports Traumatol Arthrosc, 2021, 29(10): 3488-3494.

[11] SARAGAGLIA D, BLAYSAT M, MERCIER N, et al. Results of forty two computer-assisted double level osteotomies for severe genu varum deformity [J]. Int Orthop, 2012, 36(5): 999-1003.

[12] ZAIDI S H, COBB A G, BENTLEY G. Danger to the popliteal artery in high tibial osteotomy [J]. J Bone Joint Surg Br, 1995, 77(3): 384-386.

[13] YOON J R, KO S N, JUNG K Y, et al. Risk of revision following total knee arthroplasty or high tibial osteotomy: a nationwide propensity-score-matched study [J]. J Bone Joint Surg Am, 2019, 101(9): 771-778.

[14] KIM Y T, CHOI J Y, LEE J K, et al. Coronal tibiofemoral subluxation is a risk factor for postoperative overcorrection in high tibial osteotomy [J]. Knee, 2019, 26(4): 832-837.

[15] OGAWA H, MATSUMOTO K, AKIYAMA H. Effect of increased posterior tibial slope on the anterior cruciate ligament status in medial open wedge high tibial osteotomy in an uninjured ACL population [J]. Orthop Traumatol Surg Res, 2019, 105(6): 1085-1091.

[16] KIM G B, KIM K I, SONG S J, et al. Increased posterior tibial slope after medial open-wedge high tibial osteotomy may result in degenerative changes in anterior cruciate ligament [J]. Arthroplasty, 2019, 34(9): 1922-1928.

第六节 股骨胫骨双水平截骨术的临床效果-循证医学证据

股骨胫骨双水平截骨术最初的目的是缓解膝关节炎性疾病的症状，如类风湿关节炎，但事实证明效果有限，因此并未受到重视。直到近 20 年来，随着生物力学研究的进展、手术适应证的改变以及手术技术的提高，如术前计算机辅助分析、模拟截骨，术中加压锁定钢板、个体化截骨导向装置的应用，以及手术的微创化，术后更加科学的康复模式等，该术式重新散发出了新的活力，尤其是对严重膝内、外翻畸形的患者。全球多家医疗机构的随访数据显示双水平截骨术后的结果非常好。

一、股骨胫骨双水平截骨术在严重膝关节畸形患者中的效果

Philipp 等报道了 6 例行双水平截骨术的复杂膝关节畸形患者(包括严重的膝内翻、膝外翻)。这些患者术前髌骨稳定性良好,内翻畸形患者采用外侧闭合股骨远端截骨术联合内侧开放胫骨高位截骨术进行矫正,外翻畸形患者采用内侧闭合股骨远端截骨术联合内侧闭合胫骨高位截骨术治疗。此外,1 例股骨外侧髁发育不全的患者,选择了外侧开放股骨远端截骨术联合内侧闭合胫骨高位截骨术,以防止肢体进一步缩短。术后除 1 例行外侧开放股骨远端截骨术的患者愈合延迟外,其他所有患者均顺利愈合。所有患者均达到了术前计划的冠状位力线对齐,关节线矫正为正常值 ±2°。该治疗方法的短期临床效果非常好。

Wagenaar 等报道了 11 例患者接受了双水平截骨术治疗。其中 5 例患者存在髌股关节运动轨迹异常,5 例患者除膝内翻畸形外,还伴有膝关节线异常。前面的内容已经讲到,膝关节线的倾斜角度最大不能超过 4°,否则会造成下肢应力的异常。当膝关节线≥4°时,膝关节在屈曲时对软骨产生的剪切力会急剧上升。总的来说,除 1 例股骨截骨术后骨不连需二次手术外,其他所有病例的关节线均矫正到 90°±4°。上述 5 例存在髌股关节运动轨迹异常的患者也得到了矫正,且所有患者均未发生髌骨低位。1 例患者因残留股骨外翻畸形,术后出现髌骨向外侧半脱位。术者通过二次内侧闭合股骨远端截骨术矫正残余畸形,并恢复了髌股关节的正常功能。

Akamatsu 等进一步证实了这一结论。他们挑选了 68 例年龄、体重指数和髋-膝-踝角相匹配的患者,且患者均为膝内翻畸形导致的骨关节炎,外侧间室无退变且无明显的髌股关节症状。若膝关节屈曲挛缩≤15°、预测撑开间隙≤15mm 则拟行内侧开放胫骨高位单水平截骨术;在此基础上,若术前胫骨近端内侧角(MPTA)和股骨远端外侧角(LDFA)均 >88°,则改行双水平截骨术,术后进行了 2 年的随访。最终的随访结果显示内侧开放胫骨高位截骨组术后的 LDFA、MPTA 均显著高于双水平截骨术组,内侧开放胫骨高位截骨术组的膝关节线倾斜角从术前 1.4°显著增加到 6.3°,而双水平截骨术组的膝关节线倾斜角仅从 1.0°增加到了 1.3°。虽然两组的髋-膝-踝角、膝关节活动度、膝关节功能评分(KSS、KOOS)无显著性差异,这可能与随访时间较短有关,需要进一步研究。

Schröter 等研究发现严重膝内翻畸形和内侧间室骨关节炎的患者,即使在骨关节炎持续进展的情况下,通过双水平截骨术纠正关节畸形并保持或恢复正常的关节线,也可以获得良好的临床效果,且无较高的并发症发生率。在研究中,33 例患者(共 37 膝)接受了双水平截骨术,术式为外侧闭合股骨远端截骨术联合内侧开放胫骨高位截骨术,随访时间为 18 个月 ±10 个月,末次随访时,机械股胫角(mFTA)由术前的 −11°±3°增加到 0°±2°。MPTA 和 mLDFA 分别为 89.2°±2°和 87°±2°。1 例患者在股骨远端截骨术后出现了内侧合页的骨折,通过翻修重新固定解决了这个问题。患者术后 6 周即完全负重,膝关节术后功能短期恢复良好。作者还对结果进行了分析:①在严重的膝内翻畸形患者中,外侧间室通常是完好的;②严重的膝内翻患者,双水平截骨术较单水平截骨术后,膝关节

周围韧带张力更小；③双水平截骨术能使关节线恢复接近至正常值，避免 MPTA>94°时产生的高剪切力；④截骨技术的改进，使手术创伤更小，术后康复更快。除此之外，严格把握手术的适应证也是非常重要的。

二、现代手术技术在股骨胫骨双水平截骨术中的应用

Babis 等率先将传统的双水平截骨术应用于严重的膝内翻合并关节线异常患者中，并将计算机辅助测量及术前模拟截骨技术用于其中，以治疗严重的膝内翻畸形。他们对 24 例患者的 29 个膝关节进行了股骨胫骨双水平截骨术（患者年龄为 20~65 岁，平均 50 岁，其中 5 例为双侧膝关节），并进行了平均近 7 年的随访。所有患者均为中度至重度的膝内翻畸形和骨关节炎，术前平均髋膝踝角为 193.9°（即内翻 13.9°）。术前和术后评估包括临床评分（HSS 评分）、放射学和膝关节力学状态的计算机辅助分析。结果显示，髋膝踝角由术前的平均 193.9°纠正为术后的 176.9°。在模拟单腿站立条件下，膝关节内侧平台受力分布范围从术前的平均 96% 降至术后的 43%，且基本保留或恢复了正常的关节线（平均关节线倾斜角为内翻 2.4°至外翻 1.7°）。患者的临床和功能的评分（KOOS）分别从术前的 34 分和 64 分提高到最终随访时的 90 分和 81 分，仅有 1 例患者在术后 4 年转为全膝关节置换术。事实证明严重膝内翻畸形的患者，双水平截骨术较单水平截骨术有其独特的价值，因为单水平截骨术通常无法将力线调整至最佳，也无法保留正常的关节线倾斜角。

Dominique 等报道了如何使用计算机导航辅助双水平截骨术以精准地实现术前目标，并对 42 例行计算机导航辅助双水平截骨术治疗严重膝内翻患者的临床和影像学效果进行了评估。在获得下肢的机械轴之后，首先进行术前的规划设计。手术的主要目的是将下肢机械轴调整至 182°±2°，关节线无倾斜。术中先行外侧闭合股骨远端截骨术以纠正股骨的内翻，术中用导航装置确认纠正的角度与术前的规划一致，然后用锁定钢板固定。最后再行内侧开放胫骨高位截骨术，再次用导航装置确认后用锁定钢板固定并植入楔形骨块。术后平均随访时间为 4 年。末次随访时膝关节的功能评分（KOOS）为 95.1 分 ±3.2 分。40 例患者中有 18 例患者对结果非常满意，22 例患者对结果满意。在影像学方面，92.7% 的患者达到了术前设定的目标，HKA 为 181.83°±1.80°。在中期随访时，没有患者进行全膝关节置换。这说明计算机辅助双水平截骨术治疗严重膝内翻畸形是一种简便可靠、可重复的技术。因为计算机导航可以在手术过程的每个阶段对下肢力线轴进行实时监测控制，使截骨更加准确，手术效果更好。

随着手术技术的发展，Grasso 等将已经应用于胫骨高位截骨术及全膝关节置换术中的个体化截骨导向装置用来辅助双水平截骨术。个体化截骨导向装置设计时考虑了截骨平面和螺钉孔相对于钢板的位置。其目的是在截骨矫形后将钢板位置调整至最佳。当钢板通过个体化截骨导向装置钻孔固定时，就可以达到术前规划的截骨方案。手术从外侧闭合股骨远端截骨术开始：显露股骨远端外侧骨面，将个体化导板放置于此，克氏针临时固定，然后按照预定的槽位进行截骨，并用锁定钢板固定。钢板和螺钉的尺寸也在术前计划中预先确定。该研究一共纳入了 22 例患者，主要的纳入标

准为下肢力线明显异常（HKA≤170°）并伴随胫骨和股骨内翻畸形（MPTA<85°和LDFA>90°），但病变未明显累及髌股关节及膝关节外侧间室，术中应用个体化截骨导向装置辅助股骨及胫骨截骨，术后6周完全负重，随访时间至少2年。与术前目标值相比误差为：HKA 1.3°±0.5°，MPTA 0.98°±0.3°，LDFA 0.94°±0.2°，并且关节线均在正常范围内。在最后的随访中，所有患者的KOOS评分均有显著改善，19例患者完全满意，2例患者非常满意，1例患者比较满意，这些临床结果优于之前的报道或与之相似。个体化截骨导向装置在双水平截骨术中表现出了和单水平截骨术一样高的精度。

三、评估股骨胫骨双水平截骨术效果的方法

Hiroshi等的一项研究通过患者术后的影像学改变评估双水平截骨术的效果。该研究一共纳入了20例患者，年龄为62.5岁±6.8岁，随访时间为20.7个月±6.8个月。在术前和随访时进行了影像学和临床评估。在放射学评估中，测量mFTA、mLDFA、mMPTA、JLCA等指标。术前，所有膝关节均表现为内翻畸形，mFTA为13.5°±3.1°，mLDFA为91.2°±1.4°，mMPTA为82.3°±2.0°，JLCA为5.8°±2.3°，这表明畸形来源于股骨和胫骨两侧。术后6个月时的影像学评估显示膝关节力线恢复正常，平均mFTA从内翻13.5°校正到外翻1.1°。其他影像学指标，如mLDFA、mMPTA和JLCA，均被校正到正常范围。当在12个月时重复测量这些值时，没有发现任何变化，说明至少在术后6~12个月，矫正后的膝关节力线维持得很好。此外，在术前模拟手术中，股骨和胫骨的矫正计划分别为6.5°±1.3°和9.4°±2.4°，根据术前和12个月时测量角度的差异，手术实际获得的角度分别为5.6°±1.8°和8.2°±3.4°。两者之间的差异范围为1.4°~2.1°，这说明通过模拟手术，可以获得令人满意的手术准确性。而术后的临床效果通过KOOS和IKDC主观评分进行评估，结果发现临床改善早在术后6个月就已经改善很明显了，并在12个月时继续有所改善。

Hiroshi等通过对采用双水平截骨术治疗过的患者进行二次关节镜检查来探明软骨修复情况。该研究一共纳入了33例患者，平均年龄为62.8岁，均为严重膝内翻畸形，均采用外侧闭合股骨远端截骨术联合内侧开放胫骨高位截骨术治疗，随访时间为42.7月±12.2月。从双水平截骨术到第二次关节镜检查的时间为17.1月±5.0月。在第二次关节镜评估中，通过对每个间室进行关节镜检查，采用了Koshino提出的分级系统：A期，未修复；B期，浅红色纤维组织伴有或不伴有部分白色纤维软骨覆盖；C期，全软骨覆盖。与B或C阶段对应的结果被认为软骨有所修复。结果显示90%以上的股骨和胫骨的内侧髁以及12.8%的髌股关节面存在一定程度的软骨修复，且患者的临床症状明显改善。Egmond等除采用膝关节功能评分，影像学测量评估如HKA、mLDFA、MPTA等外，还通过患者的步态分析评估该手术的效果，参数主要为步行速度、步长和步数。此外，还测量了膝关节和髋关节在不同姿态时的力矩。该研究一共纳入了22例患者（手术组12例，对照组10例），年龄为51岁±3.3岁。使用Vicon运动分析系统测量每个受试者的步态动力学和运动学，该系统的精度至少为0.1mm。结果显示术后所有患者临床结果均有明显改善，X线测量显示平均HKA校正值为10.4°。术后患者的步态逐渐趋近健康对照组，站立时膝关节内收力矩显著增加，优化了软骨负荷和

膝韧带的平衡，并可能降低骨关节炎进一步发展的风险。

Dominiqu 等通过对患者术后运动功能恢复情况的研究，验证了双水平截骨术的临床效果。他对 21 例接受双水平截骨术治疗严重膝关节畸形的患者进行了平均近 6 年的随访，结果发现术后患者的膝关节功能评分（KOOS）为 73.52 分，术后每周进行运动训练的频率没有明显下降，但活动持续时间从每周平均4.68 小时减少到了 3.48 小时。85.5% 的患者恢复了体育活动，如慢跑或滑雪下坡，79.5% 患者认为他们的运动水平与发病前相当。

关于双水平截骨术循证医学最新的研究进展是发表在 *Arthroscopy* 的一篇文章。它主要是评估双水平截骨术后重返运动和重返工作的情况，因为这对年轻和活跃个体的术后主观满意度至关重要。在这项前瞻性研究中，主要的纳入标准为严重的膝内翻及膝关节内侧间室病变（1~2 级），且 mLDFA<85°或 mMPTA>95°，需要通过双水平截骨术进行矫正以避免术后关节线过度倾斜。术后 6 周完全负重，术后 3~6 个月重返运动及工作，术后至少随访 2 年。该研究的亮点是他们对重返运动及工作的情况进行了细分及量化，如运动的强度、频率、每次持续的时间，评估重返运动的时间、最终随访时的运动水平，以及运动能力的定性变化，并详细区分影响术后体育活动的原因，如是否由于膝关节手术，害怕再受伤，其他身体问题或因为非身体的个人原因等。此外，参与者还被要求具体说明在当前运动活动中出现主观限制的原因，如关节疼痛、无力、活动度不足或害怕反复出现的症状等。最后，患者还需要评估他们目前的腿部功能及对手术的满意程度。在重返工作方面，记录患者的职业和每周工作时长。该研究最终纳入了 32 例患者，结果显示这些患者的临床症状在中期随访时得到了显著改善，没有因手术失败而行全膝关节置换术的患者。96% 的患者重返运动，但有 54% 的患者未能恢复到高能量的运动，50% 的患者将运动中的主观满意度降低归因于对再损伤的恐惧，这表明心理成分也在一定程度上限制了患者重返运动，这一现象之前也已经被证实。另外，90% 从事体力劳动的患者术后能够重返工作，9% 从事高体力强度劳动的患者在双水平截骨术后不再从事这些工作。这项研究为患者术后能否重返工作和运动提供参考，有助于患者的术前管理。

四、总结

综合来看，股骨胫骨双水平截骨术的临床效果是值得肯定的，患者的满意度也很高。针对复杂膝关节畸形患者，它既能恢复下肢力线，还能保留或恢复膝关节中线，纠正髌骨的运动轨迹，预防截骨后双下肢不等长等，甚至还能使损伤软骨部分修复，恢复关节功能、正常步态，使患者重返正常生活及工作。但是双水平截骨术的创伤更大，风险更高，因此需要精确的术前计划及精湛的手术技巧才能达到理想效果。此外，还需要注意，循证医学证据仅是参考，不能作为绝对的决策依据。医师在进行具体治疗时，还需要综合考虑患者的个体情况和诊断情况，制订最合适的治疗方案，避免矫枉过正。

（马　晨）

参考文献

[1] PENG H N, OU A C, HUANG X H, et al. Osteotomy around the knee: the surgical treatment of osteoarthritis [J]. Orthop Surg, 2021, 13(5): 1465-1473.

[2] BENJAMIN A. Double osteotomy of the knee [J]. Scand J Rheumatol, 1974, 3(2): 65.

[3] SCHÜLLER H M, VAN DIJK C N, FIDLER M W. Poor results of double osteotomy for the rheumatoid knee [J]. Acta Orthop Scand, 1987, 58(3): 253-255.

[4] SCHRÖTER S, NAKAYAMA H, YOSHIYA S, et al. Development of the double level osteotomy in severe varus osteoarthritis showed good outcome by preventing oblique joint line [J]. Arch Orthop Trauma Surg, 2019, 139(4): 519-527.

[5] AKAMATSU Y, NEJIMA S, TSUJI M, et al. Joint line obliquity was maintained after double-level osteotomy, but was increased after open-wedge high tibial osteotomy [J]. Knee Surg Sports Traumatol Arthrosc, 2022, 30(2): 688-697.

[6] NAKAYAMA H, SCHROTER S, YAMAMOTO C, et al. Large correction in opening wedge high tibial osteotomy with resultant joint-line obliquity induces excessive shear stress on the articular cartilage [J]. Knee Surg Sports Traumatol Arthrosc, 2018, 26(6): 1873-1878.

[7] BABIS G C, AN K N, CHAO E Y, et al. Double level osteotomy of the knee: a method to retain joint-line obliquity. Clinical results [J]. J Bone Joint Surg Am, 2012, 84(8): 1380-1388.

[8] SARAGAGLIA D, BLAYSAT M, MERCIER N, et al. Results of forty two computer-assisted double level osteotomies for severe genu varum deformity [J]. Int Orthop, 2012, 36(5): 999-1003.

[9] SARAGAGLIA D, MERCIER N, COLLE P E. Computer-assisted osteotomies for genu varum deformity: which osteotomy for which varus? [J]. Int Orthop, 2010, 34(2): 185-190.

[10] SARAGAGLIA D, NEMER C, COLLE P E. Computer-assisted double level osteotomy for severe genu varum [J]. Sports Med Arthrosc Rev, 2008, 16(2): 91-96.

[11] SARAGAGLIA D, RUBENS-DUVAL B, CHAUSSARD C. Computer-assisted combined femoral and tibial osteotomy for severe genu varum: early results in 16 patients [J]. Rev Chir Orthop Reparatrice Appar Mot, 2007, 93(4): 351-356.

[12] GRASSO F, MARTZ P, MICICOI G, et al. Double level knee osteotomy using patient-specific cutting guides is accurate and provides satisfactory clinical results: a prospective analysis of a cohort of twenty-two continuous patients [J]. Int Orthop, 2022, 46(3): 473-479.

[13] NAKAYAMA H, KANTO R, ONISHI S, et al. Cartilage repair examined by second-look arthroscopy following double-level osteotomy performed for osteoarthritic knees with severe varus deformity [J]. Knee, 2021, 29: 411-417.

[14] NAKAYAMA H, ISEKI T, KANTO R, et al. Physiologic knee joint alignment and orientation can be restored by the minimally invasive double level osteotomy for osteoarthritic knees with severe varus deformity [J]. Knee Surg Sports Traumatol Arthrosc, 2020, 28(3): 742-750.

[15] VAN EGMOND N, STOLWIJK N, VAN HEERWAARDEN R, et al. Gait analysis before and after corrective osteotomy in patients with knee osteoarthritis and a valgus deformity [J]. Knee Surg Sports Traumatol Arthrosc, 2017, 25(9): 2904-2913.

[16] SARAGAGLIA D, ROUCHY R C, KRAYAN A, et al. Return to sports after valgus osteotomy of the knee joint in patients with medial unicompartmental osteoarthritis [J]. Int Orthop, 2014, 38(10): 2109-2114.

[17] RUPP M C, MUENCH L N, EHMANN Y J, et al. Improved clinical outcome and high rate of return to low-impact sport and work after double level osteotomy for bifocal varus malalignment [J]. Arthroscopy, 2022, 38(6): 1944-1953.

[18] HOORNTJE A, VAN GINNEKEN B T, KUIJER P P, et al. Eight respectively nine out of ten patients return to sport and work after distal femoral osteotomy [J]. Knee Surg Sports Traumatol Arthrosc, 2019, 27(7): 2345-2353.
[19] CHIBA K, YONEKURA A, MIYAMOTO T, et al. Tibial condylar valgus osteotomy (TCVO) for osteoarthritis of the knee: 5-year clinical and radiological results [J]. Arch Orthop Trauma Surg, 2017, 137(3): 303-310.
[20] BABIS G C, AN K N, CHAO E Y, et al. Upper tibia osteotomy: long term results-realignment analysis using OASIS computer software [J]. J Orthop Sci, 2008, 13(4): 328-334.
[21] NIINIMÄKI T T, ESKELINEN A, MANN B S, et al. Survivorship of high tibial osteotomy in the treatment of osteoarthritis of the knee: finnish registry-based study of 3195 knees [J]. J Bone Joint Surg Br, 2012, 94(11): 1517-1521.

第五章 下肢去旋转截骨术

第一节 概 述

Stan James 于 1970 年描述了对线不良综合征，称为 “miserable malalignment syndrome”。对线不良综合征可表现为股骨前倾角增大、内视髌骨、膝内翻、高位髌骨、Q 角增大、胫骨外旋、胫骨近端内翻、代偿性足旋前等，是一组多发下肢畸形及力线不良的疾病。其中，该综合征的核心部分是股骨和胫骨的扭转畸形。

1996 年，Delgado 报道了 9 例膝前痛的患者（13 膝），手术采用股骨和胫骨去旋转截骨术，疗效满意。2004 年 Bruce 和 Stevens 也报道了类似的手术疗效（14 例患者，共 27 膝）。Cooke 于 1990 年报道了 12 例髌骨外侧半脱位的患者，其临床共同特征是内视髌骨。作者指出，胫骨外旋畸形是其病因且常被忽略。患者主诉包括膝前痛和不稳定，临床症状为打软腿、膝前痛、内侧痛、上楼梯痛、摩擦感，体征为膝内翻步态、足外旋、Q 角增大及髌骨半脱位。

人体步态研究表明，在行进过程中，膝关节的屈伸运动轴与行进方向基本垂直，偏差 <10°。与之相配合，足的行进角也相当恒定地维持在外旋 10°~15°。如果下肢出现轴状面的力线不良（股骨过度前倾和/或胫骨过度外旋），就会导致屈伸轴出现偏斜。为了维持足行进角处于正常范围，下肢就会通过内旋进行代偿，从而产生一个向外侧牵拉髌骨的分力。当股四头肌收缩时，这个分力就会进一步增大，久而久之导致髌骨外侧半脱位。当这个外向应力超过生理代偿能力时，髌股外侧关节面会由于承受过度应力而出现软骨病变和膝前痛，或者髌骨内侧稳定结构受到过度牵拉，出现松弛及不稳定。

通过上述介绍不难看出导致“对线不良综合征 ”的诸多因素中，扭转畸形（股骨前倾和胫骨外旋）是始发因素，胫骨外旋可以单独出现，也可以和股骨前倾角增大同时发生。两者临床特征类似，通过体格检查和 CT 可以进行鉴别，而内视髌骨、Q 角增大、代偿性足旋前则是继发因素。

扭转畸形可以导致髌股关节疼痛和不稳定。本章将针对股骨内旋畸形（前倾角异常增大）、胫骨外旋畸形的临床评估、影像学分析和手术治疗进行介绍。该类畸形，股骨及胫骨去旋转截骨术是针对性治疗，手术方法有股骨及胫骨近端去旋转截骨术、股骨及胫骨中段去旋转截骨术和股骨及胫骨远端去旋转截骨术等。本章将介绍股骨远端去旋转截骨术（derotational distalfemoral osteotomy，DDFO）和胫骨近端去旋转截骨术（derotational hightibial osteotomy，DHTO）。以期对临床医师提供帮助。

（林 葳）

参考文献

[1] DELGADO E D，SCHOENECKER P L，RICH M M，et al. Treatment of severe torsional malalignment syndrome [J]. J Pediatr Orthop，1996，16（4）：484-488.

[2] BRUCE W D，STEVENS P M. Surgical correction of miserable malignment syndrome [J]. J Pediatr Orthop，2004，24（4）：392-396.

[3] COOKE T D，PRICE N，FISHER B，et al. The inwardly pointing knee. An unrecognized problem of external rotational malalignment [J]. Clin Orthop Relat Res，1990（260）：56-60.

第二节 下肢旋转畸形的临床评估和影像学分析

下肢旋转畸形是髌股关节不稳定的重要致病因素之一，主要表现为股骨前倾角增大、髌骨内视、膝内翻、高位髌骨、Q 角增大、胫骨外旋、胫骨近端内翻、代偿性足旋前等。当体格检查发现复发性髌骨脱位的患者存在明显髌骨轨迹不良（J 形征），或者髋关节内、外旋明显不对称时，预示患者可能存在股骨过度前倾和/或胫骨过度外旋。此时，需要进行进一步的临床评估和影像学评估，测量下肢旋转力线，以选择合适的术式。

股骨前倾角和胫骨外旋角的异常增大是髌股关节不稳定的危险因素，同时也是髌股关节疾病的致病因素。前倾角的过度增大导致患肢在足负重期间出现代偿性股骨内旋，会直接导致髌股关节对合不良。而胫骨过度外旋可导致足行进角增大，同样通过股骨内旋进行代偿，结果造成了髌骨承受过度的外侧拉力而出现不稳定或外侧倾斜、半脱位。

下文旨在详细介绍下肢旋转畸形的临床评估和影像学分析方法，以对临床下肢扭转畸形的诊治提供帮助。

一、下肢旋转畸形的临床评估

（一）临床症状

下肢旋转畸形是导致髌股关节不稳定的常见原因，可以表现为膝前痛、膝关节不适感、打软腿等主要症状，同时也可能包括髌股关节摩擦感、关节交锁、膝关节肿胀、上下楼困难、下蹲困难和髌骨错动感等其他髌股关节不稳定症状。

下肢旋转畸形导致髌骨不稳定的临床症状主要表现为膝前痛，通常与活动密切相关。尤其是在上下楼时，股四头肌需要向心性收缩使膝关节伸直，也需要离心性收缩协调膝关节运动。下肢过度旋转时，股四头肌产生的分力过大，更易产生相对性的股四头肌功能不全，也更易出现膝前痛。

（二）髌骨运动轨迹

正常情况下，髌骨应该位于股骨滑车的中心位置。在膝关节完全伸直时，髌骨会轻微外移，处于髌股关节的外上方，随着屈膝过程的进展，髌骨逐渐向远端和内侧移动，在屈膝 30°~40°位置时，髌骨进入滑车沟。一旦进入滑车沟，髌骨和滑车就会贴合，一直到膝关节完全弯曲。在正常人的伸膝和屈膝过程中，髌骨几乎是单纯地在滑车近端和远端间移动，仅在接近伸直的终末期向外侧轻度滑移。

下肢旋转畸形引起的复发性髌骨脱位的患者可能存在 J 形征。在膝关节主动伸直过程中，髌骨运动轨迹不是直向运动，而是在伸膝过程中髌骨脱离滑车沟时向外侧滑动/跳动，或屈膝过程中髌骨进入滑车沟时向内侧滑动/跳动，都被认为是 J 形征阳性，髌骨相对于股骨滑车的运动轨迹呈反向的 J 形征。

检查方法：患者取坐位，由屈膝 90°到完全伸直，膝关节反复屈伸，检查者于被检查者前面看髌骨运动轨迹。如果髌骨突然向外侧跳动，或者明显向外侧滑动，都被认为是 J 形征阳性（图 5-2-1）。

造成 J 形征异常轨迹的原因还不清楚。Post 认为股内侧斜肌的功能紊乱、骨形态不良（股骨滑车发育不良、高位髌骨），或内外侧软组织不平衡等病理改变都可能会在膝关节被动屈伸时出现 J 形征。冯华等近期的一项流行病学研究显示，髌骨轨迹不良（J 形征）发生的危险因素包括股骨前倾角增大、胫骨外旋角增大和高位髌骨。下肢旋转畸形引起的复发性髌骨脱位的患者也可能存在髌骨倾斜试验阳性。

检查方法：检查者的拇指和其余四指分别放置在髌骨的内外两侧，感觉髌骨内外侧缘的高度，通过对比髌骨内、外侧边缘的高度判断髌骨的倾斜程度。患者屈膝 15°，检查者将患者的髌骨外侧抬高，倾斜 15°为正常，如果不能抬高则为阳性，提示下肢扭转过度使外侧支持带紧张（图 5-2-2）。

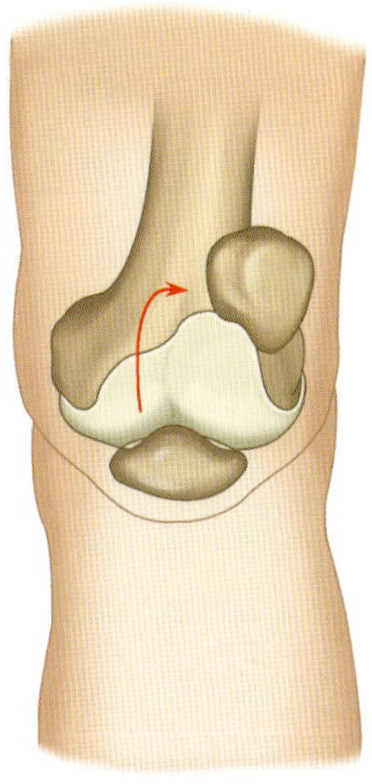

图 5-2-1　J 形征示意

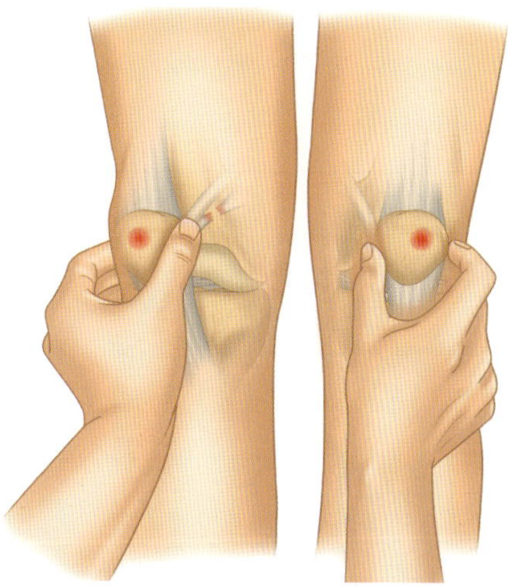

图 5-2-2　髌骨倾斜试验示意

（三）股骨前倾角、髋关节内外旋角和胫骨外旋角的临床检查

1. 股骨前倾角的测量　可以使用 Craig 试验（图 5-2-3），又称转子突出角度试验（trochanteric prominence angle test，TPAT）进行测量。被检查者取俯卧位于检查床上，膝关节弯曲 90°，髋关节内旋，检查者触诊股骨大转子，当触及外侧最突出的大转子时，测量小腿长轴与铅垂线之间的夹角，即为股骨前倾角。也有学者采用通髁角度试验（transcondylar angle test，TCAT）进行测量，体位与 Craig 试验相同，检查者触诊股骨大转子，在其最突出时触诊股骨内外上髁，测量内外上髁连线与水平线的夹角，即为股骨前倾角。两种检查方法都可以借助机械和电子量角器测量，或直接目测读数。

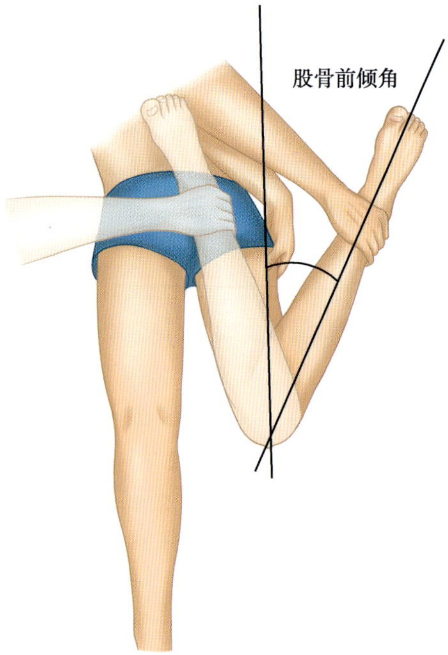

图 5-2-3　Craig 试验示意

不同测量者得到的股骨前倾角的均值差异较大，范围为 8.3°~27.1°，进一步详细评估有赖于影像学检查的具体测量结果。

2. 髋关节内、外旋角　可以通过测量髋关节的内、外旋角度简单评估股骨前倾角。这种方法较为简单，但并不易测得股骨前倾角的真实值。一般在正常情况下，髋关节内外旋角度约为 40°，如果髋关节内旋角度大于外旋角度 30°以上，提示股骨前倾角过大，需要进一步的影像学检查和测量（图 5-2-4）。

3. 胫骨外旋角　在患者俯卧位屈膝 90°位时测量双足与同侧股骨纵轴的夹角，即足-大腿角（thigh-foot angle），该角度等同于胫骨外旋的角度（图 5-2-5）。

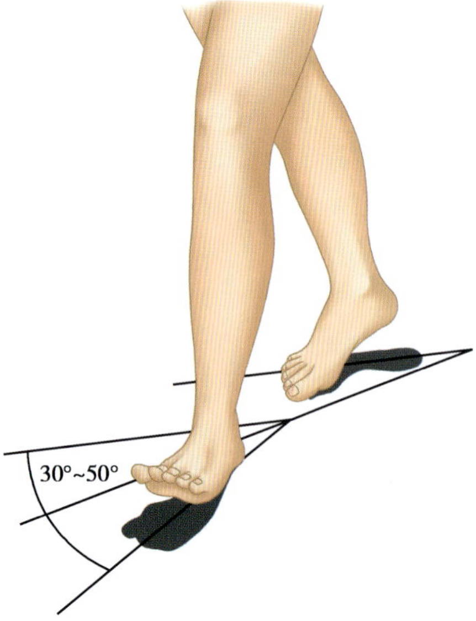

图 5-2-4　髋关节内、外旋角示意

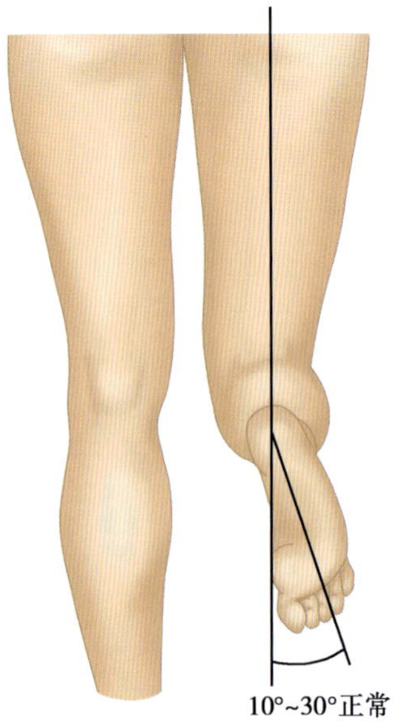

图 5-2-5　足-大腿角示意

二、下肢旋转畸形的影像学分析

当体格检查发现复发性髌骨脱位的患者存在明显的髌骨轨迹不良（J 形征），或者体格检查测量股骨前倾角明显增大，或者髋关节内外旋明显不对称，以及足-大腿角明显增大，预示患者可能存在股骨过度前倾和/或胫骨过度外旋，需要进行进一步的影像学检查，评估下肢旋转程度。

自 1895 年 Roentgen 发现 X 线后，影像学开始飞速发展。其中膝关节轴位像在髌股关节疾病的诊断中具有重要意义，如诊断髌股关节炎、评估髌股关节对合关系等。随后 1972 年由 Hounsfield 设计，被 Ambrose 成功应用的 CT 则成功地将计算机与 X 线系统性结合起来，具有更高的分辨率和组织密度敏感性。CT 还能够通过三维重建将膝关节复杂及细微的解剖结构立体地显示出来，并且对多个重要参数进行测量，是诊断髌股关节疾病的重要影像学检查。1973 年 Lauterbur 成功将 MRI 应用于临床，使临床医师能够观察到髌股关节软组织的异常。MRI 不仅能够发现髌股关节细微病变，而且能够明确其病变的部位、边界和范围；区分关节腔积液、关节囊肥厚及软组织囊肿。

临床常用的测量下肢旋转力线的影像学评估方法包括 CT、MRI，也有文献报道使用 X 线片、B 超测量下肢旋转力线，但是临床应用有限。

（一）CT 扫描方法

进行 CT 扫描时，患者取平卧位，膝关节完全伸直。需要连续扫描双下肢全长，或者扫描特定范围以减少患者的射线暴露。扫描范围需要包括髋关节、膝关节和踝关节三个区域（图 5-2-6）。

1. 髋关节　扫描范围包括从股骨头顶部到小转子，扫描平面需要通过双侧股骨颈，位于转子窝的顶部。

2. 膝关节　扫描范围包括从髌骨上极到胫骨结节，其中，扫描平面需要通过髌骨中心、股骨滑车“罗马拱门”层面、胫骨近端干骺端及胫骨结节近端。

3. 踝关节　扫描平面包括内外踝和距骨，测量时，选择通过内外踝的基底的图像。

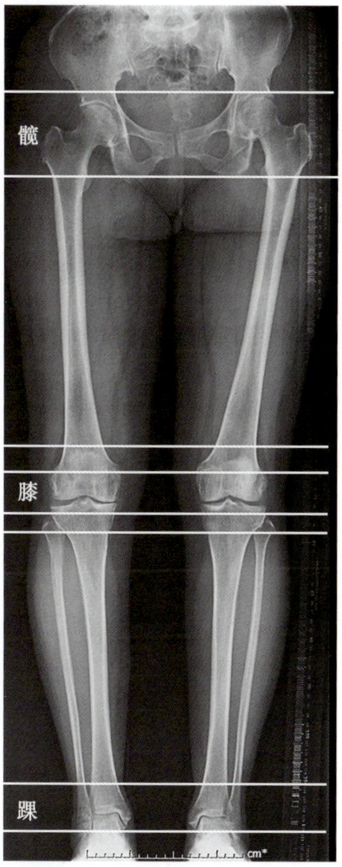

图 5-2-6　髋、膝、踝关节扫描区域

（二）CT 测量方法

CT 对于下肢扭转的诊断与测量非常重要，不仅能够完美显示出股骨和胫骨的关节面形态，还可以对多个重要参数进行测量。这些参数中，有些与 X 线轴位像测量的参数相似，但 CT 具有不可替代的优点，例如 CT 可以在膝关节伸直位时成像，不必像拍摄 X 线片时要求一定的膝关节屈曲角度从而导致髌骨复位；另外，CT 还可以显示特定的解剖结构用于辅助定位及标记线的绘制，如轴位序列上股骨内外侧髁的最后端。

基于髋-膝-踝或下肢全长 CT 平扫的结果，可以获得下肢一系列的测量数据，用来评估胫骨结节外移程度，如胫骨结节-股骨滑车（tibial tubercle-trochlear groove distance.TT-TG）间距、股骨前倾和胫骨外旋。

1. 胫骨结节-股骨滑车间距测量　TT-TG 间距最初由 Goutallier 和 Bernageau 在 1978 年提出，当时通过膝关节屈曲 30°位 X 线片进行评估。TT-TG 间距能够量化伸膝装置在冠状面的力线，相较于 Q 角更准确。在 1987 年，Henri Dejour 首先采用 CT 测量描述 TT-TG 间距，最初采用屈膝 15°位和膝关节 0°位两个位置进行评估。后来，Henri Dejour 等认为膝关节伸直位的测量更加可靠，因为一定的屈曲角度会使髌骨进入股骨滑车而导致髌骨复位，从而可能导致一部分异常的髌股关节对位漏诊。因此目前通常在膝关节伸直位行 CT 扫描测量 TT-TG 间距。

测量 TT-TG 间距需要两个重要的扫描平面：第一个扫描平面通常为通过股骨滑车关节软骨的平面，定位方法是在这个扫描平面能够看到股骨滑车外侧关节面的软骨下骨有轻度的硬化表现，或者股骨髁间窝顶呈现“罗马拱门”的形态为最佳（图 5-2-7A）；第二个扫描平面通过胫骨结节的近端（图 5-2-7B）。这两个扫描平面通过软件进行叠加，首先标记股骨内外侧髁最后端两点的连线作

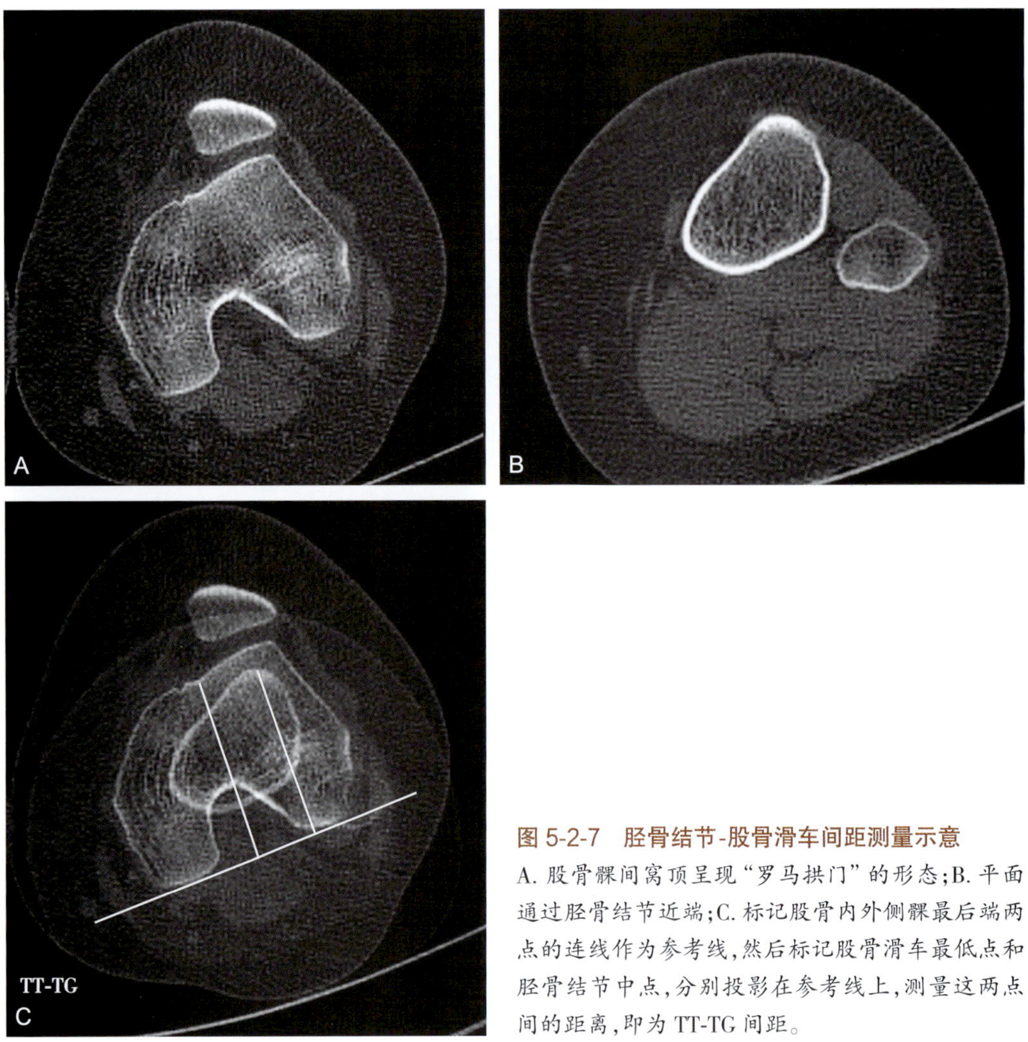

图 5-2-7　胫骨结节-股骨滑车间距测量示意
A. 股骨髁间窝顶呈现“罗马拱门”的形态；B. 平面通过胫骨结节近端；C. 标记股骨内外侧髁最后端两点的连线作为参考线，然后标记股骨滑车最低点和胫骨结节中点，分别投影在参考线上，测量这两点间的距离，即为 TT-TG 间距。

为参考线，然后标记股骨滑车最低点和胫骨结节中点，分别投影在参考线上，测量这两点间的距离，即为 TT-TG 间距（图 5-2-7C）。股骨滑车发育不良的患者，如果无法识别股骨滑车的最低点，可以使用“罗马拱门”的中点替代。

正常人群的 TT-TG 间距参考值为 <12mm。复发性髌骨脱位的患者，TT-TG 间距为 19.8mm±1.6mm。如果将 TT-TG 间距的阈值设定为 20.0mm，复发性髌骨脱位的患者中有 56% 的患者 TT-TG 间距 >20.0mm，而超过该阈值的正常对照人群仅有 3.5%。因此，目前进行胫骨结节内移截骨术的阈值被设定为 TT-TG 间距 >20.0mm。通过胫骨结节内移截骨术，将 TT-TG 间距控制在 10.0~15.0mm，可以减少胫骨结节的外侧化，减小髌骨外向的分力。

2. 股骨前倾评估　评估股骨前倾也需要重叠两个扫描平面。仍然使用股骨滑车“罗马拱门”层面作为第一个扫描平面，同时标记股骨内外侧髁最后端两点的连线作为参考线（图 5-2-8A）。第二个扫描平面通过股骨颈（图 5-2-8B），绘制通过股骨头和股骨颈中心的连线。将两个扫描平面叠加，股骨头颈连线与股骨内外侧髁最后端两点连线的夹角即为股骨前倾角，代表股骨内旋的程度（图 5-2-8C）。正常人群的股骨前倾角测量值为 10.8°±8.7°，复发性髌骨脱位的患者，测量值为 15.6°±9.0°。

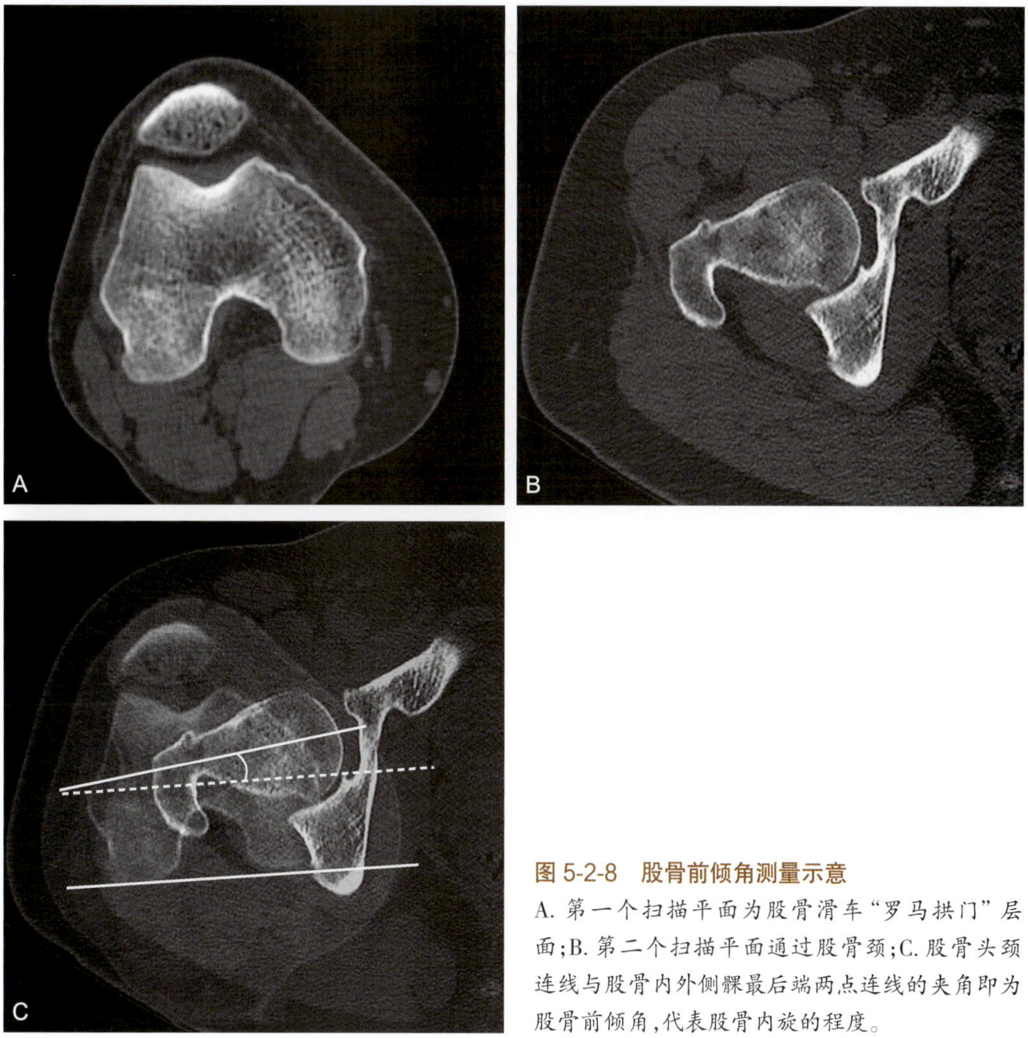

图 5-2-8　股骨前倾角测量示意

A. 第一个扫描平面为股骨滑车“罗马拱门”层面；B. 第二个扫描平面通过股骨颈；C. 股骨头颈连线与股骨内外侧髁最后端两点连线的夹角即为股骨前倾角，代表股骨内旋的程度。

但是在不同研究中对于该数值的测量并不完全相同。其中，Dejour 等测得的股骨前倾角在正常人群为 10.8°±8.7°；Strecker 等测得该角度在正常人群中为 24.1°±17.4°；Yoshioka 等测得该角度在正常人群中为 13.1°；Murphy 等测得的该角度在正常人群中为 13.0°；Teitge 将 13.0°作为矫正股骨前倾角的目标值。

3. 胫骨外旋评估　胫骨外旋的评估需要使用两个扫描平面。第一个扫描平面位于胫骨关节面下方（图 5-2-9A），绘制胫骨平台后缘的切线作为参考线，第二个扫描平面需要通过踝关节（图 5-2-9B），绘制内外踝连线。将两个扫描平面重叠，内外踝连线与参考线的夹角即为胫骨外旋角（图 5-2-9C）。

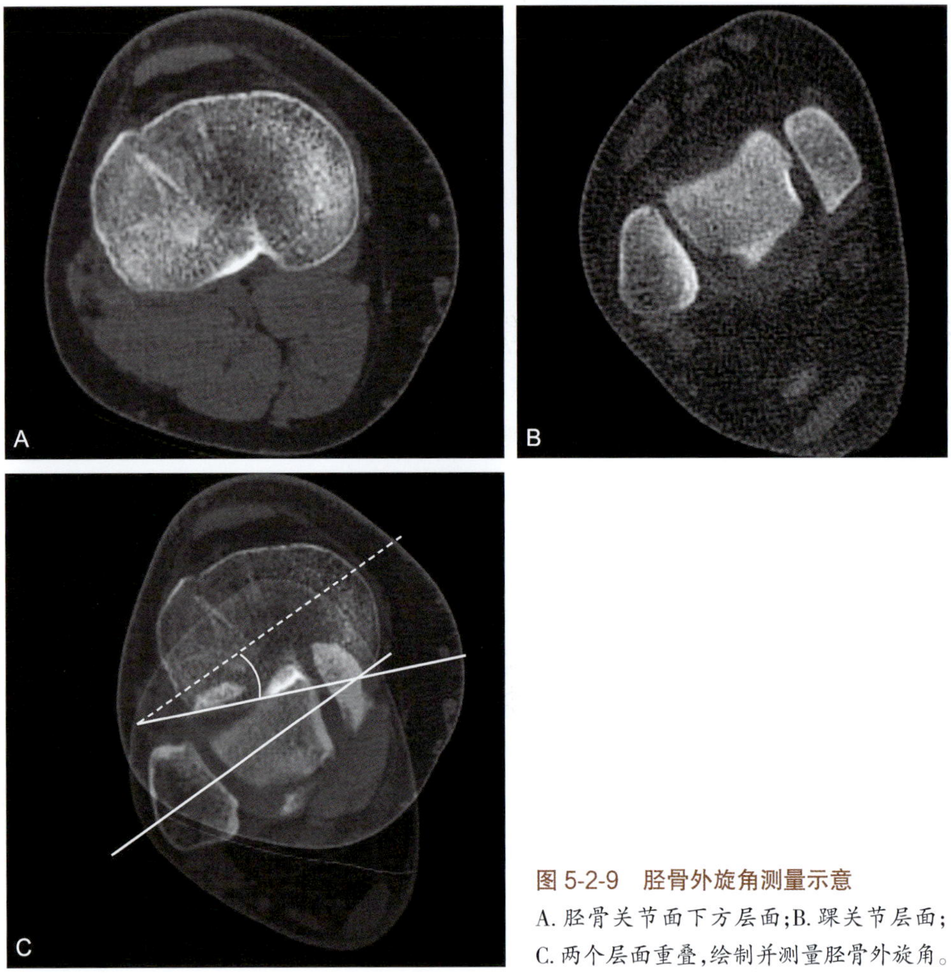

图 5-2-9　胫骨外旋角测量示意
A. 胫骨关节面下方层面；B. 踝关节层面；C. 两个层面重叠，绘制并测量胫骨外旋角。

研究显示，正常人群的胫骨外旋角平均值为 35°，复发性髌骨脱位的患者，胫骨外旋角平均值为 33°。髌骨脱位患者与正常人群胫骨外旋角之间的差异无统计学意义。

在不同研究者对正常人群的测量中，Strecker 等的测量值为 34.85°±15.9°；Teitge 等认为正常值应为 23.7°；Yoshioka 等的测量均值则为 24.0°。

4. 常用的基于二维 CT 平扫测量股骨前倾角的方法和结果　上述介绍评估股骨前倾角和胫骨外旋角的方法是目前使用最广泛的。但是在实际测量中，不同研究方法之间的标记线会存在差异，这些标记线的差异最终会影响测量结果。其中，影响最大的是股骨头颈的轴线（包括关键平面的选择差异和股骨颈标记点选择的差异），是导致测量结果存在误差的主要原因。

目前，常用的测量方法有6种（图5-2-10、表5-2-1），根据选取单一关键平面还是两个关键平面、选择普通横断面还是斜行扫描平面（扫描平面平行于股骨头颈方向），测量方法可以分为双平面叠加法、单一平面法、单一斜行扫描平面法和斜行扫描平面叠加法。

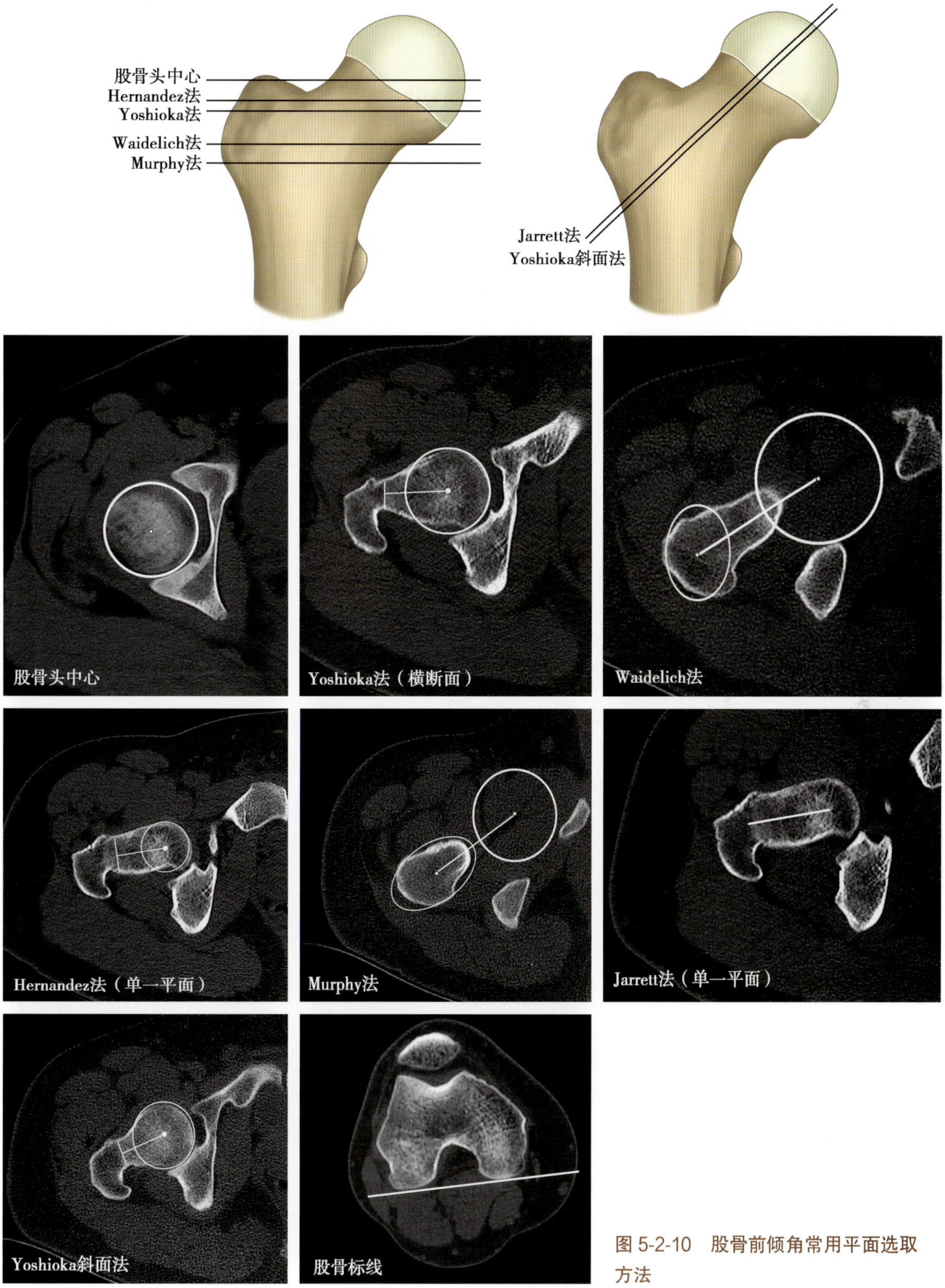

图5-2-10　股骨前倾角常用平面选取方法

表 5-2-1　股骨前倾角常用测量方法

方法分类		具体方法
双平面叠加法：分别选取股骨头平面和股骨颈/大转子平面，将两个平面相互叠加	Waidelich 法	股骨头中心平面：以股骨头的中心为标志点； 大转子平面：绘制包绕大转子的椭圆，与大转子和小转子相切，以椭圆中心为标志点； 两标志点的连线为股骨头颈的轴线
	Murphy 法	股骨头中心平面：以股骨头的中心为标志点； 股骨颈平面：选择股骨颈基底处切面绘制椭圆，以椭圆的中心作为股骨颈标志点； 两标志点的连线为股骨头的轴线
	Yoshioka 法	股骨头中心平面：以股骨头的中心为标志点； 股骨颈平面：选择股骨颈最狭窄处切面，以股骨颈最狭窄处中点为标志点； 两标志点的连线为股骨头颈的轴线
单一平面法	Hernandez 法	选择单一扫描平面，需要包括股骨头、股骨颈和大转子； 股骨颈点为股骨颈几何中心，与股骨头中心的连线为股骨头颈的轴线
单一斜行扫描平面法	Jarrett 法	扫描平面为平行于股骨颈的单一斜切面； 股骨颈轴为扫描平面所见的股骨头颈图像的几何轴线
斜行扫描平面叠加法	Yoshioka 斜面法	扫描平面为平行于股骨头颈方向的斜面； 股骨头中心选择股骨头的中心为标志点； 股骨颈点为股骨颈最狭窄处斜切面，以股骨颈最狭窄处中点作为标志点； 两标志点的连线为股骨头颈的轴线

不同的股骨前倾角测量方法之间的结果具有很大差异，即使采用相同的测量方法，不同研究者之间的测量结果也具有一定的差异。

2016 年，Kaiser 等对比了 6 种常用的基于 CT 平扫的股骨前倾角测量方法，结果显示，不同测量方法的测量者内和测量者间信度均较好。股骨远端标线的测量差异最小，因此 Kaiser 认为测量误差主要来源于股骨头颈标记线的差异。对比不同的测量方法，Hernandez 法的测量者内差异（11.4°）和测量者间差异（13.6°）最大，可能与 Hernandez 法需要在单一平面内显示股骨头、股骨颈和大转子，当颈干角较大时，在单一 CT 扫描平面内可能难以获得满意的图像。而双平面叠加法比较适合确定股骨头颈轴线。

5. 常用的基于二维 CT 平扫测量胫骨外旋角的方法和结果　测量胫骨外旋角的标线方法也存在差异（图 5-2-11），胫骨近端最常用的标线方法为胫骨平台后缘切线，胫骨远端最常用的标线方法为通过内、外踝的几何中心，绘制内外踝连线为远端标志线。将胫骨近端和胫骨远端的 CT 图像叠加，两条标线之间的夹角即为胫骨外旋角。少数研究的胫骨近端标记线选择通髁线，而胫骨远端标记线的选择略有差异，包括内外踝前后缘平分线、内踝中点与腓骨切迹中点连线、胫腓骨远端前后缘平分线等，测量值为 27.9°~36.2°。

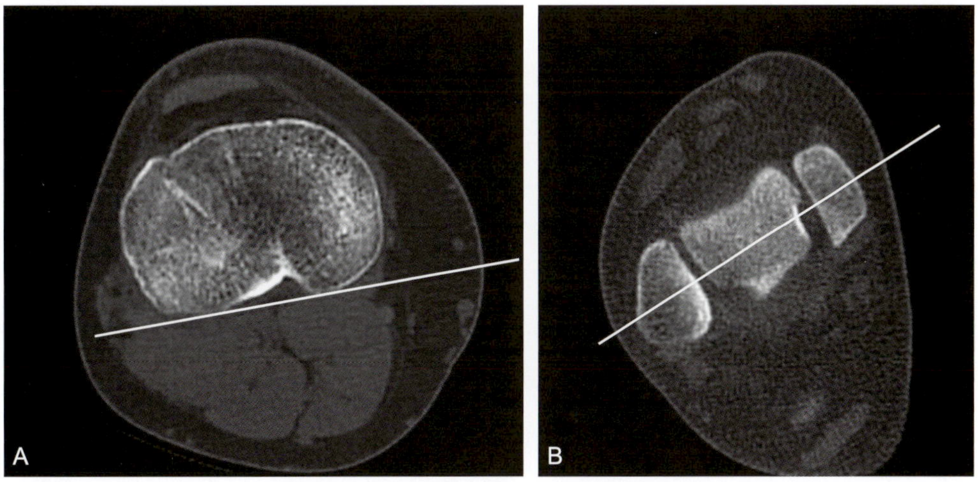

图 5-2-11　胫骨外旋角常用平面选取方法

A. 胫骨平台后缘切线；B. 内外踝中点连线。

6. CT 三维重建　由于操作简便，二维 CT 平扫是目前最常用测量下肢旋转力线的方法，但是，二维 CT 平扫在测量股骨近端轴线时仍存在多种参考平面的选择和多种股骨头颈标线的方法，造成不同测量方法的测量结果之间存在较大差异。因此，如何更加标准化地定义测量方法，是下肢旋转力线影像学测量的重要研究方向。

CT 三维重建能够在二维 CT 平扫的基础上获得更加接近真实解剖结构的三维模型，并能在三维空间中任意拖动和旋转。在实际测量时，为了获得股骨远、近两端的测量轴线，测量者可在三维空间任意旋转重建后的下肢模型，清楚地显示股骨头颈结构，使股骨头颈与股骨远端重叠在一起，获得满意的二维图像，再根据解剖标志在二维平面上的投影进行测量。

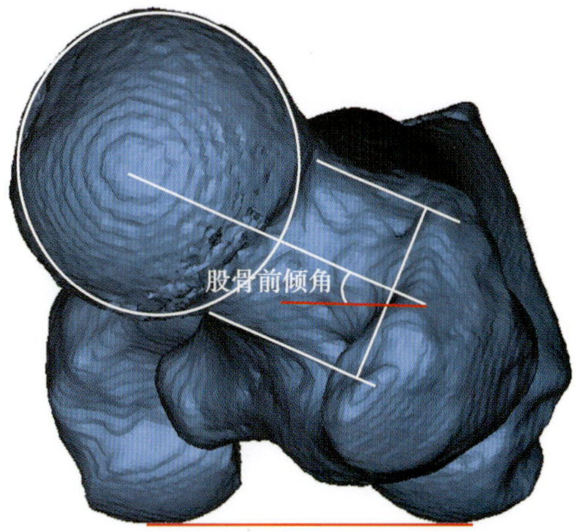

图 5-2-12　股骨前倾角 CT 三维重建测量方法

可以采用三维重建软件对二维 CT 平扫图像进行三维重建，获得股骨头颈与股骨远端重叠的图像，测量股骨前倾角。测量需要标定股骨头的中心和股骨颈的中心，两者连线与股骨内外侧髁最后端两点连线的夹角，即为股骨前倾角（图 5-2-12）。

胫骨外旋角度的测量，可以采用三维重建后将胫腓骨远端与近端重叠的方法，观察时由远端指向近端，需要标记内外踝的几何中心，两者连线与胫骨平台后缘切线的夹角，即为胫骨外旋角（图 5-2-13）。

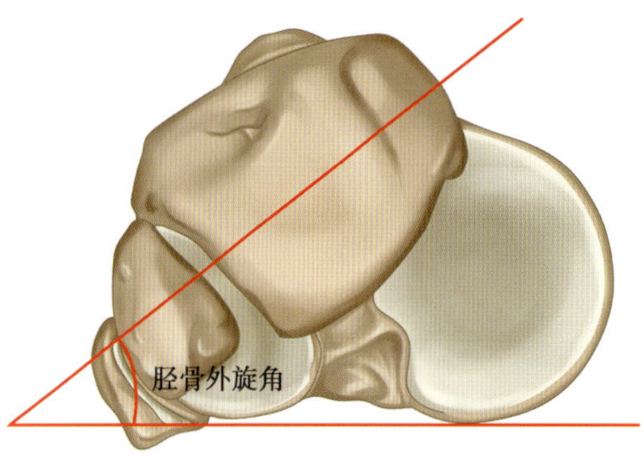

图 5-2-13　胫骨外旋角 CT 三维重建测量方法

7. 磁共振成像（MRI）　与其他测量方法相比，

MRI 被用于测量股骨前倾角的时间较晚，直到 2 000 年前后才逐渐应用于临床工作和研究。

与 CT 平扫测量类似，在测量股骨前倾角时，MRI 既可以选择轴状面影像，又可以选择斜轴位影像。测量股骨前倾角，首先需要绘制股骨近端轴线和远端轴线，近端轴线取股骨颈轴，远端轴线取股骨内外侧髁最后端两点连线轴，叠加两轴所在扫描平面，测量其夹角记为股骨前倾角。

然而，不同文献标注股骨颈轴的方法存在较大差异。Diederichs 等在横断面像上选取股骨头中心与股骨颈中段中点连线作为股骨颈轴；Mair 等在斜轴位像上选择股骨颈中线作为斜轴位的股骨颈轴；Souz 和 Kulig 等在横断面像上选取股骨头中心与股骨干中心连线作为股骨颈轴；Schneider 等分别在横断面像上选取股骨头中心与股骨颈远端中心连线作为股骨颈轴。股骨内外侧髁最后端两点连线轴的标记方法基本相同，无论轴位像或斜轴位像，都是由通过股骨内外髁后缘的切线所确定的。

值得注意的是，在测量股骨前倾角时，MRI 扫描时在冠状面的倾斜角会影响股骨前倾角的测量值。Schneider 等对比了标准横断面与不同倾斜角度的斜轴位扫描方法测量股骨前倾角，发现进行斜轴位扫描时，扫描平面的倾斜角越大，股骨前倾角的测量值越大。而 Sutter 等对比横断面与斜轴位扫描方法，发现进行斜轴位扫描时，股骨前倾角的测量值小于横断面扫描的测量值。

使用 MRI 测量胫骨外旋角通常仅在横断面像上进行标记。测量的近端轴线一般为胫骨内外侧平台最后缘的切线，远端轴线为双踝轴，其具体标记方法在不同研究中稍有不同。Schneider 等以胫距关节面（Pilon 区）中心与胫骨远端的腓骨切迹中点连线为双踝轴。Diederichs 等以内外踝连线为双踝轴。近远轴线夹角即胫骨外旋角的 MRI 测量值。

三、总结

1. 复发性髌骨脱位的患者，临床查体时评估髌骨轨迹非常重要，J 形征通常是发现下肢旋转力线不良的重要线索。

2. 髌骨脱位的患者，评估下肢力线非常重要，尤其是下肢旋转力线（股骨前倾、胫骨外旋），常容易被忽略。

3. 使用 CT 平扫测量股骨前倾角的方法相对简单，但是误差偏大，可以用来对患者进行筛查。

4. 三维 CT 重建的测量方法相对准确，建议在去旋转截骨术前，使用三维重建后进行测量，避免测量方法引起的系统误差。

5. MRI 与二维 CT 在扫描平面和参考轴线的选取上非常相似，同样存在股骨近端扫描方法和轴线标记方法的差异，影响股骨前倾角的测量结果。

（林　葳　孔令策）

参考文献

[1] STAHELI L T, CORBETT M, WYSS C, et al. Lower-extremity rotational problems in children. Normal valuesto guide management [J]. J Bone Joint Surg Am, 1985, 67(1): 39-47.

[2] YOON T L, PARK K M, CHOI S A, et al. A comparison of the reliability of the trochanteric prominence angle test and the alternative method in healthy subjects [J]. Man Ther, 2014, 19(2): 97-101.

[3] SHULTZ S J, NGUYEN A D. Bilateral asymmetries in clinical measures of lower-extremity anatomic characteristics [J]. Clin J Sport Med, 2007, 17(5): 357-361.

[4] NGUYEN A D, SHULTZ S J. Sex differences in clinical measures of lower extremity alignment [J]. J Orthop Sports PhysTher, 2007, 37(7): 389-398.

[5] HUDSON D. A comparison of ultrasound to goniometric and inclinometer measurements of torsion in the tibia and femur [J]. Gait Posture, 2008, 28(4): 708-710.

[6] SOUZA R B, POWERS C M. Concurrent criterion-related validity and reliability of a clinical test to measurefemoral anteversion [J]. J Orthop Sports Phys Ther, 2009, 39(8): 586-592.

[7] MEDINA MCKEON J M, HERTEL J. Sex differences and representative values for 6 lower extremity alignment meas-ures [J]. J Athl Train, 2009, 44(3): 249-255.

[8] MAIER C, ZINGG P, SEIFERT B, et al. Femoral torsion: reliability and validity of the trochanteric prominence angle test [J]. Hip Int, 2012, 22(5): 534-538.

[9] DEJOUR H, WALCH G, NOVE-JOSSERAND L, et al. Factors of patellar instability: an anatomic radiographic study [J]. Knee Surg Sports Traumatol Arthrosc, 1994, 2(1): 19-26.

[10] KAISER P, ATTAL R, KAMMERER M, et al. Significant differences in femoral torsion values depending on the CT measurement technique [J]. Arch Orthop Trauma Surg, 2016, 136(9): 1259-1264.

[11] STRECKER W, KEPPLER P, GEBHARD F, et al. Length and torsion of the lower limb [J]. J Bone Joint Surg Br, 1997, 79(6): 1019-1023.

[12] BRUNNER A, EICHINGER M, HENGG C, et al. A simple method for measurement of femoral anteversion-validation and assessment of reproducibility [J]. J Orthop Trauma, 2016, 30(8): e273-e278.

[13] KENAWEY M, LIODAKIS E, KRETTEK C, et al. Effect of the lower limb rotational alignment on tibiofemoral contact pressure [J]. Knee Surg Sports Traumatol Arthrosc, 2011, 19(11): 1851-1859.

[14] KESHMIRI A, MADERBACHER G, BAIER C, et al. Significant influence of rotational limb alignment parameters on patellar kinematics: an in vitro study [J]. Knee Surg Sports Traumatol Arthrosc, 2016, 24(8): 2407-2414.

第三节　股骨远端去旋转截骨术

一、概述

股骨扭转畸形被认为是引起髌股关节不稳定、疼痛的重要骨性因素之一。本节阐述了股骨扭转畸形对髌股关节稳定性的影响，股骨远端去旋转截骨术（derotational distal femoral osteotomy，DDFO）的发展现状、主要适应证，详细展示了该术式的手术步骤，术后护理康复和相关并发症。现有的临床研究将股骨远端去旋转截骨作为复发性髌骨不稳定多模式治疗策略的一部分，通过合理地把握适应证和标准化的截骨技术，结合内侧髌股韧带重建或髌骨内外侧软组织平衡技术，可以在降低髌骨再脱位率和并发症发生率的情况下获得优异的临床结果。

二、手术发展与现状

下肢的扭转畸形可能来源于多个部位的发育异常，包括髋臼、股骨、胫骨及足部。婴幼儿和儿童阶段的股骨存在生理性的过度前倾，随生长发育远端股骨逐渐外旋，前倾角度逐渐减小，在 10 岁左右发育至正常水平（<20°）。在一些人群中，过度的股骨前倾可持续到成年阶段。此外，股骨的扭转畸形还可能引起下肢的代偿性矫正，导致病理性胫骨扭转畸形，从而出现下肢多个水平上的扭转异常。在临床表现上，一部分人群仅表现为步态异常，在另一部分人群则会出现持续性的髋关节、膝关节疼痛及髌骨不稳。股骨远端去旋转截骨术最早被用于治疗儿童由于严重下肢扭转力线不良而导致的肢体残疾和运动障碍。而股骨扭转畸形与髌骨不稳的联系最早由德国骨科医师 Weber 等在 1977 年报道，从此股骨远端去旋转截骨术开始用于治疗髌骨不稳，并逐渐发展为主要的手术选择之一。复发性髌骨不稳患者的股骨扭转显著高于健康人群是股骨远端去旋转截骨术的核心手术依据。当前，学界越来越认识到下肢旋转力线在维持髌股关节稳定中的作用，并认为股骨扭转畸形是导致髌骨脱位的重要原发病因之一。诸多研究表明，过度的股骨内扭转是复发性髌骨脱位患者软组织重建术后失败及功能不佳的危险因素之一，同时也是评估患者预后的重要指标之一。

在下肢轴位力线上，股骨前倾的增加会导致股骨及膝关节向内扭转，产生“内八字”步态。同时股骨向内扭转导致远端股骨滑车沟的位置相对髌骨、胫骨近端内旋。在股四头肌牵拉作用下，在髌股关节内对髌骨产生额外向外的剪切力，产生滑车及髌骨不对合。生物力学研究证实了过度股骨内扭转可显著增加髌骨外移程度，使膝关节屈伸运动时髌骨更容易向外脱位。此外，股骨内旋过度还可导致内侧髌股韧带的张力、股骨滑车外侧面的压力和股四头肌张力的增加，加重髌股关节症状。尤其是在合并股骨滑车不良和内侧髌股韧带松弛的情况下，股骨扭转畸形对髌骨稳定性的影响可能更大。此外，过度的股骨内扭转引起的髌骨滑车对合关系改变会引起髌骨、滑车外侧关节面的压力过高，引起软骨过度磨损。因此，髌股关节轴向力线的纠正会减小软骨超负荷，可能具有长期益处。

当前，股骨远端去旋转截骨治疗髌骨不稳定通常与其他手术联合进行，包括髌内侧支持带修复术、内侧髌股韧带重建术、滑车成形术及胫骨结节转移术等。

（一）适应证

股骨去旋转截骨术主要应用于复发性髌骨脱位合并严重股骨扭转畸形患者。股骨扭转畸形可通过临床体格检查及影像学进行评估。

1. 临床评估 复发性髌骨脱位患者除报告的多次脱位史（≥2 次）、膝前疼痛外，体格检查可出现膝关节屈伸运动时髌骨轨迹异常。患者取坐位，膝关节伸直状态下髌骨位于股骨滑车外上方，屈膝时髌骨向内侧、下方滑动进入滑车沟，运动轨迹可呈现由外上至内下的倒J征，称为"J形征"。多项研究发现，J形征的出现可能是由于下肢扭转畸形。患者取平卧位，在20°~30°屈膝下可出现髌骨外推试验阳性。

股骨扭转程度评价：当患者双足平行站立时，股骨过度扭转会导致膝关节整体向内旋转，因此两膝关节髌骨内旋、髌骨中心连线距离缩短，即髌骨内视。Lerch等通过研究发现下肢"内八字"步态对诊断股骨过度内旋有非常高的特异度。此外，患者取俯卧位，髋关节伸直位，膝关节屈曲90°，内旋髋关节，大转子最突出时以中垂线与胫骨轴线的夹角测量髋内旋，一般不超过45°，过大的髋内旋也预示股骨前倾角过大（详见本章第二节）。

2. 影像学评估　评价股骨扭转程度的主要影像学参数为股骨前倾角，通过髋膝关节电子计算机断层成像（CT）测量是当前股骨前倾角的首选测量方法，目前报道的研究对复发性髌骨不稳患者进行股骨去旋转截骨术的手术适应证为股骨前倾角>25°~30°。要注意的是，不同团队由于对股骨近端轴线的测量方法不同，所报道的前倾角度数仍有一些出入。一般股骨前倾角异常值标准为大于普通人群数值两个标准差。国外的文献报道正常人群股骨前倾角为15.6°±6.7°。根据笔者团队的研究，使用股骨头中心和股骨颈中心连线作为股骨近端轴线测量，健康成年人中股骨前倾角的均值约为10°，标准差为9°，大于两个标准差认为是异常值，即>28°，符合当前研究确定的股骨前倾角>25°~30°的手术适应证。Kaiser等的研究发现当股骨内旋度数超过20°，单纯的髌股韧带不足以维持正常的髌股关节运动力学。因此，症状明显、股骨扭转异常为主要危险因素的患者，超过25°可考虑行股骨去旋转截骨术。

（二）禁忌证

骨骺未闭合、年龄>45岁、习惯性/固定性髌骨脱位、神经肌肉疾病、结缔组织病、骨愈合障碍及下肢存在多平面严重骨性畸形的患者不宜进行股骨远端去旋转截骨术。研究报道高BMI（>30kg/m^2）患者在接受截骨术后可能出现矫正丢失的现象，因此这部分患者需要进行谨慎的术前评估。去旋转截骨术中可在一定程度上矫正膝外翻，但对中至重度膝外翻患者不作推荐。

股骨远端去旋转截骨术曾被认为是具有较高技术要求和一定风险的术式，近年来随着国内外手术例数的上升和标准手术操作步骤的普及，股骨远端去旋转截骨术的安全性和效果逐渐得到认可。到目前为止，国内外研究人员均认为股骨远端去旋转截骨术适用于具有明显股骨扭转畸形的复发性髌骨脱位患者，但尚未作为治疗髌骨脱位的常规手术方式。需要注意的是，没有临床症状的股骨扭转畸形不需要矫正。

三、手术技术

（一）手术步骤

1. 术前准备　股骨远端去旋转截骨术手术器械、锁定钢板系统、角度测量尺等，关节镜探查器械根据患者情况酌情使用。

2. 入路 股骨远端去旋转截骨术以内侧或外侧股四头肌下入路为主，本文中示例为股外侧肌下肌间入路，设定截骨线位于股骨髁上区域，平行于膝关节线。此外，也有报道使用内侧股四头肌下入路，目的是减少软组织破坏并获得更好的软组织覆盖，但由于股骨远端去旋转截骨术常需要联合髌骨内侧软组织重建术，内侧植入钢板不可避免地会影响内侧髌股韧带股骨侧止点的确定，尤其是在X线透视下产生遮挡，因此目前股骨远端去旋转截骨术仍以外侧入路居多（图 5-3-1）。

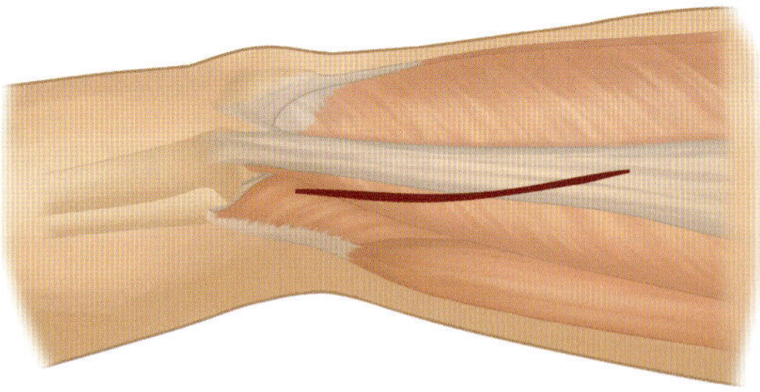

图 5-3-1 股骨远端去旋转截骨术手术切口示意
切口投影于股外侧肌与股二头肌的肌间隔。

3. 显露 患者取仰卧位，使用局部麻醉或全身麻醉，患侧下肢使用止血带。切口画线位置在股骨远端股四头肌下方，为起自股骨髁近端向股骨干方向的纵行切口，长 10~12cm。常规消毒铺单、切口处贴碘伏膜，切开皮肤后逐层止血，分离髂胫束，暴露股外侧肌，拉钩牵开股外侧肌和大腿后方肌肉，从肌间隔进入暴露远端股骨干，不剥离骨膜。

4. 截骨平面 截骨前，于远端股骨干相隔 1~2cm 平行置入粗克氏针或 Schanz 针 2 枚，远端粗克氏针或 Schanz 针置入位置为股骨髁上、髌上囊上方，使用X线透视确定克氏针平行于膝关节线，两针其间区域为预定截骨平面间隙，两枚粗克氏针用以指示截骨后的纠正角度。在截骨线远侧、平行粗克氏针置入两枚细克氏针，两平行克氏针形成的平面用以引导摆锯形成截骨平面。在矫正扭转畸形过程中，需要保证仅在轴状面上进行矫正避免干扰其他平面的力线。在股骨侧，机械轴与解剖轴存在生理性成角（7°±2°），此时应注意所做截骨平面应与下肢机械轴垂直，避免造成额外力线不良。应注意置入克氏针的位置，避免对下一步截骨和接骨板置入造成干扰。相比于股骨近端和股骨干截骨，应用髁上截骨可保持截骨端较大的骨面接触，有益于加速愈合。若截骨线设置垂直于股骨干，可能造成额外的膝外翻畸形（图 5-3-2、图 5-3-3）。

为避免造成冠状面的额外畸形，国外研究报道使用股骨远端双平面去旋转截骨术，这种手术操作类似于双平面胫骨高位截骨术，操作较单平面截骨术复杂，包含平行于关节线的横断截骨和位于冠状面上的楔形截骨。

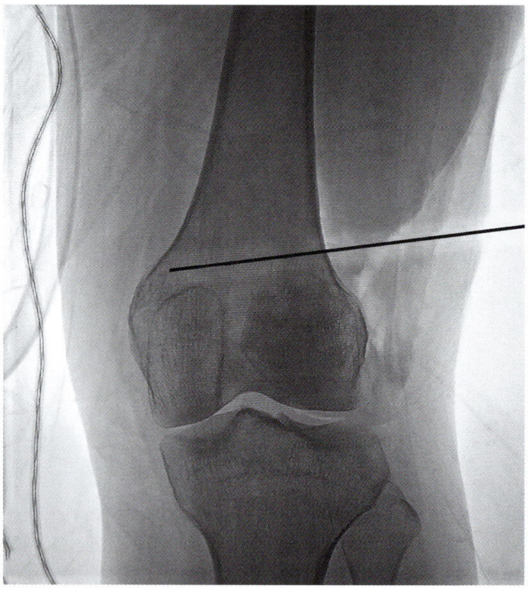

图 5-3-2 股骨远端去旋转截骨术中透视定位，置入克氏针显示预截骨线

5. 截骨 在进行截骨之前，必须使用拉钩或挡板放置在股骨截骨线下方，保护腘窝的血管、神经。使用摆锯截远端股骨时，首先需要保留内侧及后侧的部分皮质，再使用锤子骨凿或量尺小心地打开内侧合页。矫正的角度可以根据两枚粗克氏针

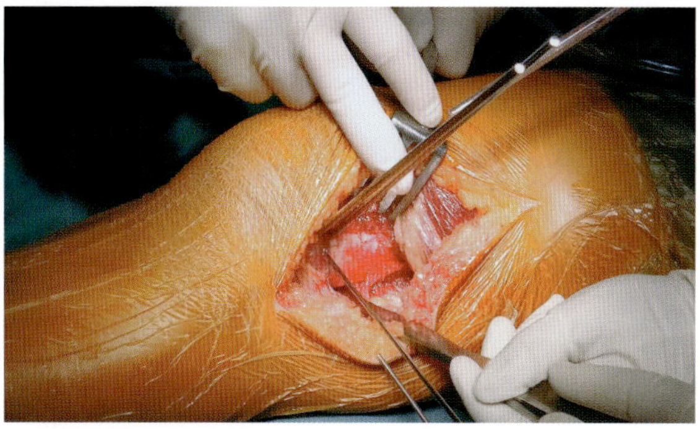

图 5-3-3　股骨远端去旋转截骨术中克氏针引导截骨平面

股骨干显露、置钉，两枚粗克氏针指示截骨间隙与调整角度，使用两枚细克氏针引导截骨平面。

的扭转指示，远端的外旋角度可根据定制量角器或截骨导向尺测得，调整角度可通过外旋远端克氏针或牵引扭转小腿至合适角度。根据术前测量，一般矫正角度为 15°~20°，经过纠正恢复患者前倾角到正常范围即可。如患者前倾角过大，超过 40°，此时可适当调大纠正角度（25°~30°）（图 5-3-4~图 5-3-7）。

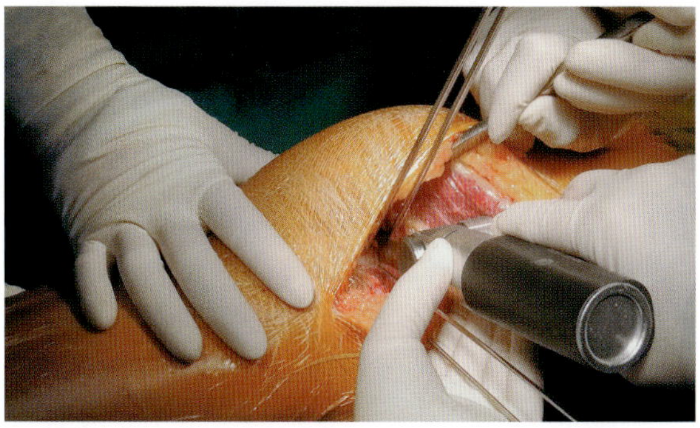

图 5-3-4　股骨远端去旋转截骨术中引导截骨

使用摆锯沿两枚细克氏针形成的平面截骨，注意股骨后方使用挡板或拉钩保护。

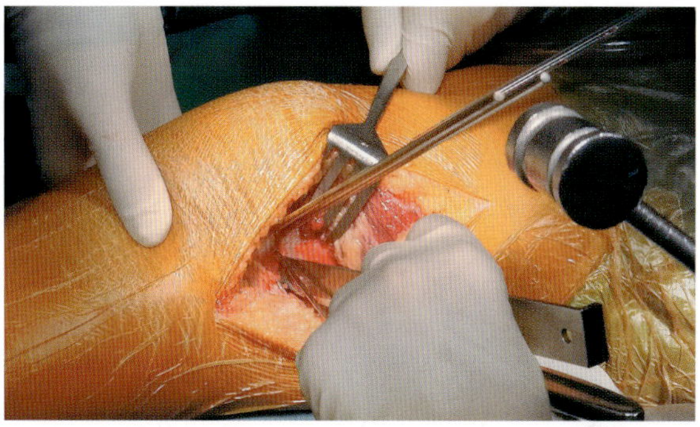

图 5-3-5　股骨远端去旋转截骨术中打断对侧合页

股骨干内侧及下方部分皮质使用锤子敲击骨凿或量尺截断。

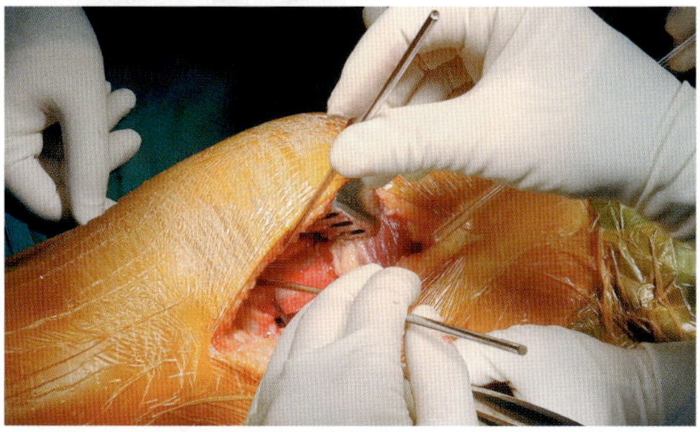

图 5-3-6　股骨远端去旋转截骨术中外旋远端克氏针调整角度

股骨干近端、远端截骨后，远端粗克氏针外旋调整纠正角度。

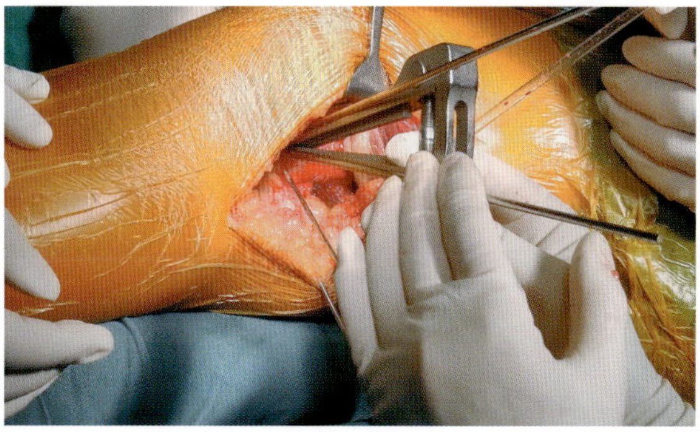

图 5-3-7　股骨远端去旋转截骨术中量角器预估纠正角度

使用量角器估计纠正角度，保持三角形量角器底边平行于下克氏针，另一边平行于上克氏针。

研究报道，股骨远端双平面去旋转截骨术可获得良好的冠状位稳定性，并在一定程度内控制膝内外翻的角度。首先，轴状面上在进行股骨截骨时需要保留部分股骨前方皮质连续，截断宽度约为股骨截面的 3/4，在距离股骨前皮质 1/4 处截骨线斜向近端，向上延伸到股骨前皮质形成双平面截骨线，截骨后可在外侧截骨线下缘截除一长楔形骨皮质块，便于远端外旋后对合，目标矫正度数使用先前置入的两枚粗克氏针或 Schanz 针进行指示。相比于单平面截骨术，在第一刀轴状面截骨时需要完全截断两侧股骨后 3/4 皮质，不保留内侧合页，仅在冠状面截骨时保留股骨前皮质合页。截骨完成后由于近远端截断，可能导致不稳定，术者必要时使用复位钳，或斜行打入克氏针贯穿断端保持临时固定。

6. 固定 置入股骨外侧锁定加压钢板，可使用细克氏针钻入孔道临时固定，进行前后位 X 线透视观察截骨面情况和下肢力线情况，尤其需要注意避免因远端股骨分离产生额外的矢状面成角畸形和内外翻畸形。屈伸膝关节评估髌骨对合情况，此时可进行一些微调以获得最佳的下肢力线。首先置入股骨远端螺钉，远端固定后即在近端置入螺钉锁定以固定股骨，后依次打入远端与近端螺钉。截骨线两端螺钉可先使用加压螺钉，目的是使截骨面加压，消除间隙。在置入近端螺钉时，一般使用双皮质螺钉，稳定固定后拆除加压螺钉，更换锁定螺钉，置入螺钉过程中，由于远端股骨外旋，截骨调整后的两侧皮质可能出现台阶，在置入接骨板时切忌为了消除台阶而产生不必要的矫正丢失（图 5-3-8~图 5-3-11）。

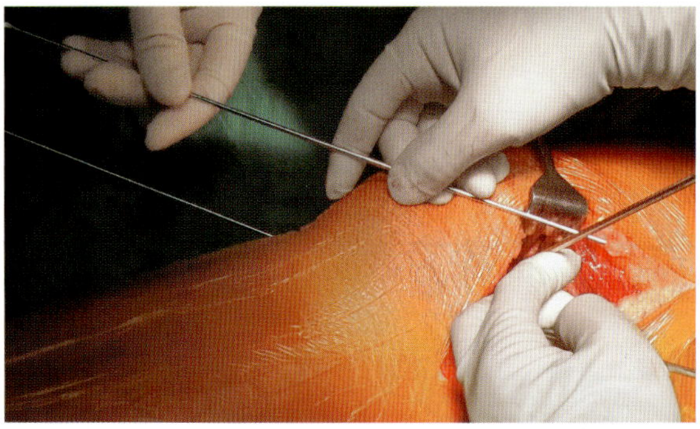

图 5-3-8 股骨远端去旋转截骨术中临时固定
使用克氏针或复位钳临时固定截骨两端。

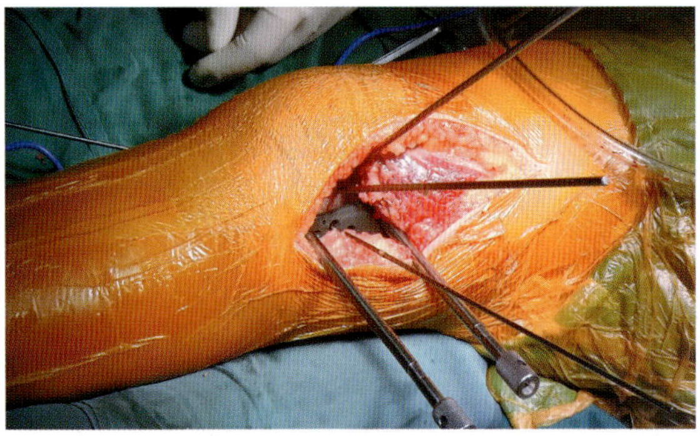

图 5-3-9 股骨远端去旋转截骨术中预置接骨板
此时可使用 X 线投影确定冠状位和矢状位力线。

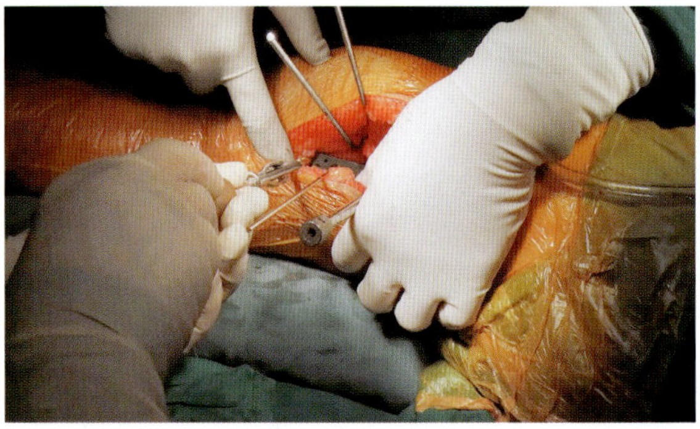

图 5-3-10 股骨远端去旋转截骨术中置入螺钉固定

7. 内侧软组织手术 远端截骨固定后可联合进行髌骨内侧软组织手术，通常使用内侧髌股韧带重建（medial patellofemoral ligament reconstruction，MPFLR），要注意的是外侧置入的钢板一般不影响透视下韧带股骨侧止点（Schöttle point）的判断。此外，也可进行内侧支持带成形恢复内侧软组织张力，可在手术前后辅助关节镜评估髌骨轨迹下进行。

8. 闭合伤口　完成接骨板固定和软组织手术后松止血带，外侧切口根据出血情况决定是否使用引流管，冲洗后，逐层闭合伤口，加压绷带包扎，术后无须支具固定。

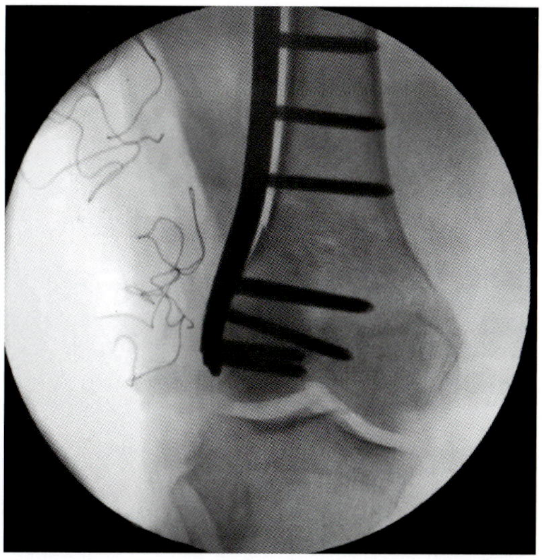

图 5-3-11　股骨远端去旋转截骨术后透视

（二）术后康复计划

术后 24 小时内需及时关注患者的下肢及伤口情况，若放置引流管，可在 6~8 小时拔除，也可在第一次换药时一并拔除。术后康复包括被动和主动屈伸运动，术后第 1 天患者卧床即可进行直腿抬高、跖屈背伸活动以促进下肢血液循环、消除肿胀。患者术后第 2 天可在矫形器或双拐辅助下逐步进行少量的负重活动（20~30kg）。根据骨折愈合的速度不同，完全负重的时间在术后 6 周左右，随后可去除辅具训练。要求术后 1~2 周膝关节屈曲恢复至 90°，跟进恢复肢体肌力。出院前进行一次影像学检查，出院后分别在术后 1 个月、3 个月、6 个月、12 个月进行随访。

出院恢复期间继续进行主动、被动屈伸练习，防止关节僵硬，术后 3 个月恢复至正常水平（0°~120°）。建议每天进行康复运动，包括主动和被动的膝关节屈伸和直腿抬高练习，强化股四头肌肌力。康复完全后，内固定取出时间在术后 6 个月至术后 18 个月（图 5-3-12）。

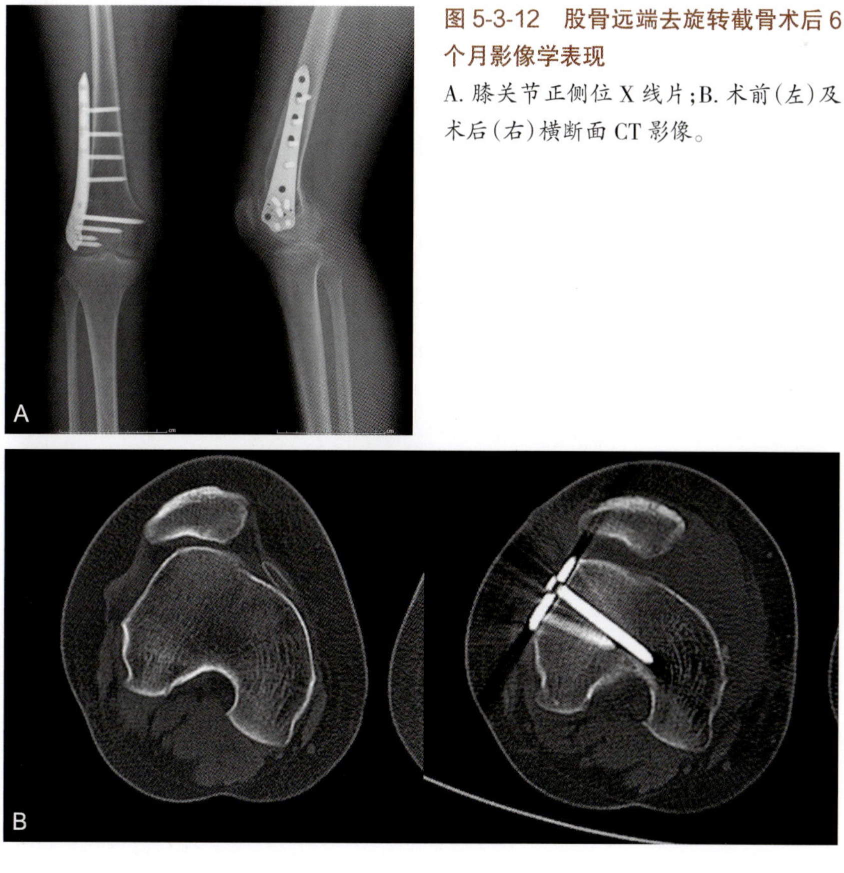

图 5-3-12　股骨远端去旋转截骨术后 6 个月影像学表现

A. 膝关节正侧位 X 线片；B. 术前（左）及术后（右）横断面 CT 影像。

（三）并发症

综合河北医科大学第三医院的诊治数据和当前的发表研究来看，股骨去旋转截骨术的并发症相对其他截骨术低，一个重要原因是行该手术的患者年龄较轻，合并症少，机体自我修复能力较强。常见并发症为切口相关问题，包括切口下血肿、伤口延迟愈合，浅表感染等。较小的切口下血肿提前拆除血肿上的缝线，将血肿挤出，多次换药即可。小的延迟愈合可将伤口新鲜化后重新缝合包扎。若血肿或不愈合长度达到或超过切口 1/3，预计短时间较难吸收愈合，可在换药室或手术室局部麻醉下进行情况缝合包扎。

早期感染（3 周内）大多与局部血肿有关，未涉及内固定物的浅表感染可在手术室进行血肿清除及清创处理，可局部用稀碘伏浸泡清洗感染灶，辅以大量抗生素盐水冲洗，术后加以抗生素直至好转愈合。较深部感染灶务必将内固定与骨软组织间腔隙浸泡、冲洗完全，必要时局部应用强效抗生素。术后晚期感染（3 个月后），需先评估截骨区愈合情况，骨骼愈合后可取出内固定并行清创术清理感染灶。愈合不佳则需保留内固定，若感染不能控制或内固定出现松动等，则需要去除内固定并进行外固定治疗直至骨骼愈合。

此外，部分患者由于出院后的康复不到位，可出现屈曲伸直受限、肌肉萎缩的情况，此时应在出院前、门诊或随访中及时发现，嘱患者进行强化康复运动，逐渐恢复至术前水平，严重的屈曲伸直受限必要时可在麻醉下手术松解。门诊随访中部分患者可能遗留膝部疼痛，并随时间的增长逐渐消失。

既往研究报道股骨远端去旋转截骨术后有股骨骨折、矫正丢失和截骨线不愈合等并发症的发生，但发生率较低，年轻患者静脉血栓的发生率较低，但仍需引起注意。

（四）手术疗效

股骨远端去旋转截骨术联合内侧软组织手术可矫正复发性髌骨脱位患者的异常 Q 角、严重 J 形征，其在改善髌骨轨迹、提高术后下肢活动度及功能学评分方面显著高于单纯内侧软组织重建术。

通过分析在河北医科大学第三医院接受股骨远端去旋转截骨术的患者数据表明，股骨去旋转截骨对治疗复发性髌骨脱位显示较好的疗效，患者普遍获得了较满意的功能情况：运动功能和疼痛情况均有较大的改善，随访术后 3~5 年无再脱位发生，患者术前股骨前倾角为 30°~40°，矫正后为 10°~15°。除股骨前倾角外，截骨术后髌骨倾斜角、适合角均有显著改善。少数患者的静态影像学检查残留一定程度的髌骨倾斜，屈伸膝关节等动态检查下髌骨活动轨迹正常。既往研究证明股骨内扭转程度与 TT-TG 间距呈正相关，笔者团队的研究随访表明股骨去旋转截骨术可一定程度减小 TT-TG 间距，通常为 3mm 左右。

四、总结

1. 股骨远端去旋转截骨术适用于存在严重股骨扭转畸形的复发性髌骨不稳定患者。术者要根据术前股骨扭转程度制订手术矫正计划，合理把握适应证和熟练地掌握标准化的操作技术，通过联合内侧软组织重建术或内侧髌股韧带重建术，可以获得较低的并发症发生率和优良的功能结果。

2. 股骨远端去旋转截骨术的手术创伤相对较大，以远端外侧入路居多，截骨术中要注意保护腘窝血管、神经结构，关注下肢力线的变化，截骨线两端加压固定促进骨愈合，术后密切随访跟进康复锻炼。

（杨广敏）

参考文献

[1] SASS P，HASSAN G. Lower extremity abnormalities in children [J]. Am Fam Physician，2003，68(3)：461-468.

[2] STAHELI L T. Torsion--treatment indications [J]. Clin Orthop Relat Res，1989，(247)：61-66.

[3] WEBER U. Malrotation of distal femur (author's transl) [J]. Z Orthop Ihre Grenzgeb，1977，115(5)：707-715.

[4] DEJOUR H，WALCH G，NOVE-JOSSERAND L，et al. Factors of patellar instability：an anatomic radiographic study [J]. Knee Surg Sports Traumatol Arthrosc，1994，2(1)：19-26.

[5] ZHANG Z J，SONG G Y，LI Y，et al. Medial patellofemoral ligament reconstruction with or without derotational distal femoral osteotomy in treating recurrent patellar dislocation with increased femoral anteversion：a retrospective comparative study [J]. Am J Sports Med，2021，49(1)：200-206.

[6] IMHOFF F B，COTIC M，LISKA F，et al. Derotational osteotomy at the distal femur is effective to treat patients with patellar instability [J]. Knee Surg Sports Traumatol Arthrosc，2019，27(2)：652-658.

[7] YANG G M，DAI Y K，DONG C L，et al. Distal femoral morphological dysplasia is correlated with increased femoral torsion in patients with trochlear dysplasia and patellar instability [J]. Bone Joint J，2020，102-B(7)：868-873.

[8] NELITZ M，WILLIAMS R S，LIPPACHER S，et al. Analysis of failure and clinical outcome after unsuccessful medial patellofemoral ligament reconstruction in young patients [J]. Int Orthop，2014，38(11)：2265-2272.

[9] POST W R，TEITGE R，AMIS A. Patellofemoral malalignment：looking beyond the viewbox [J]. Clin Sports Med，2002，21(3)：521-546.

[10] LEE T Q，ANZEL S H，BENNETT K A，et al. The influence of fixed rotational deformities of the femur on the patellofemoral contact pressures in human cadaver knees [J]. Clin Orthop Relat Res，1994(302)：69-74.

[11] EL ATTAL R，KAISER P. Derotational osteotomies in patella instability [M]//DEJOUR D，ZAFFAGNINI S，ARENDT E A，et al. Patellofemoral pain，instability，and arthritis：clinical presentation，imaging，and treatment. Berlin：Springer，2020：563-578.

[12] LERCH T D，EICHELBERGER P，BAUR H，et al. Prevalence and diagnostic accuracy of in-toeing and out-toeing of the foot for patients with abnormal femoral torsion and femoroacetabular impingement：implications for hip arthroscopy and femoral derotation osteotomy [J]. Bone Joint J，2019，101-B(10)：1218-1229.

[13] YANG G M，WANG Y Y，ZUO L X，et al. Good outcomes of combined femoral derotation osteotomy and medial retinaculum plasty in patients with recurrent patellar dislocation [J]. Orthop Surg，2019，11(4)：578-585.

[14] KAISER P, SCHMOELZ W, SCHÖTTLE P B, et al. Isolated medial patellofemoral ligament reconstruction for patella instability is insufficient for higher degrees of internal femoral torsion [J]. Knee Surg Sports Traumatol Arthrosc, 2019, 27(3): 758-765.

[15] STRECKER W, DICKSCHAS J. Torsional osteotomy: operative treatment of patellofemoral maltracking [J]. Oper Orthop Traumatol, 2015, 27(6): 505-524.

[16] HINTERWIMMER S, MINZLAFF P, SAIER T, et al. Biplanar supracondylar femoral derotation osteotomy for patellofemoral malalignment: the anterior closed-wedge technique [J]. Knee Surg Sports Traumatol Arthrosc, 2014, 22(10): 2518-2521.

[17] DICKSCHAS J, HARRER J, PFEFFERKORN R, et al. Operative treatment of patellofemoral maltracking with torsional osteotomy [J]. Arch Orthop Trauma Surg, 2012, 132(3): 289-298.

[18] NELITZ M. Femoral derotational osteotomies [J]. Curr Rev Musculoskelet Med, 2018, 11(2): 272-279.

[19] TIAN G S, YANG G M, ZUO L X, et al. Femoral derotation osteotomy for recurrent patellar dislocation [J]. Arch Orthop Trauma Surg, 2020, 140(12): 2077-2084.

[20] KAISER P, KONSCHAKE M, LOTH F, et al. Derotational femoral osteotomy changes patella tilt, patella engagement and tibial tuberosity trochlear groove distance [J]. Knee Surg Sports Traumatol Arthrosc, 2020, 28(3): 926-933.

第四节 胫骨近端去旋转截骨术

髌股关节紊乱是包括多种疾病与症状的临床综合征，主要包括髌股关节疼痛、髌骨不稳定、软骨病变和髌股关节炎。髌股关节是伸膝装置的重要组成部分，髌股关节紊乱会导致关节运动轨迹异常改变，关节面压力分布不均，从而导致一系列的髌股关节疾病。越来越多的证据表明，下肢旋转畸形与髌股关节紊乱密切相关，其作为异常骨性结构中的重要部分，在髌骨不稳定和髌股关节疼痛中的影响正逐渐被人们熟悉和认知。下肢旋转畸形包括异常的股骨扭转和胫骨扭转，其中胫骨的旋转排列是决定膝关节屈伸轴方向及髌股关节轨迹的关键因素之一。

胫骨扭转畸形最先由 Stan James 于 1970 年提出，是指踝关节与膝关节于轴向的成角畸形。青少年和成人的胫骨扭转畸形可能是胫骨生长发育异常或骨折畸形的结果，它可能会导致下肢功能障碍，从而产生打软腿、膝前痛、内侧痛、摩擦感和髌骨不稳定等临床症状，其体征多为膝内翻、足外旋步态。胫骨的扭转畸形可以通过临床和影像学等进行评估。

胫骨扭转畸形临床上采取非手术治疗或手术治疗，但两种治疗方式的适应证和预后各不相同，轻度胫骨扭转畸形可选择非手术治疗，以物理疗法为主，如下肢肌肉力量锻炼、理疗等。而严重胫骨扭转畸形和临床症状较重的患者通常需要矫形术进行治疗，目前关于具体的手术选择与治疗建议尚缺乏公认的标准和规范。下文旨在对胫骨近端去旋转截骨术的术前评估、手术技术、手术效果及并发症等详细介绍，以期能够对胫骨扭转畸形的临床诊疗提供帮助。

一、胫骨近端去旋转截骨术的术前评估

（一）临床评估

首先，可以通过步态评估胫骨扭转，观察足底纵轴与膝关节向前位置之间的关系，通常前足在着地时存在 10°~35°的外旋。其次，患者取俯卧位，在膝关节屈曲 90°踝关节中立位时，足底轴线与大腿轴线的夹角正常为 10°~30°。若超出正常范围，提示存在胫骨扭转畸形（详见本章第二节）。

（二）影像学评估

可以通过 CT 测量评估胫骨扭转角度。行 CT 检查时，需双下肢保持平行，在胫骨关节面下方和踝关节水平分别进行扫描，将两个扫描平面重叠，绘制胫骨平台后缘的切线作为参考线，此时，内、外踝连线与参考线的夹角即为胫骨扭转角。胫骨扭转角的正常范围为 20°~30°（图 5-4-1）。

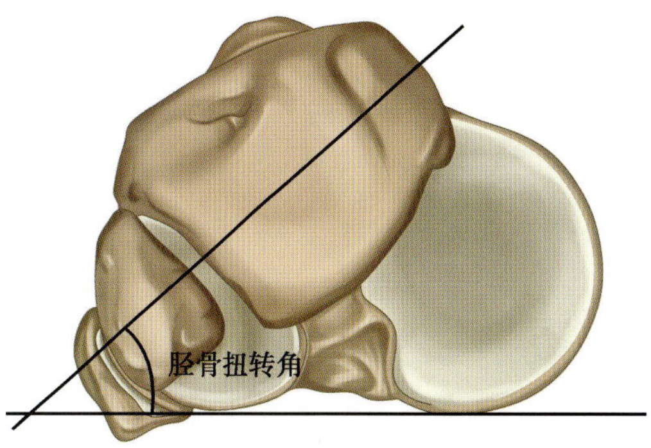

图 5-4-1　胫骨扭转角示意

CT 还可以通过胫骨结节-股骨滑车（TT-TG 间距评估髌股关节对合关系（详见本章第二节）。TT-TG 间距在正常人群的参考值为 10~15mm。如果患者存在胫骨扭转畸形，TT-TG 间距会发生变化，从而导致髌股关节力线异常，可能会出现髌骨不稳定的症状，需要手术处理。目前将 TT-TG 间距 >20mm 作为进行胫骨结节内移截骨术的阈值。通过胫骨结节内移截骨术，将 TT-TG 间距控制在 10~15mm。若胫骨去旋转截骨术中完成旋转截骨后，仍发现有 TT-TG 间距异常，则需联合胫骨结节转移术调整 TT-TG 间距。

（三）手术适应证的评估

1. 非手术治疗　如果患者打软腿、膝前痛、内侧痛、摩擦感和髌骨半脱位等临床症状很轻微，足外旋步态不明显，多以物理治疗为重点，包括休息、支具固定、适当的肌肉功能锻炼等。文献研究显示，股四头肌伸展锻炼可有效缓解膝关节疼痛不适症状，提高膝关节周围肌肉力量，降低髌股关节紊乱的风险。非手术治疗无效或失败者，手术治疗是较好的替代方案。

2. 手术适应证　胫骨旋转异常增大，扭转角度超过 30°，伴有或不伴有髌股轨迹不良的患者，单纯行胫骨结节转移术的治疗效果常不令人满意。因为胫骨扭转畸形可导致 Q 角增大，进而使施加于髌骨的侧向力增大，当患者因 Q 角增大而出现髌骨疼痛或髌骨不稳定症状时，单纯胫骨结节内侧移位截骨术可增加胫骨外旋，会进一步加重髌骨不稳定的症状。目前主要的治疗原则：无论是否合并下肢力线异常，均可通过胫骨去旋转截骨术矫正相应的力线与扭转角度。因此，在诊断和治疗髌股关节紊乱时，认识和量化下肢旋转畸形极其重要。

3. 手术禁忌证　①儿童及青少年骨骺未闭合；②手术区域存在感染；③周围存在开放性伤口；④肿瘤及病理性骨折等。

(四)截骨平面的评估

关于髌股关节紊乱,文献报道的截骨部位多为胫骨近端,患者术后效果较满意。胫骨远端去旋转截骨术常用于治疗骨骼发育成熟的特发性胫骨扭转畸形与足部畸形患者,如马蹄内翻足等,而应用于髌股关节紊乱治疗的文献报道较少。多数临床研究倾向于在胫骨结节上方行近端去旋转截骨术,其主要优势在于可同时矫正 TT-TG 间距与髌骨高度。无论是否进行胫骨结节移位均可矫正 TT-TG 间距。胫骨矫正量每增加 1°,TT-TG 间距将减少 0.68mm。此外,胫骨结节上方截骨可减小施加于髌骨的外翻力,同时髌股关节伸膝装置可对截骨面施加压力,增加手术部位的稳定性并促进愈合。由胫骨扭转畸形导致髌骨不稳定的患者,单纯胫骨结节移位术并不能改善患者症状。此类患者,胫骨结节近端去旋转截骨术可以获得明显临床疗效,临床功能评分均较术前明显改善。手术效果较满意。

胫骨近端的截骨可以在胫骨结节上方、胫骨结节下方和胫骨结节水平截骨。在胫骨结节上方截骨的优点是愈合率较高,缺点是截骨近端骨块体积较小,固定的牢固性不可靠,同时还要考虑远端骨块的旋转会导致胫骨结节的内移或外移,进而对 TT-TG 间距产生影响。

胫骨结节下方截骨的优点是固定稳定性好,缺点是骨质愈合时间较长,但是对胫骨结节与股骨滑车的距离不会产生影响。胫骨结节水平截骨可以兼顾两者的优点,确保较好的骨愈合能力和骨稳定性。胫骨结节水平截骨时需要在胫骨结节后方做冠状面截骨保证整个胫骨结节的完整性,同时还可以适当做胫骨结节内移或外移保证髌骨和股骨滑车软骨正常的负荷和良好的运动轨迹(笔者推荐)。

(五)软组织的评估

胫骨近端去旋转截骨术可能会导致肌肉扭曲或韧带牵拉方向的改变,但整体对于小腿肌肉影响很小,文献报道只要矫正角度 <45°,一般不会影响下肢功能。尽管胫骨的旋转矫正对软组织、神经和血管的影响较小,但是如果矫正旋转的角度较大,需要避免损伤神经、血管结构。在胫骨内旋截骨时,需要关注绕腓骨颈走行的腓总神经,胫骨近端内旋时可能会导致腓总神经的过度牵拉或前外侧筋膜室肌间隔卡压腓总神经。因此,当矫正角度较大时,需要对腓总神经进行松解减压,以避免损伤腓总神经。

二、胫骨近端去旋转截骨术的手术技术

(一)手术器械

胫骨近端去旋转截骨术(截断或不截断胫骨结节)通常使用角稳定锁定接骨板进行固定。

(二)术前规划

根据 CT 确定胫骨矫正扭转畸形的角度和胫骨结节内移或外移的程度。术前可以进行虚拟手术,确定胫骨去旋转多少度可恢复髌股关节正常对合关系。胫骨截骨的水平和胫骨结节的移位都应参考 TT-TG 间距。

（三）手术步骤

患者取平卧位，在手术台上安装外侧挡板与足挡，外侧挡板和足挡可以使膝关节维持在屈膝 90°，以便于术中进行伸屈角度体位的转换。确保术中患者的髋、膝、踝关节在透视过程中没有遮挡。手术铺单时要保留足够的空间方便伸屈膝关节。将膝关节置于屈膝 90°的位置，在皮肤上标记重要的解剖位置，包括内外侧关节间隙、鹅足和胫骨结节的位置。手术切口先采用胫骨近端前内侧弧形切口（图 5-4-2）。

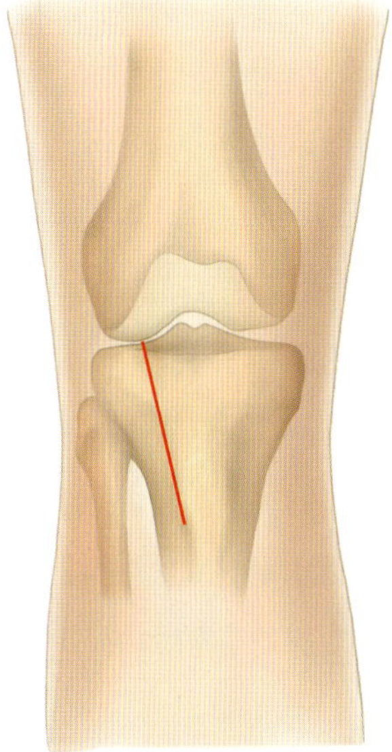

图 5-4-2　胫骨近端去旋转截骨术手术切口示意

切口位于胫骨近端前内侧。

在胫骨结节内侧纵向切开骨膜，使用骨膜剥离器沿切口的位置向胫骨后缘剥离，将筋膜、鹅足、内侧副韧带浅层和骨膜当作一层来处理，后方剥离范围区域为截骨线区域。注意：骨膜剥离器在胫骨后方剥离时，一定要小心，避免损伤后方的血管和神经。在切口前缘显露髌腱的内侧缘及胫骨结节的止点，标记胫骨结节的上缘，作为冠状面截骨的定位标志。透视下使用力线杆可以标记胫骨轴线，用电刀将胫骨截骨水平做标记，并用克氏针标记摆锯截骨的方向且垂直于胫骨力学轴。透视下将锁定接骨板置于胫骨近端内侧，近端两孔进行预钻孔。取出接骨板，标记前方向上或向下的斜行截骨线。如果不需要旋转胫骨结节，摆锯可向远端截骨。如果胫骨结节需要连同远端骨段旋转，则前方的截骨需要朝向近端，这样胫骨结节可以保留在远端骨段，目前多采取该手术方式。首先，前方的斜行截骨应使用薄锯片。要保证该截骨面位于冠状面，并使用拉钩保护髌韧带。平行打入两枚双皮质带螺纹克氏针，一枚位于截骨平面近端，另一枚位于截骨平面远端，都垂直于胫骨轴线，这样可以术中监测去旋转化的角度。其次，在透视下进行胫骨横行截骨，从外向内截骨并垂直于胫骨力学轴。为保护胫骨结节，在做横行截骨时应将锯片或保护板留置在胫骨结节截骨处。取出胫骨结节截骨处的保护锯片后，去除胫骨结节后方的少量骨质，以便于旋转。确认是否可以轻松地旋转骨块，如果有阻碍，可使用骨凿小心凿断残留的骨桥。相对于近端骨块旋转远端骨段并获得术前计划矫正的旋转角度，可以使用量角器确认。要始终确认足的力线与髌骨和胫骨结节的相互关系。矫形截骨完成后，使用两枚克氏针临时固定。如果旋转截骨造成了胫骨结节与滑车间距异常，则需要再辅助胫骨结节截骨以内移或外移胫骨结节，使 TT-TG 间距值不超过正常范围。再使用 2~3 枚螺钉进行双皮质固定。最后按照标准操作流程完成接骨板的锁定螺钉固定。术中需注意髌骨应始终位于股骨髁间沟内，避免股四头肌张力过高而导致膝关节屈伸功能障碍。截骨板固定完成后进行最后的透视，以确保截骨端、下肢力线及内固定物的位置满意（图 5-4-3）。

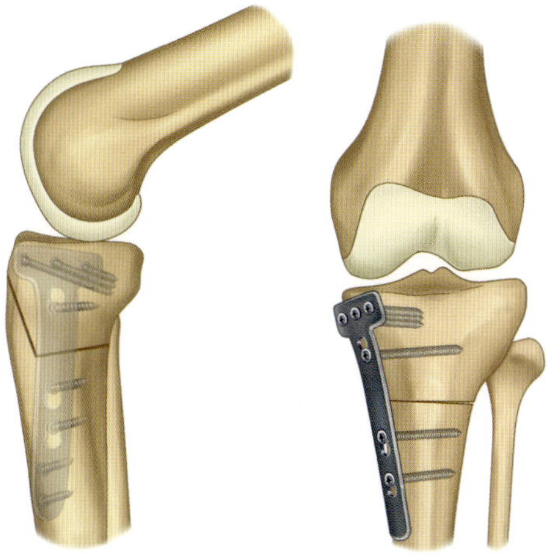

图 5-4-3　胫骨近端去旋转截骨术中截骨板螺钉固定示意

胫骨近端截骨后，接骨板、螺钉固定。

（四）康复

术后需要佩戴完全伸展位支具，术后立即行下肢等长运动，要求术后 1~2 周膝关节屈曲恢复至 90°，跟进恢复肢体肌力，需要密切观察引小腿肿胀情况，预防下肢深静脉血栓。根据临床检查和影像学检查结果，术后 6 周开始做闭环训练提高膝关节中心稳定性，术后 8 周允许完全负重。术后 6 个月允许进行对抗运动。

（五）临床效果

胫骨去旋转截骨术治疗胫骨扭转畸形及髌骨不稳定显示了较好的疗效，其主要优势在于可同时矫正 TT-TG 间距与髌骨高度。研究发现，胫骨矫正量每增加 1°，TT-TG 间距将缩短 0.68mm。此外，胫骨结节上端截骨可减小施加于髌骨的外翻力，同时髌股关节伸膝装置对截骨面施加压力，增加手术部位的稳定性并促进愈合。随访研究报道患者术后可以获得明显临床疗效，运动功能和疼痛情况均有较大的改善，术后临床评分也有明显提高。

（六）并发症

胫骨近端去旋转截骨术后并发症的发生率略高于股骨去旋转截骨术。常见并发症有术中发生胫骨近端骨折、胫骨截骨部位不愈合、术后康复不到位从而出现关节僵硬、术后局部内固定物刺激等。

少见并发症包括手术切口血肿、延迟愈合，腓肠神经短暂麻痹，踇长伸肌麻痹等。虽然这类并发症发生率较低，但仍需注意。

三、总结

作为异常骨性结构的一部分，下肢旋转畸形在髌股关节紊乱中的作用至关重要。胫骨的旋转排列是决定膝关节屈伸轴方向和髌股关节轨迹的关键因素之一。当存在严重胫骨扭转畸形时，单纯软组织手术不能根治潜在的畸形，患者临床症状不会显著改善，去旋转截骨术是主要治疗方法，患者术后临床效果也较满意。关于截骨平面选择，去旋转截骨术后对髌股关节生物力学的影响，术后长期临床效果，目前尚缺乏足够认知，这些问题将是今后研究的重点。

胫骨去旋转截骨术适用于存在严重胫骨扭转畸形的患者。术者要根据术前的胫骨扭转程度制订精确的矫正计划，通过合理把握适应证和熟练地掌握标准化的操作技术，可以获得较满意的术后临床效果。胫骨去旋转截骨术的优点为矫正异常胫骨扭转的同时，可于术中联合胫骨结节转移术，同时完成对 TT-TG 间距和髌骨高度的调整。胫骨去旋转截骨术的手术创伤和截骨范围较大，并发症发生概率高，同时要关注下肢力线的变化及骨愈合的情况，术后密切随访指导康复锻炼。

（李伟锋）

参考文献

[1] LANKHORST N E, BIERMA-ZEINSTRA S M, VAN MIDDELKOOP M. Factors associated with patellofemorel pain syndrome: a systematic review [J]. Br J Sports Med, 2013, 47(4): 193-206.

[2] DICKSCHAS J, HARRER J, REUTER B, et al. Torsionalosteotomies of the femur [J]. J Orthop Res, 2015, 33(3): 318-324.

[3] FRINGS J, KRAUSE M, AKOTO R, et al. Clinical results after combined distal femoral osteotomy in patients with patellarmalteacking and recurrent dislocations [J]. J Knee Surg, 2019, 32(9): 924-933.

[4] PASSMORE E, GRAHAM H K, PANDY M G, et al. Hip-and patellofemoral joint loading during gait are increased in children with idiopathic torsional deformities [J]. Gait Posture, 2018, 63: 228-235.

[5] VAN HEERWAARDEN R J, VAN DER HAVEN I, KOOIJMAN M, et al. Derotation osteotomy for correction of congenital rotational lower limb deformities in adolescents and adults [J]. Surg Tech Orthop Traumatol, 2003, 55-575-A-10: 10.

[6] TEITGE R A. Treatment of complications of patellofemoral joint surgery [J]. Op Techn Sports Med, 1994, 2: 317-334.

[7] DEJOUR H, WALCH G, NOVE-JOSSERAND L, et al. Factors of patellar instability: an anatomic radiographic study [J]. Knee Surg Sports Traumatol Arthrosc, 1994, 2(1): 19-26.

[8] DREXLER M, DWYER T, DOLKART O, et al. Tibial rotational osteotomy and distal tuberosity transfer for patella subluxation secondary to excessive external tibial torsion: surgical technique and clinical outcome [J]. Knee Surg Sports Traumatol Arthrosc, 2014, 22(11): 2682-2689.

[9] Biedert R M. Osteotomies [J]. Orthopade, 2008, 37(9): 872, 874-876, 878-880 passim.

[10] SNOW M. Tibial torsion and patellofemoral pain and instability in the adult population: current concept review [J] Curr Rev Musculoskelet Med, 2021, 14(1): 67-75.

[11] TEITGE R A. Patellofemoral syndrome a paradigm for current surgical strategies [J]. Orthop Clin North Am, 2008, 39(3): 287-311.

[12] KRENGEL W F 3rd, STAHELI L T. Tibial rotational osteotomy for idiopathic torion: a comparison of the proximal and distal osteotomy levels [J]. Clin Orthop Relat Res, 1992(283): 285-289.

[13] PALEY D. Principles of deformity correction [M]. Berlin: Springer-Verlag, 2002: 235-410.

[14] MANILOV R, CHAHLA J, MALDONADO S, et al. High tibial derotation osteotomy for distal extensor mechanism alignment in patients with squinting patella due to increased external tibial torsion [J]. Knee, 2020, 27(6): 1931-1941.

[15] JUD L, SINGH S, TONDELLI T, et al. Combined correction of tibial torsion and tibial tuberosity-trochlear groove distance by supratuberositary torsional osteotomy of the tibia [J]. Am J Sports Med, 2020, 48(9): 2260-2267.

[16] BRUCE W D, STEVENS P M. Surgical correction of miserable malalignment syndrome [J]. J Pediatr Orthop, 2004, 24(4): 392-396.

[17] STEVENS P M, GILILLAND J M, ANDERSON L A, et al. Success of torsional correction surgery after failed surgeries for patellofemoral pain and instability [J]. Strategies Trauma Limb Reconstr, 2014, 9(1): 5-12.

第五节 髌骨脱位中下肢去旋转截骨术的综合考量

一、髌骨脱位的概念

髌骨脱位是青少年常见的膝关节疾病之一，文献报道髌骨脱位的发病率为0.042%，其中10~17岁的女性发病率最高，可达0.108%，初次髌骨脱位非手术治疗后髌骨脱位复发率高达22.7%。髌骨脱位可分为急性髌骨脱位和复发性髌骨脱位，占膝关节损伤的2%~3%。急性髌骨脱位主要是指直接暴力、间接暴力等导致的髌骨脱位，直接暴力多作用于髌骨的前内侧、内侧或外侧，导致股内侧肌撕裂和内侧髌股韧带撕裂，间接暴力主要为股四头肌强力收缩导致的髌骨脱位。发生急性髌骨脱位后，常会伴随剧烈疼痛，严重者还会发生骨折和关节腔内积血。若急性髌骨脱位无明显骨折且内侧髌股韧带撕裂相对较轻的，多数患者可选择非手术治疗，若急性髌骨脱位合并关节内骨折或严重的内侧髌股韧带撕裂者通常需要行手术治疗。复发性髌骨脱位是指第一次发生髌骨脱位后，未经过正规治疗或经过正规治疗后，患者在轻微外伤作用的情况下反复出现髌骨脱位的现象。复发性髌骨脱位患者通常存在髌股关节骨性结构发育异常，主要包括滑车发育不良、髌骨高位、膝外翻畸形、胫骨过度外旋、股骨前倾角较大等。

根据膝关节伸屈活动过程中髌骨与股骨滑车的对应关系还可以将髌骨脱位分成习惯性髌骨脱位和固定性髌骨脱位。其中，习惯性髌骨脱位是指患者每次做膝关节屈曲活动时，髌骨都向外侧脱位，膝关节伸直时髌骨复位；习惯性髌骨脱位病因较复杂，部分可能与外伤因素有关，但习惯性髌骨脱位主要与膝关节骨与周围软组织发育异常等先天因素有关，主要包括髌骨低位、股骨滑车发育不良、股四头肌短缩、膝关节内侧软组织松弛、外侧软组织挛缩等。而固定性骨脱位是指无论患者膝关节在屈曲还是伸直状态下，髌骨一直在股骨滑车外处于脱位状态。固定性髌骨脱位相对比较少见，主要是由膝关节先天性发育异常导致的。

二、髌骨脱位的治疗

髌股关节的稳定性主要由髌骨周围软组织和骨性结构共同维持。髌骨周围软组织的平衡主要由髌腱、股四头肌、膝关节囊、内侧髌股韧带、外侧髌股韧带等共同维持。维持髌股关节稳定的骨性结构主要包括正常的股骨滑车、髌骨形态、正常的下肢力线（包括冠状面及轴状面）等。髌骨周围软组织平衡紊乱或髌股关节骨性结构异常都可能导致髌股关节不稳定的发生，继而出现髌骨脱位。髌骨周围软组织平衡紊乱主要包括股内斜肌损伤、内侧髌股韧带损伤、髌内侧支持带松弛、髌外侧支持带紧缩等。髌股关节骨性结构异常则主要包括股骨滑车发育不良、胫骨结节过度外移（TT-TG增大）、髌骨高位、膝外翻畸形、股骨前倾增大及胫骨过度外旋畸形等。

其中，下肢旋转畸形为一种复杂的下肢多平面的力线扭转畸形，是髌股关节不稳定的重要危险因素（图 5-5-1）。研究发现股骨前倾角过度增大导致患肢在足负重时出现代偿性股骨内旋，将大转子由后方旋转至侧方以增大臀中肌的力臂，而这也导致了作用于髌骨的侧向作用力显著增加，从而使髌骨承受向外的合力增加出现不稳定或髌骨倾斜、半脱位的现象。研究表明，股骨过度内旋也是导致内侧髌股韧带重建术后髌骨脱位复发的重要原因。因此，复发性髌骨脱位合并股骨前倾角增加的患者，当代偿性股骨内旋扭转绝对值超过 25°时，建议在内侧髌股韧带重建的同时采取股骨远端去旋转截骨术。

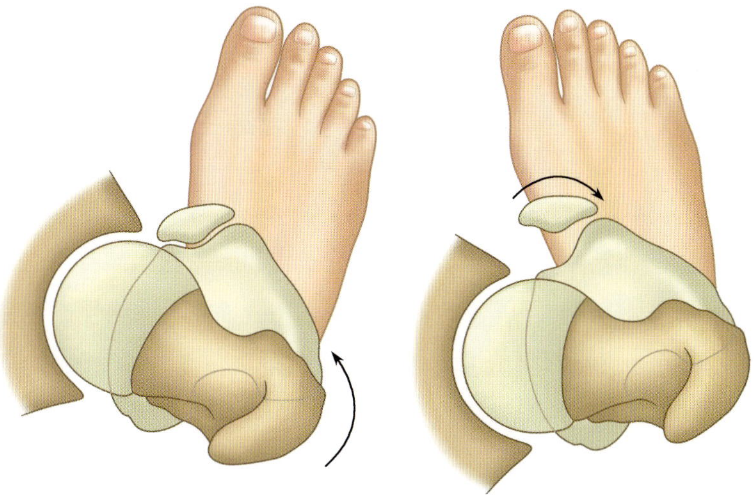

图 5-5-1　下肢旋转畸形示意

同时，胫骨的外旋畸形也是导致髌骨不稳定的重要危险因素，因为胫骨过度外旋可导致胫骨结节的外移增大、TT-TG 增大、髌骨外侧倾斜增加，从而使髌骨承受向外的合力增加并出现髌骨不稳定、髌骨倾斜或半脱位的现象。

因此，髌骨脱位应根据脱位的病因、脱位的类型、临床表现、体格检查及影像学测量等全面评估选择合适的治疗方法（表 5-5-1）。

表 5-5-1　髌骨脱位的类型、特点、病因及治疗方法

类型	特点	病因	治疗方法
急性髌骨脱位	髌骨多为首次脱位，伴有股内侧肌与髌股韧带撕裂、剧烈疼痛等	直接暴力或间接暴力导致	非手术治疗（膝关节支具固定）或手术治疗（内侧髌股韧带重建修复术、内侧髌股韧带缝合术等）
复发性髌骨脱位	髌骨首次脱位后在轻微外力作用下出现反复髌骨脱位现象	轻微的外力损伤、自身发育异常（滑车沟发育不良、髌骨高位、胫骨结节外移、胫骨过度外旋、股骨颈前倾角异常、髌内侧支持带松弛、外侧支持带紧缩等）	内侧髌股韧带重建的同时纠正骨性结构异常（滑车沟成形术、胫骨结节转移术、内翻截骨术或股骨、胫骨去旋转截骨术等）

续表

类型	特点	病因	治疗方法
习惯性髌骨脱位	膝关节每次屈曲时都出现髌骨脱位，伸直时髌骨复位	膝关节骨与周围软组织发育异常等先天因素（滑车发育不良、髌骨低位、股四头肌短缩、膝关节内侧软组织松弛、外侧软组织挛缩等）	手术纠正骨与软组织发育异常（胫骨结节近端移位术、内侧髌股韧带重建术、内侧髌股韧带紧缩术、外侧软组织广泛松解术等）
固定性髌骨脱位	髌骨一直在股骨滑车外处于脱位状态，髌骨不可自行复位	先天性结构发育异常（高位髌骨、股骨滑车发育不良、膝外翻增大、胫骨过度外旋、股骨前倾角较大、膝关节内侧软组织松弛、外侧软组织挛缩等）	手术治疗（需要内侧髌股韧带重建术、外侧支持带松解术、胫骨结节转移术、股骨滑车成形术、胫骨或股骨去旋转截骨术等多种术式联合应用）

目前，关于急性髌骨脱位的治疗存在一定争议。Khormaee 等认为在髌骨脱位患者不存在引起复发性脱位的严重骨性结构异常，同时排除有骨软骨损伤和股内侧肌髌骨附着部完全撕裂的情况下，非手术治疗仍然是治疗急性髌骨脱位的首选方法。Regalado 等前瞻性研究发现非手术治疗和手术治疗急性髌骨脱位都是可行方案；但是非手术治疗组的脱位复发率显著高于手术治疗组。Petri 等发表的一项多中心的前瞻性研究显示首次创伤性髌骨脱位后非手术治疗和手术治疗无显著性差异，但手术治疗组的 Kujala 评分更好且脱位复发率更低。由此可见手术治疗可以降低髌骨脱位的复发率。

然而，复发性髌骨脱位通常伴随着严重的髌股关节骨性结构发育异常，如股骨滑车发育不良、胫骨结节外移（TT-TG 间距增大）、髌骨高位、股骨过度内旋或胫骨过度外旋等，当复发性髌骨脱位伴随以上骨性结构发育异常时，非手术治疗通常效果不佳，常需要手术治疗，且治疗后复发髌骨脱位率仍然较高。目前关于复发性髌骨脱位的手术治疗方案没有一个统一标准，手术的主要标准是恢复髌骨正常的运动轨迹，而手术方案的选择需要根据患者的具体情况而定。

习惯性髌骨脱位常伴随着严重的髌股关节结构发育异常，如股骨滑车发育不良、髌骨低位、股四头肌短缩、内侧支持带松弛、外侧支持带紧缩等，习惯性髌骨脱位通常需要手术治疗，且治疗的年龄越小效果越好，这样不仅能解决脱位问题，还可以避免发育畸形进一步加重。笔者通过研究发现对于习惯性髌骨脱位伴有股骨滑车发育不良的患者通过早期手术恢复髌骨正常运动轨迹可以显著改善股骨滑车形态，使股骨滑车发育逐渐恢复。冯华等通过内侧髌股韧带重建术结合广泛松解外侧支持带、胫骨结节近端及内侧移位治疗习惯性髌骨脱位获得令人满意的临床疗效，其中广泛松解和胫骨结节近端移位是重要的治疗手段。

近年来学者们通过研究逐渐认识到下肢旋转畸形是导致髌股关节不稳定的常见原因，是青少年中发生复发性髌骨脱位的重要危险因素。当股骨前倾角异常增大会导致股骨代偿性过度内旋时，髌骨脱位后单纯行内侧髌股韧带重建术，效果不佳，术后髌骨脱位的复发概率较高。而复发性髌骨脱位合并严重下肢旋转畸形的患者通过下肢去旋转截骨术可以有效纠正下肢力线，在治疗复发性髌骨脱位方面具有显著疗效。但下肢去旋转截骨术手术操作复杂、手术难度及创伤相对较大，在术前需要对患者进行综合全面的评估。

三、髌骨脱位患者的入院评估

髌骨脱位患者入院后首先要详细询问病史，了解髌骨脱位的病因，根据患者有无明确的外伤史、髌骨脱位的次数及髌骨脱位时的具体表现进一步明确髌骨脱位的具体类型；其次，对患者进行详细的体格检查，通过体格检查评估是否存在髌骨轨迹不良（J 形征），有无髋关节内外旋明显不对称或者足-大腿角明显增大情况，有无髌股关节周围软组织平衡紊乱，并初步评估患者有无下肢力线旋转异常情况，明确导致髌骨脱位的具体原因；最后，行影像学检查，主要包括双下肢负重位全长 X 线、膝关节正侧位 X 线、髌骨轴位 X 线检查及 CT 检查（包括髋关节、膝关节及踝关节），并行膝关节 MRI 检查明确髌股关节周围软组织情况，根据影像学检查明确有无髌骨高位或低位情况、股骨滑车发育情况，并准确测量股骨前倾角度及胫骨外旋角度，明确患者有无下肢力线旋转畸形，根据评估情况制订适合患者的手术方案。

（一）髌股关节不稳定的临床评估

1. 下肢旋转畸形评估　使用 Staheli 设计的旋转畸形评估方案可准确定位畸形的位置，并判断畸形的严重程度。

首先，通过步态分析评估足的旋转情况，前足着地时通常位于外旋位 10°~35°，当角度 <10°时称为足过度内旋，角度 >35°时称为足过度外旋。

其次，患者在俯卧位时评估患者髋关节内旋与外旋的能力，膝关节屈曲 90°小腿垂直水平位时为中立位 0°，当髋关节内旋至最大位时与中立位的夹角为髋关节内旋度数，正常髋关节内旋为 45°，如果髋关节内旋 >45°则提示髋关节内旋过度，当髋关节外旋至最大位时与中立位的夹角为髋关节外旋度数，正常髋关节外旋为 30°，但需注意两侧肢体之间是否存在差异。

患者取俯卧位，在膝关节屈曲 90°，踝关节中立位时测量足的轴线与大腿轴线的夹角来评估胫骨的扭转程度，正常为 10°~30°。如果此角度 >30°则提示可能存在胫骨外旋过度（详见本章第二节）。

2. 股骨前倾角的临床检查　通过体格检查测量股骨前倾角，可使用 Craig 试验，又称转子突出角度试验（trochanteric prominence angle test，TPAT）。也可采用通髁角度试验（transcondylar angle test，TCAT）测量股骨前倾角。此外，通过测量髋关节内外旋角度简单评估股骨前倾角，这种方法简单易行，但并不能准确测量股骨前倾角大小。若体格检查发现可能存在股骨前倾角过大，需要进一步行影像学检查及测量（详见本章第二节）。

3. 胫骨外旋角的临床检查　当患者站立位时，双侧足尖并拢，出现双侧髌骨内视，行走时足外旋角度明显增大，呈足外旋步态。患者俯卧位查体显示双侧足外旋角度异常增大（正常成人足外旋角度平均值为 10°），则提示患者胫骨过度外旋（详见本章第二节）。

（二）影像学评估

若体格检查发现复发性髌骨脱位的患者存在明显髌骨轨迹不良，或者髋关节内外旋明显不对称，或者足-大腿角明显增大，预示患者可能存在股骨过度前倾或胫骨过度外旋，需要进一步进行影像学评估，准确测量下肢旋转力线。CT 检查是目前临床最常用的测量下肢旋转力线的影像学评估方法。

行 CT 检查时患者取仰卧位，膝关节伸直，下肢中立位，一般要求足外旋 15°，通常需要连续扫描双下肢全长或者扫描特定范围，一般需包括髋关节、膝关节及踝关节 3 个部位。

1. CT 测量下肢旋转力线　TT-TG 间距、股骨前倾角、胫骨外旋角度（详见本章第二节）。

2. CT 三维重建测量　目前 CT 平扫是测量下肢旋转力线最常用的方法，但是，CT 的二维平扫在测量股骨近端轴线时因参考平面的选择差异会造成测量结果之间存在较大的差异。而 CT 三维重建能够在二维 CT 的基础上借助软件对结果进行三维重建，获得更加接近真实解剖结构的三维模型。在测量过程中可以更准确地选择测量的基线，使测量结果更加准确。因此，CT 的三维重建对髌骨脱位患者去旋转截骨的术前测量及手术设计具有重要指导意义。

复发性髌骨脱位合并严重的下肢力线及旋转畸形的患者在治疗过程中不但要考虑解决软组织不稳定因素，更重要的是要纠正下肢力线及骨性结构的异常，通常需要联合应用多种术式，然而，在制订手术方案时应对患者整体情况根据上述方法进行综合评估，根据患者评估情况及影像学测量结果决定具体实施何种手术方案（表 5-5-2）。

表 5-5-2　髌股关节不稳定骨性结构异常的临床表现、评估及治疗方法

异常平面	临床表现	评估方法	正常范围	治疗方法
冠状面	胫骨结节外移	CT 检查测量 TT-TG 间距	TT-TG 间距 <12mm	TT-TG 间距 >20mm 时胫骨结节内移截骨术
	膝外翻	体格检查 + 下肢全长 X 线片测量外翻角度	正常为 5°~7°	严重的外翻畸形可行股骨髁上截骨术
矢状面	髌骨高位	Carton 指数	正常为 1.0	当 >1.2 时可行胫骨结节截骨远端移位治疗
轴状面	股骨过度前倾或内旋畸形	髋关节内外旋检查、CT 测量股骨前倾角	正常为 10.8°±8.7°	当股骨前倾角≥30°时可行股骨去旋转截骨术
	胫骨过度外旋畸形	小腿外旋检查、CT 测量外旋角度	正常范围 20°~30°	当 >30°时行胫骨旋转截骨术
	股骨滑车发育不良	X 线检查、CT 评估	滑车沟角平均为 138°，>144°为滑车发育不良	Dejour B 型或 D 型滑车发育不良可行股骨滑车成形术
	髌骨过度外倾	体格检查、CT 测量	正常范围 7.7°~18.7°	行髌股外侧支持带松解或内侧髌股韧带重建术

四、术前及术中评估

（一）膝关节周围去旋转截骨术治疗复发性髌骨脱位的术前评估

膝关节周围去旋转截骨术治疗髌骨脱位术前，术者应再次对患者进行详细的体格检查，观察患者术区皮肤条件及患者身体状况选择适合患者的手术方案，明确患者有无明显的手术禁忌证（表 5-5-3）。首先，患者复发性髌骨脱位的诊断必须明确，且体格检查证明髌骨运动轨迹异常，若存在股骨前倾角增大或胫骨过度外旋畸形单纯行软组织修复重建术后效果不佳，髌骨脱位的复发率高，需行股骨远端去旋转截骨术或胫骨近端去旋转截骨术进一步纠正下肢旋转畸形。一些严重股骨旋转畸形合并胫骨旋转畸形的患者单平面去旋转截骨也并不能完全改善因股骨合并胫骨严重旋转畸形导致的髌股关节不稳定，必要时需行双水平去旋转截骨术矫正严重的股骨合并胫骨旋转畸形。有文献报道，股骨外旋截骨联合胫骨内旋截骨的双水平去旋转截骨术在治疗严重的股骨合并胫骨的旋转畸形患者中具有良好的临床效果，但该术式截骨范围大，手术并发症发生率较高，术前应严格评估病情，选择合适的适应证。其次，术前必须进行下肢 X 线及下肢 CT 的影像学检查，并在三维 CT 上准确测量股骨前倾角、胫骨外旋角度。必要时通过三维打印技术重建双下肢模型，在三维模型上做进一步测量与术前设计，确定截骨部位及矫正度数，避免矫枉过正。最后，确定截骨位置、旋转截骨角度并准备旋转截骨配套的手术器械及内固定钢板。

表 5-5-3　膝关节周围去旋转截骨术手术适应证及禁忌证

手术名称	适应证	禁忌证
股骨远端去旋转截骨术	① 复发性髌骨脱位合并股骨过度内旋 ② 股骨前倾角增大（>30°） ③ 髌骨软组织修复重建后髌骨轨迹异常仍得不到明显改善的，且无明显胫骨旋转异常	① 儿童及青少年骨骺未闭合 ② 合并严重的神经肌肉疾病或结缔组织病 ③ 切口周围存在感染或开放性伤口 ④ 骨愈合障碍或截骨平面周围骨肿瘤或病理性骨折等
胫骨近端去旋转截骨术	① 复发性髌骨脱位合并胫骨旋转异常增大 ② 胫骨外旋角度 >30° ③ 髌骨周围软组织重建修复后仍然存在髌骨脱位趋势，且无明显股骨旋转畸形	① 儿童及青少年骨骺未闭合 ② 手术切口周围存在感染或开放性伤口 ③ 截骨平面附近存在骨肿瘤及病理性骨折等

（二）膝关节周围去旋转截骨术治疗复发性髌骨脱位的术中评估

1. 麻醉状态下进行详细的体格检查　在麻醉状态下患者下肢肌肉完全放松，此时进行髌骨外推试验能更好地评估患者髌骨的稳定性，确定导致髌骨脱位的骨性结构及软组织结构异常程度。

2. 术前、术中、术后分别行关节镜检查评估髌骨运动轨迹　去旋转截骨术前通过关节镜检查能更加清楚地观察在麻醉状态下膝关节伸屈过程中髌骨运动轨迹，同时关节镜检查还可以评估股骨滑车沟角度的大小及股骨内外侧髁具体发育情况，为术中是否需进行滑车成形术提供指导；去旋转截骨术中当矫正旋转角度后临时固定，需行关节镜检查，观察髌骨运动轨迹，若髌骨运动轨迹恢复正常则可对截骨进行最终固定；去旋转截骨术后再次进行关节镜检查，观察截骨术后的髌骨在膝关节伸屈活动过程中的运动轨迹，并与术前髌骨运动轨迹进行对比，明确截骨术后髌骨运动轨迹的改善情况，同时通过关节镜检查还可以进一步观察髌股关节内外侧支持带松紧情况，必要时可行内侧髌股韧带重建术及外侧支持带松解术。

3. 旋转角度的评估　在截骨前首先在截骨平面的远近端分别打入角度定位导针，截骨完成后在助手的帮助下术者控制截骨平面远近端的角度定位导针，并根据术前制订的矫正角度对截骨平面进行旋转矫形，在到达术前设计旋转截骨角度后进行临时固定，维持该旋转角度，确认截骨远近断端皮质对合良好，要求前侧、后侧及外侧三侧皮质对合满意，前侧及外侧皮质无台阶，防止截骨断端间的内外翻成角与屈伸方向成角畸形，透视确认下肢力线满意，截骨完成后可通过关节镜观察髌骨与股骨滑车对合关系及髌骨大致运动轨迹。

4. 注意事项

（1）截骨平面应垂直于下肢机械轴线，防止旋转截骨后出现截骨断端内外翻畸形和屈伸成角畸形，同时截骨过程中应注意保护股骨后方软组织，避免摆锯截骨过程中损伤神经、血管等。

（2）在进行旋转矫形过程中应随时进行 X 线检查下肢力线改变情况，避免矫枉过正，同时需在关节镜下观察髌骨运动轨迹的改变情况。

（3）选择坚强的内固定装置，旋转截骨后固定过程中尽量保持截骨远近端的对合关系，且固定一定要牢靠，避免矫正丢失。

（4）在矫正过程中应注意观察软组织的紧张程度，尤其是神经、血管的松紧度，避免因旋转截骨角度过大导致神经牵拉受损，胫骨近端去旋转截骨当旋转矫形不超过 20°时一般不需要行腓总神经松解、腓骨截骨或上胫腓关节松解术，如去旋转矫形超过 25°时应注意腓总神经松紧度，必要时行腓总神经松解、腓骨近端截骨术。

（5）若截骨术后内侧髌股韧带松弛可同时行内侧髌股韧带重建术。

五、术后效果评估

（一）股骨远端去旋转截骨术治疗复发性髌骨脱位的术后效果评估

大量研究表明股骨远端去旋转截骨术在治疗复发性髌骨脱位合并股骨前倾角度过大的患者中取得了良好的疗效，股骨远端去旋转截骨术合并内侧髌股韧带重建术可显著改善膝关节功能，取得满意的临床效果，且术后髌骨再脱位发生率低。但也有个别患者术后出现膝关节僵硬、伸屈活动较差的情况，这主要与术后患者功能锻炼不佳有关，因此，选择合适的适应证、充分的术前规划、良好的手术技术和术后康复锻炼等都会影响最后的临床结果。选择手术适应证时，首先评估髌骨脱位患者的髌骨运动轨迹，并通过影像学测量准确的股骨前倾角度，研究发现 J 形征阳性且股骨前倾角异常增大（>30°）的复发性髌骨脱位患者单纯行内侧髌股韧带重建术和胫骨结节转移术效果不佳。因此，当髌骨运动轨迹出现 J 形征且股骨前倾角 >30°的年轻患者是行股骨远端去旋转截骨术的最佳适应证。

(二) 胫骨近端去旋转截骨术治疗复发性髌骨脱位的术后效果评估

研究发现胫骨近端去旋转截骨术在治疗复发性髌骨脱位合并重度胫骨扭转异常的大部分患者中都取得了良好的效果,术后患者髌骨运动轨迹较术前明显改善,且发生髌骨再脱位的概率较低,术后患者的膝关节功能恢复良好,膝前痛症状明显改善,但也存在个别患者出现骨折不愈合或腓总神经牵拉受损的情况,因此,在截骨矫形过程中截骨平面的选择非常重要,且术中骨折固定一定要牢靠。当旋转矫形不超过20°时一般不需要行腓总神经松解、腓骨截骨或上胫腓关节松解术,当旋转矫形超过25°时应注意腓总神经松紧度,必要时行腓总神经松解、腓骨近端截骨术。因此,在进行胫骨近端去旋转截骨时选择合适的适应证,充分的术前规划,良好的手术技术和术后康复锻炼都是非常重要的,任何环节的疏漏都可能影响手术效果。

六、总结

1. 导致髌骨脱位的因素很多,除髌骨周围软组织结构紊乱外,下肢旋转畸形也是导致髌股关节紊乱、髌骨脱位的重要危险因素,因此,在治疗髌骨脱位过程中除要纠正髌骨周围软组织紊乱外,更需要注意纠正下肢旋转畸形。

2. 膝关节周围去旋转截骨术的手术难度及创伤相对较大,在选择截骨术式时应对患者进行综合全面评估,选择适合患者的截骨术,在手术操作前应进行全面的体格检查及X线、CT等辅助检查,精确地测量股骨、胫骨旋转角度,精确计算需要截骨矫形的角度。

3. 膝关节周围去旋转截骨术在治疗复发性髌骨脱位合并严重股骨、胫骨扭转畸形患者时具有良好的临床效果,但选择合适的适应证,充分的术前规划、良好的手术技术和系统的术后康复锻炼都是非常重要的。

(王胜杰)

参考文献

[1] GRAVESEN K S, KALLEMOSE T, BLØND L, et al. High incidence of acute and recurrent patellar dislocations: a retrospective nationwide epidemMogical study involving primary dislocatimls [J]. Knee Surg Sports Traumatol Arthrosc, 2018, 26(4): 1204-1209.

[2] KHORMAEE S, KRAMER D E, YEN Y M, et al. Evaluation and management of patellar instability in pediatric anti adolescent athletes [J]. Sports Health, 2015, 7(2): 115-123.

[3] REGALADO G, LINTULA H, KOKKI H, et al. Six-year outcome after non-surgical versus surgical treatment of acute primary patellar dislocation in adolescents: a prospective randomized trial [J]. Knee Surg Sports Traumatol Arthrosc, 2014, 24(1): 6-11.

[4] PETRI M, LIODAKIS E, HOFMEISTER M, et al. Operative vs conservative Ireatmen of traumatic patellar dislocation:

results of prospective randomized controlled clinical trial [J]. Arch Orthop Frauma Surg,2013,133(2):209-213.

[5] NELITZ M,DREYHAUPT J,WILLIAMS S R,et al. Combined supracondylar femoral derotation osteotomy and patellofemoral ligament reconstruction for recurrent patellar dislocation and severe femoral anteversion syndrome:surgical technique and clinical outcome [J]. Int Orthop,2015,39(12):2355-2362.

[6] KAISER P,SCHMOELZ W,SCHOETTLE P,et al. Increased internal femoraltorsion can be regarded as a risk factor for patellar instability-a biomechanical study [J]. Clin Biomech(Bristol,Avon),2017,47:103-109.

[7] DIEDERICHS G,KÖHLITZ T,KORNAROPOULOS E,et al. Magnetic resonance imaging analysis of rotational alignment in patients with patellar dislocations [J]. Am J Sports Med,2013,41(1):51-57.

[8] ZHANG Z J,ZHANG H,SONG G Y,et al. Increased femoral anteversion is associated with inferior clinical outcomes after MPFL reconstruction and combined tibial tubercle osteotomy for the treatment of recurrent patellar instability [J]. Knee Surg Sports Traumatol Arthrosc,2020,28(7):2261-2269.

[9] ZHENG X Z,HU Y,XIE P,et al. Surgical medial patellofemoral ligament reconstruction versus non-surgical treatment of acute primary patellar dislocation:a prospective controlled trial [J]. Int Orthop,2019,43(6):1495-1501.

[10] SOUZA R B,DRAPER C E,FREDERICSON M,et al. Femur rotation and patellofemoral joint kinematics:a weight-bearing magnetic resonance imaging analysis [J]. J Orthop Sports Phys Ther,2010,40(5):277-285.

[11] DICKSCHAS J,HARRER J,REUTER B,et al. Torsional osteotomies of the femur [J]. J Orthop Res,2015,33(3):318-324.

[12] IMHOF F B,COTIC M,LISKA F,et al. Derotational osteotomy at the distal femur is efective to treat patients with patellar instability [J]. Knee Surg Sports Traumatol Arthrosc,2019,27(2):652-658.

[13] NELITZ M,WILLIAMS R S,LIPPACHER S,et al. Analysis of failure and clinical outcome after unsuccessful medial patellofemoral ligament reconstruction in young patients [J]. Int Orthop,2014,38(11):2265-2272.

[14] ATESCHRANG A,FREUDE T,GRUNWALD L,et al. Patella dislocation:an algorithm for diagnostic and treatment considering the rotation [J]. Z Orthop Unfall,2014,152(1):59-67.

[15] FU K,DUAN G,LIU C,et al. Changes in femoral trochlear morphology following surgical correction of recurrent patellar dislocation associated with trochlear dysplasia in children [J]. Bone Joint J,2018,100-B(6):811-821.

[16] LIN K M,JAMES E W,AITCHISON A H,et al. Increased tibiofemoral rotation on MRI with increasing clinical severity of patellar instability [J]. Knee Surg Sports Traumatol Arthrosc,2021,29(11):3735-3742.

[17] 张辉,冯华,刘心,等. 成人重度习惯性髌骨脱位的手术治疗[J]. 骨科临床与研究杂志,2018,3(1):2-6.

[18] BIEDERT,R M. Combined deepening trochleoplasty and supracondylar external rotation osteotomy for recurrent patellar instability in patients with trochlear dysplasia and increased femoral antetorsion [J]. Knee,2020,27(4):1158-1166.

[19] JUD L,SINGH S,TONDELLI T,et al. Combined correction of tibial torsion and tibial tuberosity-trochlear groove distance by supratuberositary torsional osteotomy of the tibia [J]. Am J Sports Med,2020,48(9):2260-2267.

[20] DREXLER M,DWYER T,DOLKART O,et al. Tibial rotational osteotomy and distal tuberosity transfer for patella subluxation secondary to excessive external tibial torsion:surgical technique and clinical outcome [J]. Knee Surg Sports Traumatol Arthrosc,2014,22(11):2682-2689.

[21] LEONARDI F,RIVERA F,ZORZAN A,et al. Bilateral double osteotomy in severe torsional malalignment syndrome:16 years follow-up [J]. J Orthop Traumatol,2014,15(2):131-136.

[22] NAQV G,STOHR K,REHM A. Proximal femoral derotation osteotomy for idiopathic excessive femoral anteversion and intoeing gait [J]. SICOT J,2017,3:49.

第六节　去旋转截骨术的临床效果-循证医学证据

一、股骨远端去旋转截骨术

股骨扭转畸形是髌骨不稳定的重要危险因素。在过去的20年中，股骨远端去旋转截骨术（derotational distal femoral osteotomy，DDFO）越来越多地应用于纠正下肢扭转异常导致的髌骨不稳定。就临床意义而言，股骨去旋转截骨术有利于纠正病理性股骨扭转，并且取得了令人满意的临床效果。此外，在其他髌股关节疾病治疗失败后，股骨去旋转截骨术又是一种良好的补救措施。

近年来，越来越多的文献报道股骨去旋转截骨术对治疗髌骨不稳定及股骨过度扭转有良好的临床疗效及患者主观评分。Frings等的研究中，25例患者（31膝）接受了股骨远端去旋转截骨术，以纠正股骨前倾角（femoral anteversion angle，FAA）的增大，术后平均随访27个月，患者均没有发生髌骨再脱位，膝关节功能和患者活动水平显著改善，作者指出术前软骨的损伤程度显著影响临床结果。同样，Zhang等对47例FAA过大（FAA>30°）的复发性髌骨脱位患者进行了股骨去旋转截骨术和相关联合手术，在平均26.1（24~31）个月的随访期间未发现髌骨再脱位患者。Imhoff等回顾性评估了髌骨不稳定患者行股骨去旋转截骨术和联合手术后的临床结果，平均随访44个月，通过分析患者的X线和MRI，以及术前术后的膝关节功能评分、视觉模拟评分等，发现随访期间无髌骨再脱位的发生，股骨去旋转截骨术治疗因扭转畸形引起的髌骨不稳定，患者疼痛明显减轻，膝关节功能显著改善，短期随访效果良好。Nelitz等对12例髌骨不稳定合并股骨前倾角异常的患者进行随访观察，所有患者均行股骨去旋转截骨术联合内侧髌股韧带重建术，观察患者的主观及客观结果，术后平均随访16.4（12~28）个月，发现在股骨前倾严重异常的年轻患者中，股骨去旋转截骨术合并内侧髌股韧带重建术可显著改善膝关节功能，患者满意程度高，无髌骨再脱位发生。Deng等通过对13例复发性髌骨脱位伴股骨前倾角过大的患者行股骨去旋转截骨术联合内侧髌股韧带重建术，并进行平均26.7（24~33）个月的随访，患者也在短期随访中取得满意的临床疗效及影像学表现。另一些学者也报道，股骨去旋转截骨术联合内侧髌股韧带重建术的术后效果良好，患者满意度高，均未发生髌骨再脱位。主要表现在疼痛显著减轻、行走和蹲下时舒适度增加、功能改善。病例的选择、充分的术前规划、良好的手术技术和术后康复锻炼等都会影响最后的临床结果。

许多研究者支持在术前测量股骨前倾角，以其为主要参考指标，如高于阈值建议行股骨远端去旋转截骨术，而该阈值通常为20°~30°（依据外科医师的经验和偏好）。Franciozi等通过对48例行内侧髌股韧带重建术及胫骨结节转移术的患者进行了平均41.5个月的随访发现，这类患者因股骨内旋增加对手术效果可产生负面影响。这些患者，虽然取得了较好的中期效果，但采用股骨去旋转截骨术将明显改善术后疗效。同样，Zhang等以股骨前倾角为分组标准，将患者分为3组：低股骨前倾角组（股骨前倾角<20°）、中等股骨前倾角组（20°≤股骨前倾角<30°）和高股骨前倾角组（股骨前倾角≥30°）。患者行内侧髌股韧带重建术和胫骨结节移位术后，中等股骨前倾角组患者报道的结

果和髌骨稳定性与低股骨前倾角组相似，但明显优于高股骨前倾角组；因此，他们推测股骨前倾角>30°的患者单纯行内侧髌股韧带重建术和胫骨结节转移术效果不佳，而这些患者可能是股骨远端去旋转截骨术的适应人群。

另一种观点认为，在决定是否对复发性髌骨不稳定股骨前倾角异常增加的患者进行股骨远端去旋转截骨术时，应考虑髌骨运动轨迹异常的严重程度。Zhang 等对一组术前 J 形征阳性且股骨前倾角异常增大（>30°）的复发性髌骨脱位患者进行研究发现，术前高度 J 形征患者的临床结果较差，内侧髌股韧带移植物松弛发生率更高，残余髌骨运动轨迹异常更严重。Zhang 等分析了 187 例复发性髌骨脱位患者的膝关节，发现股骨前倾角异常增加是导致复发性髌骨脱位患者出现高度 J 形征的独立危险因素。因此，鉴于严重髌骨运动轨迹异常对内侧髌股韧带术后结果的不利影响，Zhang 等建议当股骨前倾角异常增加并伴有高度 J 形征时，应行股骨远端去旋转截骨术。Frosch 等提出，无论股骨前倾角是否异常增加，许多没有髌骨轨迹异常的复发性髌骨脱位患者可以单独使用内侧髌股韧带重建术成功治疗；然而，当患者合并髌骨轨迹异常时，治疗原则应包括除内侧髌股韧带重建外的其他软组织或骨性手术，从而纠正髌骨异常运动轨迹，如股骨远端去旋转截骨术。Zhang 等在一项回顾性病例对照研究中对股骨前倾角异常增大的患者是否可以从联合股骨远端去旋转截骨术中获益进行了研究，该研究比较了内侧髌股韧带重建术（联合或不联合胫骨结节移位术）与内侧髌股韧带重建术（联合或不联合胫骨结节移位术）联合股骨远端去旋转截骨术治疗股骨前倾角异常增大（>30°）的复发性髌骨脱位患者的临床结果，并确定股骨去旋转截骨术组的患者有更高的主观和客观临床结果，然后通过对术前髌骨轨迹严重程度（低度与高度 J 形征）的结果分层，进行亚组分析，发现高度 J 形征患者比低度 J 形征患者从联合去旋转截骨术中获益更多。因此，作者得出结论，股骨前倾角增大且同时出现高度 J 形征的患者，应考虑行股骨去旋转截骨术。

股骨远端去旋转截骨术的另一个潜在适应证是复发性髌骨不稳定的翻修手术。Nelitz 等对 19 例内侧髌股韧带重建术后失效患者进行了股骨远端去旋转股骨截骨术和内侧髌股韧带翻修术。术后，15 例（78.9%）患者对结果满意或非常满意，3 例（15.8%）患者部分满意，1 例（5.3%）患者对疗效不满意，需进行长期膝关节屈曲康复治疗，作者指出术前要充分考虑额外的危险因素，选择恰当的术式及合适的患者进行矫正。Cao 等通过对 14 例曾接受内侧髌股韧带重建术失败而接受股骨去旋转截骨术合并内侧髌股韧带翻修术的病例进行回顾性分析，这些病例均有高股骨前倾角（42.7°±12°）及高度 J 形征。14 例患者均再行股骨去旋转截骨术联合内侧髌股韧带重建翻修术，术后随访 29.7 个月 ±5.0 个月，无 1 例发生髌骨半脱位或再脱位，最后一次随访时的 Tenger 评分、Kujala 评分、Lysholm 评分和 IKDC 评分均显著增高，术后高度 J 形征患者的比例明显降低（由术前 100% 降至术后 14%），矫正效果良好。术者对手术适应证的把握及不同患者手术方式的选择对手术成败影响巨大。

股骨前倾角异常增加的患者可能同时存在其他并发损伤及骨畸形，联合手术成为必不可少的选择。Zhang 等在一篇综述中报道，所检索到的行股骨去旋转截骨术手术的患者中，62.4% 的患者接受了联合内侧髌股韧带重建，28.2% 的患者接受了内侧紧缩术等软组织手术以稳定髌骨。也有相关骨畸形同时矫正的统计，如胫骨结节转移术（29.4%）、外翻/内翻矫正术（15.9%）和滑车成形术（8.8%）。Nelitz 等对 12 例复发性髌骨脱位和股骨前倾角增大的患者进行了股骨远端去旋转截骨术和内侧髌股韧带重建术联合治疗，术后随访时间 16.4（16~28）个月，未发生髌骨再脱位，获得了良好的临床结果和患者满意度。Dickschas 等报道了 30 例股骨去旋转截骨术治疗髌股关节疼痛和髌股关节不稳定的患者，这些患者经过了 41（6~113）个月的随访均获得了良好的临床结果。同样，Imhoff 等也对 42 例（44 膝）股骨前倾角增加的复发性髌骨脱位的患者进行了内侧髌股韧带重建联合股骨远端去旋转截骨术治疗，在平均 44 个月的随访期内，患者疼痛明显减轻，WOMAC 评分、Lysholm 评分和 IKDC 评分明显提高，至末次随访未发现髌骨再次脱位的病例，并得出结论：内侧髌股韧带重建联合股骨去旋转截骨术是治疗股骨前倾角异常增加的复发性髌骨脱位患者的有效方法。Yang 等回顾性分析了 20 例同时行股骨远端去旋转截骨术和内侧髌股韧带重建术的患者，平均 18 个月的随访期内均未发生髌骨再脱位，结果表明，股骨远端去旋转截骨术联合内侧髌股韧带重建术可有效缓解疼痛，稳定髌骨运动轨迹，获得良好的膝关节功能。但如何治疗股骨前倾角异常增大并发的其他骨性畸形文献中仍有争议。Dikschas 等分析了 30 例因膝前疼痛、髌骨不稳定或股骨髋臼撞击而行股骨远端去旋转截骨术的患者，经过平均 41 个月的随访后，研究表明股骨去旋转截骨术可显著改善疼痛及髌骨运动轨迹。最近的一项 Meta 分析发现，严重滑车发育不良的患者行股骨远端去旋转截骨术联合滑车成形术降低了髌骨再脱位率，但代价是术后活动范围受限的风险更高，鉴于此，Zhang 等也不建议采用股骨去旋转截骨术联合滑车成形术。

常用的术后主观临床效果评价包括视觉模拟评分法（visual analog scale，VAS）评分、国际膝关节文献委员会（International Knee Documentation Committee，IKDC）评分、Tegner 评分、Kujala 评分和 Lysholm 评分。所有检索到的患者术后较术前的主观评分均有显著改善。患者术后满意度为 72%~100%。

笔者统计了近年来报道的行股骨去旋转截骨术的病例，所有研究均报道股骨去旋转截骨术的股骨前倾角手术适应证选择范围为 20°~30°。随访时间为 12~44.4 个月，最长随访时间为 88 个月，在随访期均无髌骨脱位复发的报道。手术总体满意率为 97.2%，患者的并发症为大腿外侧及膝关节周围疼痛 6 例，膝关节活动受限 5 例，关节弹响 2 例，内固定失效 3 例，感染 1 例，总体并发症发生率为 6.3%。股骨去旋转截骨术最常见的并发症是术区周围疼痛，经过休息、理疗等对症治疗后均在末次随访期之前好转，次要并发症是关节活动受限，通过加强康复锻炼或在麻醉状态下操作得以解决（表 5-6-1）。

表 5-6-1　股骨去旋转截骨术的临床效果对比

研究人员（研究年份）	病例数/例	截骨值/°	术前/术后股骨前倾角/°	骨的联合手术（实施例数/例）	随访时间/月	并发症（发生例数/例）	满意率[a]/%
Zhang（2021 年）	135	30	34/10	TT（30）	44.4（24~72）	—	—

续表

研究人员（研究年份）	病例数/例	截骨值/°	术前/术后股骨前倾角/°	骨的联合手术（实施例数/例）	随访时间/月	并发症（发生例数/例）	满意率[a]/%
Tian（2020 年）	17	25	33/10	—	17（12~49）	关节活动受限（2）膝关节周围疼痛（2）	94
Biedert（2020 年）	9	27	38/—	TP（9）	12	持续疼痛（1）	89
Yang（2019 年）	20	25	31/16	—	18（12~23）	弹响（1）关节活动受限（1）大腿外侧疼痛（3）	100
Frings（2019 年）	31	20	39/11	TT（1）VC（5）	27（12~64）	感染（1）固定失效（1）疼痛（1）	100
Imhoff（2019 年）	44	25	31/12	TT（6）VC（22）TP（6）	44（12~88）	矫正角度丢失（1）移植物滑移螺钉脱位（1）	87
Nelitz（2015 年）	12	25	34/—	—	16.4（12~28）	关节活动受限（2）	100

注：TT. tubercle of tibia transfor，结节转移术；TP.trochleoplasty，滑车成形术；VC.valgus correction，外翻矫正术；[a] 如术后满意率分 3 组，满意和基本满意均统计为满意。

二、胫骨去旋转截骨术

胫骨过度外旋和 TT-TG 间距的增加会导致髌股关节不稳定，可以通过胫骨去旋转截骨术（high tibial derotation osteotomy，HTDO）进行纠正。目前，多数临床研究倾向于在胫骨结节上方实施胫骨近端去旋转截骨术，其主要优势在于可同时矫正过度的胫骨结节外侧移位与胫骨过度外旋。Jud 等通过对 20 例患者电脑模拟手术发现，胫骨矫正量每增加 1°，TT-TG 间距将减少 0.68mm，TT-TG 间距的矫正值可以通过胫骨旋转的角度成功预测，因此，在选定的病例中，胫骨扭转畸形和 TT-TG 间距可通过 1 次截骨术矫正。Fouilleron 等和 Server 等将 30°扭转的绝对值作为矫正截骨术的手术指征。Snow 等报道的截骨术手术指征是胫骨远端的双踝轴相对于股骨远端角度是否大于 50°。

因胫骨旋转畸形导致髌骨不稳定的患者，有许多文献报道胫骨去旋转截骨术有良好的临床客观疗效及患者主观评分，这也是应用于成人中最常见的截骨术。Fouilleron 和 Girard 描述了 36 例胫骨近端去旋转截骨术，其中 31 例膝术前有髌股关节疼痛，有 5 例膝不伴有髌骨不稳定，术后胫骨平均旋转矫正为 25°，通过 IKS 评分及 Lille 评分，94% 的患者有良好或非常好的功能结果，虽有 1 例腓总神经麻痹患者，但所有患者截骨均愈合。Server 等报道了 25 例髌骨不稳定患者（35 例膝）的胫骨去旋转截骨术，平均随访 4.3（1~8）年，通过体格检查、X 线片和 CT 评估肢体的力线情况，结果评价优良率 88.5%，23 例患者满意，2 例患者不满意，运动员和那些运动量较大的人的总体成绩令人满意。

Paulos 等对 25 例髌骨脱位合并胫骨扭转畸形的患者进行治疗，12 例患者（第 1 组）接受了胫骨近端去旋转截骨术联合胫骨结节转移术，13 例患者（第 2 组）仅接受了胫骨结节转移术，他们发现，与仅进行胫骨结节转移术的患者相比，进行胫骨近端去旋转截骨术联合胫骨结节转移术的患者在所有主观评分和功能结果参数方面都有显著改善，该队列中有大量既往手术失败的患者，这提供了一些证据，表明与传统的胫骨结节转移术相比，接受胫骨近端去旋转截骨术联合胫骨结节转移术的患者获得了更好的临床效果。

然而，关于胫骨近端去旋转截骨术的临床效果，仍有一些令人遗憾的报道。Meister 和 James 认为胫骨近端去旋转截骨术适应证较窄，仅适用于髌骨疼痛综合征的患者，他们采用胫骨近端去旋转截骨术治疗了 7 例髌骨疼痛综合征患者，这些患者的下肢严重旋转畸形，并伴有膝前疼痛，术者在胫骨结节附近进行胫骨近端去旋转截骨术，平均矫正 19.7°，在 10 年的平均随访中，除 1 例患者外，所有患者均获得了主观上良好或优秀的结果，而功能上所有患者均获得了良好或优秀的结果。胫骨近端去旋转截骨术后并发症的发生率略高于股骨远端去旋转截骨术。Fouilleron 等对 36 例行胫骨近端去旋转截骨术患者进行平均 4.7 年的随访，95% 的患者术前有中至重度疼痛，术后 78% 的患者仅有轻度或无疼痛，随访期间，所有髌骨均稳定，屈膝时疼痛发作及步态均有显著改善，证实了即使在股骨和胫骨联合扭转异常的情况下，单独胫骨旋转截骨术也能缓解髌股关节疼痛和不稳定性，在这项研究中，既往手术史与较差的膝关节功能结果（髌股关节评分和 IKS 评分）没有统计学相关性，作者共观察到 3 例并发症：1 例深静脉血栓，1 例腓总神经麻痹在之后缓解，1 例膝关节僵硬需要手法松解，在股骨前倾角 >20°的患者中未发现显著性差异，表明大多数患者不需要同时纠正任何相关的股骨前倾角，值得注意的是，只有 58% 的患者在术后恢复到术前相同的运动水平。Manilov 等通过对有髌股关节症状的胫骨扭转大于 30°的患者进行平均 66 个月的胫骨近端去旋转截骨术后随访，发现患者年龄和软骨的损伤是术后 Kujala 评分不良的主要因素，作者共观察到 5 例并发症（8.3%）：1 例出现截骨线远端的胫骨骨折，在术中即刻采用切开复位和较长钢板固定治疗，1 例出现短暂的腓总神经麻痹术后 30 天自行恢复，1 例出现踇长伸肌永久麻痹，还有 2 例患者因术后关节僵硬需要行关节镜下粘连松解术。总之，在因胫骨过度外扭转导致膝关节内扭转（内视髌骨）、髌股关节排列不良的患者中，胫骨近端去旋转截骨术有改善疼痛和不稳定、提高爬楼梯能力的功能结果。

许多学者对胫骨近端去旋转截骨术治疗胫骨过度扭转导致髌骨不稳定的治疗方案加以改进，提高了临床效果及患者满意率。Drexler 等对复发性髌骨脱位合并胫骨外向扭转过大（>45°）的患者行胫骨近端去旋转截骨术和胫骨结节移位术，并对这些患者的临床和影像学结果进行随访评估，中位随访期为 84 个月，中位旋转矫正值为 36°，膝关节严重程度评分、Kujala 评分、SF-12 评分、WOMAC 评分和 VAS 评分均有显著改善，2 例患者出现胫骨截骨术手术部位骨不愈合，内翻塌陷；1 例患者需要再次手术植骨，另 1 例患者需要全膝关节置换术，总体而言，91% 的人被评为总体良好或优秀，作者认为，满意率较高可能与在所有病例中合并胫骨结节移位术有关，患者表现为胫骨过度外旋继发复发性髌骨半脱位，接受胫骨近端去旋转截骨术联合胫骨结节移位术的患者在疼痛缓解和功能改善方面取得了令人满意的结果。Foilleron 等随访了 36 例于胫骨干骺端行去旋转截骨术的患者，术后满意或非常满意 27 例（75%），1 例出现退行性腓总神经麻痹，所有患者截骨愈合。

胫骨近端去旋转截骨术也可作为替代或补救方案，给难以决策或初次手术失败的患者提供更好的帮助。Cameron 和 Saha 对 18 例胫骨过度外扭转的患者进行了胫骨近端去旋转截骨术，术前平均扭转 40°（37°~65°），在 17 例接受随访的患者中，有 13 例（76%）患者在术后 25 个月的结果被认为是良好和非常好的，然而，经历过多次手术失败的患者预后明显较差（$P<0.01$），作者强调了在治疗过程中早期诊断胫骨扭转的重要性，术前疼痛症状较轻的患者预后显著更好（$P<0.01$），年龄、性别、胫骨扭转程度、股骨滑车发育不良和髌骨高度不影响结果，在治疗胫骨过度扭转的病例时作者首选胫骨近端去旋转截骨术和胫骨结节移位术。Stevens 等报道了 16 例患者（23 个膝关节），他们因之前手术治疗失败而接受了去旋转截骨术，扭转治疗后膝关节疼痛明显改善，但 60% 的患者仍有持续的膝关节疼痛，43% 的患者髌骨仍不稳定，仅有 57% 的患者对他们的膝关节是满意的，78% 的患者运动水平保持不变或增加，作者建议及时发现胫骨扭转并尽早纠正扭转畸形，以避免关节功能恶化。

然而，学者们仍对胫骨去旋转截骨术的截骨平面有争论。Krengel 等对 35 例严重特发性胫骨扭转患者的 52 例胫骨去旋转截骨术进行回顾性分析，在胫骨近端或中段进行了 39 例截骨术，13 例采用胫骨远端截骨术。其中，5 例（13%）胫骨近端去旋转截骨术出现严重并发症，而无 1 例胫骨远端去旋转截骨术出现严重并发症。严重且持续的特发性胫骨扭转，作者建议在远端进行胫骨去旋转截骨矫正，只有在内翻或外翻畸形需要同时矫正时，才需要近端平面截骨术。但这与目前主流观点相悖。Erschbamer 等回顾性分析了 44 例胫骨异常扭转的儿童患者（71 例胫骨），均于胫骨远端行去旋转截骨术治疗，术后去除外固定后，2 例患者发生了骨折，无其他并发症发生，作者认为在胫骨远端行去旋转截骨术是安全有效的。Stotts 等报道了 59 例使用髓内钉行胫骨干中段去旋转截骨术治疗胫骨旋转异常的患者，术前患者胫骨平均扭转角度为 40.2°，进行了平均 22.6 个月的随访，发现 5 例（8.5%）出现严重并发症，包括腓总神经麻痹、感染、骨不连和再骨折，76.3% 的患者症状好转，遗憾的是作者未进行功能评分等主观评价。

总之，由胫骨扭转异常导致复发性髌骨脱位等临床症状的患者，胫骨去旋转截骨术可有效稳定髌骨并缓解疼痛，治疗效果好于传统的胫骨结节转移术，无术后髌骨再脱位发生。但由于该手术截骨范围较大，并发症发生率较高。同时，由于目前相关研究与文献报道较少，关于最佳胫骨去旋转截骨平面尚无确切答案。

三、双水平（股骨合并胫骨）去旋转截骨术

肢体旋转畸形导致的髌骨轨迹不良或膝前疼痛的患者，有学者发现单纯软组织手术，或联合胫骨结节移位术并不能完全改善其临床症状，部分患者的症状将持续存在。此外，单水平去旋转截骨术并不能完全改善因股骨合并胫骨严重旋转畸形导致的髌股关节症状。Naqvi 等报道了 2 例膝关节疼痛患者接受股骨去旋转截骨术后出现了较术前更严重的疼痛，并不得不进行胫骨去旋转截骨

术以纠正胫骨对线不良，2 例患者在胫骨去旋转截骨术后临床症状均有改善。

多位学者的研究结果支持采用双水平去旋转截骨术治疗严重股骨合并胫骨的旋转畸形。Delgado 等通过对 9 例（13 膝）因髌股关节疼痛和肢体扭转不良的患者进行股骨外旋截骨术、胫骨内旋截骨术或者两者并行双水平去旋转截骨术（7 膝），没有施行会改变髌骨轨迹的其他软组织手术，在平均 2.6 年的随访中，所有患者的步态及膝关节外观均有改善，膝关节疼痛明显减轻。Stevens 等对 23 例接受软组织或胫骨结节转移术后仍有膝关节疼痛和/或髌骨不稳定症状的患者进行了回顾性分析，这些患者均接受二次胫骨或股骨去旋转截骨术，其中有 8 例接受双水平去旋转截骨术。所有 23 例患者术后疼痛得到明显改善（术前 VAS 评分平均 8.6 分，术后平均 3.3 分，$P<0.001$），而 70% 的患者术后确实有持续的膝关节疼痛，行双水平去旋转截骨术的 8 例患者均无手术并发症发生，作者指出肢体有明显旋转异常的患者，早期施行去旋转截骨术是有好处的。此外，Bruce 等研究了 14 例因股骨前倾角和胫骨外旋增加导致膝前痛而接受双水平去旋转截骨术的患者，在平均 5.2 年的随访期内，所有患者均对手术和治疗结果完全满意，无髌骨脱位或膝关节周围疼痛等症状。Leonardi 等也报道，对 3 例扭转对线不良综合征患者进行平均 16 年的随访，在随访期内没有患者出现膝关节或髋关节持续性疼痛，髌骨运动轨迹稳定，术后症状明显改善，作者建议术前对所有的扭转畸形进行影像学评估，如畸形严重，仅行一侧（如胫骨或股骨）去旋转截骨术是不够的，作者更推荐在同期对同侧肢体同时施行双水平去旋转截骨术。

双水平去旋转截骨术较单平面截骨术的手术范围更广，并发症发生率较单纯股骨或胫骨去旋转截骨术更高。Bruce 等回顾了 14 例患者（27 膝）的矫正结果，患者术前有明显的髌股关节疼痛，疼痛与股骨前倾角和胫骨外旋增加有关，所有病例均行同侧股骨外旋截骨术和胫骨内旋截骨术，在平均 5.2 年的随访中，所有患者都对手术和结果表示完全满意，作者共观察到 4 例并发症：1 例胫骨内固定物滑脱，1 例股骨干骨折，1 例腓骨骨不连，1 例因随访不到 2 年而被排除在外的患者在一次手术中接受了双侧股骨去旋转截骨术和髓内钉治疗，在后来的手术中，患者接受了双侧胫骨去旋转截骨术，随后观察到患者出现双侧腓神经麻痹和刺激，需要探查和外周神经松解术。通过上述教训，总结出如果计划进行同侧股骨外旋和胫骨内旋截骨术，股骨和胫骨截骨术应在相同的手术环境下同期进行，以减少分期手术对腓总神经的影响。

目前双水平去旋转截骨术治疗髌股关节紊乱的文献报道仍较少。由于截骨范围大，手术并发症发生率较高，术者在做手术决策时应谨慎选择。

（付琨朋　汤世宇）

参考文献

[1] Biedert, R.M., Osteotomies [J]. Orthopade, 2008, 37(9): 872, 874-876, 878-880 passim.

[2] BIEDERT R M. Combined deepening trochleoplasty and supracondylar external rotation osteotomy for recurrent patellar instability in patients with trochlear dysplasia and increased femoral antetorsion [J]. Knee, 2020, 27(4): 1158-1166.

[3] SCHMARANZER F, LERCH T D, SIEBENROCK KA, et al. Differences in femoral torsion among various measurement methods increase in hips with excessive femoral torsion [J]. Clin Orthop Relat Res, 2019, 477(5): 1073-1083.

[4] BULY R L, SOSA B R, POULTSIDES L A, et al. Femoral derotation osteotomy in adults for version abnormalities [J]. J Am Acad Orthop Surg, 2018, 26(19): e416-e425.

[5] HARTIGAN D E, PERETS I, WALSH J P, et al., Femoral Derotation Osteotomy Technique for Excessive Femoral Anteversion [J]. Arthrosc Tech, 2017, 6(4): e1405-e1410.

[6] NELITZ M, WILLIAMS R S, LIPPACHER S, et al. Analysis of failure and clinical outcome after unsuccessful medial patellofemoral ligament reconstruction in young patients [J]. Int Orthop, 2014, 38(11): 2265-2272.

[7] ZHANG Z J, SONG G Y, ZHENG T, et al. The presence of a preoperative high-grade J-sign and femoral tunnel malposition are associated with residual graft laxity after MPFL reconstruction [J]. Knee Surg Sports Traumatol Arthrosc, 2021, 29(4): 1183-1190.

[8] NELITZ M, DREYHAUPT J, WILLIAMS S R, et al. Combined supracondylar femoral derotation osteotomy and patellofemoral ligament reconstruction for recurrent patellar dislocation and severe femoral anteversion syndrome: surgical technique and clinical outcome [J]. Int Orthop, 2015, 39(12): 2355-2362.

[9] IMHOFF F B, COTIC M, LISKA F, et al. Derotational osteotomy at the distal femur is effective to treat patients with patellar instability [J]. Knee Surg Sports Traumatol Arthrosc, 2019, 27(2): 652-658.

[10] FRINGS J, KRAUSE M, AKOTO R, et al. Clinical results after combined distal femoral osteotomy in patients with patellar maltracking and recurrent dislocations [J]. J Knee Surg, 2019, 32(9): 924-933.

[11] ZHANG Z, ZHANG H, SONG G Y, et al. A high-grade J sign is more likely to yield higher postoperative patellar laxity and residual maltracking in patients with recurrent patellar dislocation treated with derotational distal femoral osteotomy [J]. Am J Sports Med, 2020, 48(1): 117-127.

[12] YANG G M, WANG Y Y, ZUO L X, et al. Good outcomes of combined femoral derotation osteotomy and medial retinaculum plasty in patients with recurrent patellar dislocation [J]. Orthop Surg, 2019, 11(4): 578-585.

[13] IMHOFF FB, BEITZEL K, ZAKKO P, et al. Derotational osteotomy of the distal femur for the treatment of patellofemoral instability simultaneously leads to the correction of frontal alignment: a laboratory cadaveric study [J]. Orthop J Sports Med, 2018, 6(6): 2325967118775664.

[14] DeNG X, LZ LI, ZHOU P, et al. Medial patellofemoral ligament reconstruction combined with biplanar supracondylar femoral derotation osteotomy in recurrent patellar dislocation with increased femoral internal torsion and genu valgum: a retrospective pilot study [J]. BMC Musculoskelet Disord, 2021, 22(1): 990.

[15] FRANCIOZI C E, AMBRA L F, ALBERTONI L J B, et al. Increased femoral anteversion influence over surgically treated recurrent patellar instability patients [J]. Arthroscopy, 2017, 33(3): 633-640.

[16] ZHANG Z J, ZHANG H, SONG G Y, et al. Increased femoral anteversion is associated with inferior clinical outcomes after MPFL reconstruction and combined tibial tubercle osteotomy for the treatment of recurrent patellar instability [J]. Knee Surg Sports Traumatol Arthrosc, 2020, 28(7): 2261-2269.

[17] DICKSCHAS J, HARRER J, PFEFFERKORN R, et al. Operative treatment of patellofemoral maltracking with torsional osteotomy [J]. Arch Orthop Trauma Surg, 2012, 132(3): 289-298.

[18] Frosch K H. Schmeling A, A new classification system of patellar instability and patellar maltracking [J]. Arch Orthop Trauma Surg, 2016, 136(4): 485-497.

[19] ZHANG Z J, ZHANG H, SONG G Y, et al. A pre-operative grade 3 J-sign adversely affects short-term clinical outcome and is more likely to yield MPFL residual graft laxity in recurrent patellar dislocation [J]. Knee Surg Sports Traumatol Arthrosc, 2020, 28(7): 2147-2156.

[20] ZHANG Z J, CAO Y W, SONG G Y, et al. Derotational femoral osteotomy for treating recurrent patellar dislocation

in the presence of increased femoral anteversion: a systematic review [J]. Orthop J Sports Med, 2021, 9(11): 23259671211057126.

[21] ZHANG Z J, SONG G Y, LI Y, et al. Medial patellofemoral ligament reconstruction with or without derotational distal femoral osteotomy in treating recurrent patellar dislocation with increased femoral anteversion: a retrospective comparative study [J]. Am J Sports Med, 2021, 49(1): 200-206.

[22] CAO Y W, ZHANG Z J, SHEN J W, et al. Derotational distal femoral osteotomy yields satisfactory clinical outcomes in pathological femoral rotation with failed medial patellofemoral ligament reconstruction [J]. Knee Surg Sports Traumatol Arthrosc, 2022, 30(5): 1809-1817.

[23] DICKSCHAS J, HARRER J, REUTER B, et al.Torsional osteotomies of the femur [J]. J Orthop Res, 2015, 33(3): 318-324.

[24] ZAFFAGNINI S, PREVITALI D, TAMBORINI S.et al.Recurrent patellar dislocations: trochleoplasty improves the results of medial patellofemoral ligament surgery only in severe trochlear dysplasia [J]. Knee Surg Sports Traumatol Arthrosc, 2019, 27(11): 3599-3613.

[25] BLANKE F, WATERMANN K, HAENLE M, et al., Isolated Medial Patellofemoral Ligament Reconstruction Can Be an Effective Procedure in Patellofemoral Instability with Risk Factors [J]. J Knee Surg, 2020, 33(10): 992-997.

[26] TIAN G S, YANG G M, ZUO L X, et al. Femoral derotation osteotomy for recurrent patellar dislocation [J]. Arch Orthop Trauma Surg, 2020, 140(12): 2077-2084.

[27] 乔义,张修远,赵松,等,下肢去旋转截骨术治疗髌股关节紊乱研究进展[J]. 国际骨科学杂志,2021,42(5):263-267.

[28] JUD L, SINGH S, TONDELLI T, et al. Combined correction of tibial torsion and tibial tuberosity-trochlear groove distance by supratuberositary torsional osteotomy of the tibia [J]. Am J Sports Med, 2020, 48(9): 2260-2267.

[29] FOUILLERON N, MARCHETTI E, AUTISSIER G, et al. Proximal tibial derotation osteotomy for torsional tibial deformities generating patello-femoral disorders [J]. Orthop Traumatol Surg Res, 2010, 96(7): 785-792.

[30] SERVER F, MIRALLES R C, GARCIA E, et al. Medial rotational tibial osteotomy for patellar instability secondary to lateral tibial torsion [J]. Int Orthop, 1996, 20(3): 153-158.

[31] SNOW M. Tibial torsion and patellofemoral pain and instability in the adult population: current concept review [J]. Curr Rev Musculoskelet Med, 2021, 14(1): 67-75.

[32] PAULOS L, SWANSON S C, STODDARD G J et al. Surgical correction of limb malalignment for instability of the patella: a comparison of 2 techniques [J]. Am J Sports Med, 2009, 37(7): 1288-1300.

[33] CAMERON J C, SAHA S.External tibial torsion: an underrecognized cause of recurrent patellar dislocation [J]. Clin Orthop Relat Res, 1996(328): 177-184.

[34] STRECKER W, DICKSCHAS J. Torsional osteotomy: operative treatment of patellofemoral maltracking [J]. Oper Orthop Traumatol, 2015, 27(6): 505-524.

[35] DREXLER M, DWYER T, DOLKART O, et al. Tibial rotational osteotomy and distal tuberosity transfer for patella subluxation secondary to excessive external tibial torsion: surgical technique and clinical outcome [J]. Knee Surg Sports Traumatol Arthrosc, 2014, 22(11): 2682-2689.

[36] YAZDI H, MALLAKZADEH M, FARSHIDFAR S S, et al. The effect of tibial rotation on knee medial and lateral compartment contact pressure [J]. Knee Surg Sports Traumatol Arthrosc, 2016, 24(1): 79-83.

[37] MEISTER K, JAMES S L, Proximal tibial derotation osteotomy for anterior knee pain in the miserably malaligned extremity [J]. Am J Orthop (Belle Mead NJ), 1995, 24(2): 149-155.

[38] MANILOV R, CHAHLA J, MALDONADO S, et al. High tibial derotation osteotomy for distal extensor mechanism alignment in patients with squinting patella due to increased external tibial torsion [J]. Knee, 2020, 27(6): 1931-1941.

[39] STEVENS P M, GILILLAND J M, ANDERSON L A, et al. Success of torsional correction surgery after failed surgeries for patellofemoral pain and instability [J]. Strategies Trauma Limb Reconstr, 2014, 9(1): 5-12.

[40] KRENGEL WF 3rd, STAHELI L T. Tibial rotational osteotomy for idiopathic torsion. A comparison of the proximal and distal osteotomy levels [J]. Clin Orthop Relat Res, 1992(283): 285-289.

[41] ERSCHBAMER M, GERHARD P, KLIMA H, et al. Distal tibial derotational osteotomy with external fixation to treat torsional deformities: a review of 71 cases [J]. J Pediatr Orthop B, 2017, 26(2): 179-183.

[42] LEONARDI F, RIVERA F, ZORZAN A, et al. Bilateral double osteotomy in severe torsional malalignment syndrome: 16 years follow-up [J]. J Orthop Traumatol, 2014, 15(2): 131-136.

[43] NAQVI G, STOHR K, REHM A. Proximal femoral derotation osteotomy for idiopathic excessive femoral anteversion and intoeing gait [J]. SICOT J, 2017, 3: 49.

[44] DELGADO E D, SCHOENECKER P L, RICH M M, et al. Treatment of severe torsional malalignment syndrome [J]. J Pediatr Orthop, 1996, 16(4): 484-488.

[45] BRUCE W D, STEVENS P M. Surgical correction of miserable malalignment syndrome [J]. J Pediatr Orthop, 2004, 24(4): 392-396.